JN071854

よくわかる

高齢者術後
回復支援ガイド

―術後回復を支援するベストプラクティス―

編集

谷口 英喜
（済生会横浜市東部病院 患者支援センター長 / 栄養部部長）

since 1914 **診断と治療社**

序　文

　筆者が，ERAS（イーラス，enhanced recovery after surgery）プロトコルと出会ったのは，2009 年にウイーンで開催された欧州臨床栄養・代謝学会（ESPEN）総会でのことであった．2001 年に ERAS Society を立ち上げた Dr . Fearon および Dr . Ljungqvist による講演を拝聴し，こんなにも周術期管理によって術後回復の質が影響を受けることに感銘を受けた．当時より，欧米の学会では，会場や懇親会において参加者の交流が盛んであったため，筆者は一大決心をして Dr . Fearon および Dr . Ljungqvist に ERAS について質問を試みた．思いのほか，フレンドリーに対応してくれて，Dr . Fearon に筆者が日本の麻酔科医であることを告げたら，背中（今で思うと上部胸椎）をポンポンと叩かれた．スキンシップかなと思いきや，よく話を伺うと結腸の手術でも硬膜外カテーテルは腰部ではなく上部胸椎に留置するんだというメッセージであった．麻酔科医以外には理解しがたい話であるが，結腸手術の鎮痛目的であれば通常は腰部から下部胸椎にカテーテルを留置する．しかし，ERAS プロトコルでは鎮痛目的だけにとどまらず，手術侵襲に伴う有害反射を遮断することでタンパク異化を抑制し術後の栄養状態を維持するという教えであった．また，術前炭水化物負荷の大家である Dr . Ljungqvist は，筆者に日本でも術前絶飲食ガイドラインを作成すべきだという指示をいただいた．筆者は，日本でも来たる高齢化社会に向けて ERAS の導入は必要と考え，日本での普及を決意した瞬間であった．

　帰国し，麻酔科学会にガイドラインの作成を嘆願した．市中病院の一麻酔科医による働きかけが，巨大な麻酔科学会をどれほど動かせるか不安であった．しかし，2 つの大学病院麻酔科教授が筆者を後押ししてくれてガイドラインの作成が開始された．夢のような瞬間はつかの間で，その後すぐに単施設・多施設共同の臨床研究を開始し，論文をまとめ，と慌ただしい日々が流れた．そして，ついに 2012 年 7 月に，念願の「術前絶飲食ガイドライン」が日本麻酔科学会から公表されるに至った．これを契機に外科領域でも ERAS プロトコルが急速に普及し，多くの学会で ERAS プロトコルが取り上げられるようになった．多くの外科医の同調も心強かった．

　超高齢化社会を迎えたわが国において，医療界においても様々な弊害が危惧されている．そのようななかで，すでに多くの施設で ERAS プロトコルが導入されていた事実はまぎれもなく吉報ではないであろうか．そして，このスキルをより多くの施設に普及させることで，日本中の周術期管理の質がさらに向上するものと確信している．本書は，わが国において ERAS プロトコルを先導してきた医師，看護師，薬剤師，管理栄養士，理学療法士，社会福祉士達のスキルが結集されている．筆者は本書の編集を担当し，完成品を熟読した．読者の皆様も筆者と同じ感想をもつと予想する．これぞ，高齢者の術後回復を支援するベストプラクティスだ，と．多くの医療従事者に，本書を読んで術後早期の DREAM を達成するベストプラクティスを味わっていただきたい．

2022 年 9 月
谷口英喜

▶目　次

第1章　高齢者の術後回復促進のために

第2章　高齢者の周術期管理に必要な基礎知識

第3章　高齢者手術における術後を考えた留意点と実践

第5章　各領域・職種における周術期の管理と支援

▶ 執筆者一覧

編集

谷口　英喜　済生会横浜市東部病院　患者支援センター長 / 栄養部部長

執筆者（50 音順）

相川　　智　東京女子医科大学病院リハビリテーション部　理学療法士

石田　達也　済生会横浜市東部病院手術センター　手術看護認定看護師

板垣七奈子　国立病院機構 高崎総合医療センター 患者サポートセンター　摂食・嚥下障害看護
　　　　　　認定看護師

伊藤　圭子　県立広島病院栄養管理科　技師長

伊藤　美香　済生会横浜市東部病院患者支援センター　看護師

井上荘一郎　聖マリアンナ医科大学麻酔学教室　教授

筧　　慎吾　東京女子医科大学病院リハビリテーション部　理学療法士

吉川　絵梨　四谷メディカルキューブ減量・糖尿病外科センター　管理栄養士

工藤　　弦　東京女子医科大学病院リハビリテーション部　理学療法士

郡　　隆之　利根中央病院外科　診療部長

木幡　雄至　済生会横浜市東部病院薬剤部　薬剤師

小松　郷子　東京都健康長寿医療センター麻酔科　部長

白石としえ　四谷メディカルキューブきずの小さな手術センター麻酔科　部長 / センター長

真貝　竜史　大阪府済生会千里病院消化器外科　主任部長

杉本　　研　川崎医科大学総合老年医学　主任教授

武澤　歩惟　四谷メディカルキューブ減量・糖尿病外科センター　理学療法士

谷口　英喜　済生会横浜市東部病院　患者支援センター長 / 栄養部部長

寺島理沙子　済生会横浜市東部病院医療連携センター療養福祉相談室　MSW

沼畑　健司　山形県立中央病院泌尿器科　教育研修部長

延原　　浩　県立広島病院歯科・口腔外科　部長

林　　宏行　日本大学薬学部薬物治療学研究室　教授

松井　亮太　順天堂大学医学部附属浦安病院 消化器・一般外科

眞次　康弘　県立広島病院周術期管理センター/ 栄養管理科 / 消化器外科　センター長 / 部長

山内　俊之　済生会横浜市東部病院整形外科　医長

山脇　理弘　済生会横浜市東部病院循環器内科　部長

吉岩あおい　大分大学医学部看護学科実践看護学講座老年看護学領域 / 総合診療科・総合内科
　　　　　　学講座　教授 / 診療教授

若林　秀隆　東京女子医科大学病院リハビリテーション科　教授・診療部長

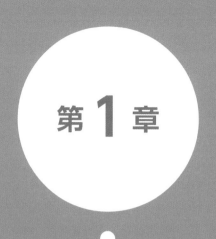

第1章

高齢者の
術後回復促進のために

A 高齢者における手術・周術期管理の現状と課題

POINT ≫

- ●高齢患者に対する手術件数は増加の一途をたどる.
- ●手術・周術期管理には,多くの課題が存在する.

Question	・高齢者の定義は?
	・手術件数はどうなる?
	・周術期管理における課題は?

　「高齢者」の定義は,国際連合(国連)では 60 歳以上,世界保健機関(World Health Organization:WHO)では 65 歳以上,わが国の厚生労働省では前期高齢者が 65〜74 歳,後期高齢者が 75 歳以上となっている.ただし,厚生労働省が 65 歳以上を高齢者と定義したのは,年金支給や医療費の負担割合からの理由が大きい.その一方で,日本老年学会・日本老年医学会では 75 歳以上に引き上げようという議論もなされている.本書では,欧米諸国における周術期の諸研究にある高齢者の定義に準じて 65 歳以上と定義する.高齢者においては,生体機能および生理的予備能が低下しており,術前併存疾患保有率が高い.また,ひとたび合併症を併発すると,もとの状態に復するまでに時間を要する[1].さらには,認知機能の障害を有していたり,老老介護や独居などの家庭環境といった社会的問題を有していたりする場合も多い.

1 高齢者における手術の現状

　日本人の平均寿命は年々延び,2013 年には男女ともに 80 歳を超えた(図 1)[2].そして,2020 年には,日本人の平均寿命は女性 87.74 歳,男性 81.64 歳で 2019 年から女性が 0.3 歳,男性は 0.22 歳延びており,年々延びる傾向に変わりはない.わが国は,世界のなかでも長寿国とされ,平均寿命が公表されている国や地域のなかでは女性が香港に次いで 2 位,男性は香港とスイスに次いで 3 位となっている.それに伴い,当然,手術患者の高齢化も進んでいる.手術患者における高齢化の要因としては,手術の低侵襲化および周術期管理の技術向上による効果もあげられる.以前は,手術が不可能であったような合併症を有した高齢患者に対しても,手術手技および麻酔管理の質向上により,現在では実施可能となっている.

　わが国で,実施された手術における年齢分布に関しては,2011 年から症例登録がはじまった「一般社団法人 National Clinical Database(NCD)」のデータベースが活用しやすい.掛地らにより,2011 年 1 月 1 日〜2014 年 12 月 31 日までの 4 年間に NCD に登録された消化器外科専門医 115 術式の総数 2,056,325 例が解析されている[3].食道 33,728 例(1.6%),胃・十二指腸 293,429 例(14.3%),小腸・結腸 741,487(36.1%),直腸・肛門 192,199 例(9.3%),肝 101,976 例(5.0%),胆 486,040 例(23.6%),膵 62,720 例(3.1%),脾 16,532 例(0.8%),その他 128,214 例(6.2%)に関して解析が実施された.その結果,

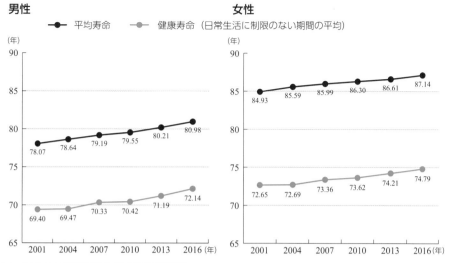

図1　日本人の平均寿命と健康寿命の推移

〔厚生労働省：令和2年版厚生労働白書―令和時代の社会保障と働き方を考える―〔平成30年度・令和元年度厚生労働行政年次報告〕．2020（https://www.mhlw.go.jp/stf/wp/hakusyo/kousei/19/backdata/01-01-02-06.html）〕

表1　NCD に登録された消化器外科専門医 115 術式における性差および年齢

臓器	手術件数	性別の比率（%）		年齢区分の比率（%）					
		男	女	60歳未満	60歳以上65歳未満	65歳以上70歳未満	70歳以上75歳未満	75歳以上80歳未満	80歳以上
食道	33,728	81.8	18.2	21.5	18.3	20.9	20.0	13.0	6.4
胃・十二指腸	293,429	68.0	32.0	18.8	13.5	15.1	17.3	16.6	18.7
小腸・結腸	741,487	56.8	43.2	35.9	10.2	11.2	12.6	12.4	17.7
直腸・肛門	192,199	58.4	41.6	21.4	14.4	15.1	15.9	14.3	18.9
肝	101,976	66.4	33.6	21.7	15.1	17.2	18.8	17.1	10.1
胆	486,040	55.2	44.8	32.9	13.0	12.9	14.1	13.1	13.8
膵	62,720	59.8	40.2	19.3	14.1	17.8	20.3	17.9	10.7
脾	16,532	61.6	38.4	32.1	14.9	15.8	15.9	13.0	8.4
その他	128,214	54.1	45.9	29.6	11.0	12.3	14.0	14.3	18.3
計	2,056,325	59.0	41.0	29.5	12.3	13.3	14.7	13.9	16.3

（登録期間：2011年1月1日〜2014年12月31日）

〔掛地吉弘，他：National Clinical Database（消化器外科領域）Annual Report 2015．日本消化器外科学会雑誌 2017；50：166-176 より作成〕

　男女比は全体で約6：4，年齢区分でみると全体の 16.3% が 80 歳以上で，特に胃・十二指腸，小腸・結腸，直腸・肛門では 80 歳以上の比率が高い結果となっている（表1）[3]．

2　高齢者における手術・周術期管理の課題

　高齢者の呼吸器，循環器，腎臓，肝臓，代謝・内分泌，脳神経，体温調節系，神経・筋肉などの主要臓器の生理機能は，機能低下のはじまる時期や程度については個人差があるものの，加齢とともに低下していく．したがって，高齢者における手術および麻酔管理では，身体的予備能の低下からリスクの発生率が高まる．加齢による，生理的・身体的，精神的変化については第2章で詳細が述べられているので，ここでは具体的な臨床的課題について述べる．また，高齢者における術中の課題および対策に関しては，第3章で詳細が述べられ，麻酔管理の課題および対策に関しては，第5章で詳細が述べ

られるので，ここでは，術前および術後に関して言及する．

ⓐ 高齢者における術前管理の課題

高齢者の周術期管理においては，術前評価および術前介入において課題がある．

1) 高齢者における術前評価の課題

術前評価において，高齢者では特に注意すべき点がいくつかある．

a) 併存疾患を有している場合が多い

併存疾患を有していると，手術対象となる疾患が原因でなくても，併存疾患の影響により検査値に異常をきたす．

例）糖尿病の合併で血糖値が高い，糖尿病性腎症で腎機能に異常がある．

b) 情報の表現が不確か

主訴や病歴の聴取をしても，表現や記憶が不確かな場合が多く，情報収集に難渋する．

例）主訴として明確なものがなく，以前からある不定愁訴を訴える．

c) 術前検査に対応できない

X 線撮影，採血や心電図検査は受動的な検査であるために，高齢者でも十分に対応できる．一方，能動的な検査である呼吸機能検査，歩行速度や体組成計測などは，患者本人の対応能力により検査値が正確に計測できない場合がある．

例）呼吸機能検査で呼出機能を計測する際に，タイミングが合わなかったり，義歯の不具合により呼気漏出があったりした場合には，不正確な検査結果となる．

d) 栄養状態・体組成などは基準値が成人と異なる

成人の栄養不良の定義は BMI < 18.5 kg/m^2．一方，70 歳以上の高齢者では BMI < 20（女性），< 22（男性）kg/m^2 の場合に栄養不良を疑う[4]．

また，高齢者でよくみられる下腿の浮腫が存在する場合には BMI や筋肉量が見かけ上高く表示されてしまう．

e) 内服薬を複数内服している傾向がある

多剤服用にて薬物による有害事象が生じているようなポリファーマシー（polypharmacy）に関しては，第 5 章において詳細が述べられている．有害事象が生じていなくても，複数の内服薬が処方されている場合が多く，周術期への悪影響となるような薬剤に関しては術前に調整が必要となる．

例）かかりつけ医から脳梗塞の既往もないのに脳梗塞の予防目的でバイアスピリン®錠 100 mg が処方されている．この場合には，手術の 7 日間前をめどに休薬する．

f) 術前の併用療法の影響が残りやすい

近年，悪性腫瘍に対する手術療法においては，術前に薬物療法や放射線療法が併用される場合が多い．高齢者では，これら併用療法の副作用である消化器症状，肝腎機能障害や神経症状が出現しやすく，回復までの時間も長期間を要する．

例）術前化学療法によって生じた味覚異常が残り，食事摂取量が減少．

2) 高齢者における術前介入の課題

周術期管理の安全性を向上させる目的で，高齢者に対しても術前介入が実施される．

a) 内服薬の休薬および継続のコンプライアンスが低い

抗血小板薬および抗凝固薬に関しては，術前に調整が必要である．患者本人が薬物管理を実施できることが望ましい．しかし，高齢者では困難であったり，忘れてしまったりする場合がある．特に，一包化された内服処方の場合には，分別作業が必要であり薬

剤師の介入が必要となる.

例）術前 7 日間の休薬が必要なバイアスピリン® を，休薬するのを忘れていた.

b) 絶飲食指示のコンプライアンスが低い

　　術前の絶飲食時間に関しては，日本麻酔科学会の「術前絶飲食ガイドライン」[5] をもとに施設ごとに定められている．指示の聞き間違えや解釈の違いにより，絶飲食時間が守られていなかったために手術開始時間が延期になる場合がある.

例）朝 7 時までに水だけの摂取を許可していたが，誤ってジュースを飲んでしまった.

c) 術前リハビリテーション介入のコンプライアンスが低い

　　サルコペニアやフレイルを有しているために，術前のリハビリテーションが必要な高齢者も多い．しかし，運動耐容能の低さや身体の痛みなどにより，十分なリハビリテーションができない場合がある．また，リハビリテーションに伴う転倒・骨折などのリスクもある．呼吸リハビリテーションに関しても同様で，疲労や息苦しさが強くなると目標を達成できない.

例）術前に 5 回の全身リハビリテーションを計画していたが，途中で脱水症になり入院してしまった.

d) 術前栄養介入がむずかしい

　　術前の栄養状態が悪い高齢者では，周術期における合併症の発生率が高い．可能であれば経口的な栄養剤を活用した術前栄養介入が望まれる．しかし，食欲低下，味覚異常，消化不良，胃食道逆流や嚥下障害などが原因で計画どおりの栄養介入ができない場合も多い．また，栄養剤を摂取しただけでは筋肉合成は進まず，運動療法を併用することが望ましい．しかし，高齢者ではむずかしい場合が多い.

例）術前に栄養剤を処方したが，甘すぎるためにほとんど摂取できなかった.

e) 術前血糖コントロールのゴールが成人と異なる

　　術前血糖コントロールが不良な高齢者では，周術期における合併症の発生率が高くなる．術前管理目標は，成人では空腹時血糖値 126mg/dL 未満，HbA1c 6.5% 未満である．一方，成人の基準に準じて高齢者で管理した場合には低血糖が危惧される.

　　日本糖尿病学会と日本老年医学会の合同委員会から，2016 年 5 月 20 日付で発表されている「高齢者糖尿病の血糖コントロール目標値」（HbA1c 値）によれば，認知機能障害と日常生活動作（activities of daily living：ADL）低下の有無により目標値が異なっている．おおむね，合併症予防のための目標は 7.0% 未満である．ただし，適切な食事療法や運動療法だけで達成可能な場合，または薬物療法の副作用なく達成可能な場合の目標を 6.0% 未満，治療の強化がむずかしい場合の目標を 8.0% 未満とされている.

　　日本糖尿病学会ホームページ「高齢者糖尿病の血糖コントロール目標について」（http://www.jds.or.jp/modules/important/index.php?content_id=66）を参照.

例）糖尿病を有した高齢者で術前 12 時間の絶食をしたところ，重症の低血糖発作を呈した.

f) カウンセリング・同意説明が困難

　　術前の通院が困難，認知機能の低下，麻痺，難聴や視力障害などがある高齢者は多い．そのため，カウンセリングや同意説明が患者本人に対してだけでは困難なことがある．30 分以上の長時間に及ぶようなカウンセリングも集中力低下や坐位保持の困難などの理由で不可能である．可能であれば，同居者や家族の同席が望ましい.

例）Parkinson 症候群で手指振戦があり，カウンセリングは受けられたが，同意書へのサインが手指振戦のために不可能であった.

ⓑ 高齢者における術後管理の課題

高齢者の周術期管理において術後管理は，術後合併症の予防と早期回復・在宅復帰への支援が課題となる．

1) 術後合併症の予防

高齢者の術後は，呼吸器，循環器系の合併症と術後せん妄が問題になる．その詳細は第3章で述べられる．

a) フレイル・サルコペニアの併存

高齢患者では，第4章で詳細が述べられるフレイル・サルコペニアを有している患者が多い．フレイル・サルコペニアを認める場合は術後合併症や在院死が有意に多く，相対危険度が2〜4倍になることが心臓血管外科領域およびがんに対する手術において報告されている[6]．術前におけるプレハビリテーションにより，ある程度の予防ができるものの，わが国におけるプレハビリテーションの実施率はいまだ低い．フレイル・サルコペニアを有した患者では，当然術後の離床も遅れぎみになる．

b) 疼痛評価が困難

術後疼痛により離床が遅れたりせん妄が誘発されたりする．そのほかにも，喀痰喀出が困難となり無気肺・肺炎を誘発し，血圧上昇・頻脈が誘因となり心血管合併症を誘発する．このように術後疼痛は，高齢患者の術後合併症の発生リスクを増加させる．しかし，高齢患者における疼痛評価は成人に比べて困難な場合がある．客観的に疼痛レベルを表現できなかったり，痛みを疼痛として表現できなかったりする．さらには，60歳を超える頃から痛みの閾値が増加するといわれており[7]，高齢患者は痛みに鈍感になっているために疼痛対策が遅れがちになる．

c) 感染症の発生頻度が高くなる

高齢者は主要臓器の機能低下，併存疾患，低栄養状態，離床の遅れなどを伴うことが多いために術後感染症発症の頻度が高くなる．周術期における手術部位感染症（surgical site infection：SSI）の発生リスク因子に関しては，多くの報告がある．米国の感染症に関する最新のデータベースを公表しているInfectious Disease Advisor（https://www.infectiousdiseaseadvisor.com/home/decision-support-in-medicine/hospital-infection-control/surgical-site-infections/）によれば，表2[8]にあるような10因子がリスク因子としてあげられている．高齢であることは，それだけでSSI発生のリスク因子となっている．その機序としては，図2にあるように加齢に伴う術前の栄養障害およびサルコペニアの存在は，手術侵襲や全身麻酔に伴う免疫能の低下が加わることで術後の創傷治癒および肺炎の発生頻度に強く影響を与えることからと考えられる．

2) 早期回復・在宅復帰への支援

早期回復および在宅復帰への支援には，身体的・精神的・社会的な課題が存在する．

a) 早期回復への課題

フレイル・サルコペニアを有している高齢患者では，当然，離床の遅れがみられ，術後の回復が遅れる．また，経口摂取に関しても，歯牙欠損，義歯の不具合，嚥下咀嚼障害，消化吸収不良，麻痺などの影響で成人に比べ遅れる．さらには，術後せん妄も術後の合併症のリスクとなり，術後回復を遅らせる．これらの対策については，**本章-B-①高齢者の周術期管理と術後回復促進策**において詳細を述べる．

b) 在宅復帰への課題

高齢患者においては，在宅復帰への課題は多い．身体的な回復が遅れたり，回復して

表2　surgical sight infection の発生を促進する因子

- very young or very old age
- diabetes（especially increased HbA1c and glucose 200 mg/dL within 48 hours after surgery）
- tobacco use
- steroid use
- compromised immune system
- infection or colonization at a remote body site
- obesity
- poor nutritional status
- length of preoperative stay（increases exposure to pathogens）
- wound contamination

〔Darouiche R: Surgical site infections. In: Infectious Disease Advisor.（https://www.infectiousdiseaseadvisor.com/home/decision-support-in-medicine/hospital-infection-control/surgical-site-infections/〕

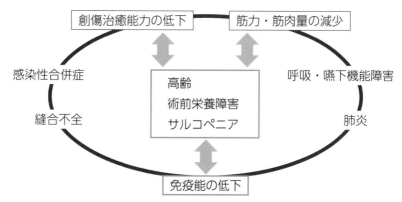

図2　術前栄養障害およびサルコペニアの存在と術後における合併症発生の関係
加齢に伴う術前の栄養障害およびサルコペニアの存在は，手術侵襲や全身麻酔に伴う免疫能の低下が加わることで術後の創傷治癒および肺炎の発生頻度に強く影響を与える.

も術前に比べ ADL が低下したりしている場合には生活様式の変更が必要である．精神的には，手術によるダメージや入院の長期化に伴い，反応性のうつ状態や認知機能に障害が生じる場合もある．在宅復帰に関しては，独居および老老介護では，急性期施設から直接在宅復帰ができない場合もある．この場合には，慢性期施設や療養施設への転院，さらには訪問看護・介護による支援が必要となる．詳細は，第5章で述べられる.

◆文　献

1) Hamel MB, et al.: Surgical outcomes for patients aged 80 and older: morbidity and mortality from major noncardiac surgery. J Am Geriatr Soc 2005;53:424-429
2) 厚生労働省：令和2年版厚生労働白書—令和時代の社会保障と働き方を考える—（平成30年度・令和元年度厚生労働行政年次報告）. 2020
   https://www.mhlw.go.jp/stf/wp/hakusyo/kousei/19/backdata/01-01-02-06.html
3) 掛地吉弘，他：National Clinical Database（消化器外科領域）Annual Report 2015. 日本消化器外科学会雑誌 2017；50：166-176
4) Weimann A, et al.: ESPEN guideline: Clinical nutrition in surgery. Clin Nutr 2017;36:623-650
5) 日本麻酔科学会：術前絶飲食ガイドライン. 2012
   https://anesth.or.jp/files/download/news/20120712.pdf
6) Handforth C, et al.: The prevalence and outcomes of frailty in older cancer patients: a systematic review. Ann Oncol 2015;26:1091-1101
7) Schludermann E, et al.: Effect of age on pain sensitivity. Percept Mot Skills 1962;14:296-301
8) Darouiche R: Surgical site infections. In: Infectious Disease Advisor.
   https://www.infectiousdiseaseadvisor.com/home/decision-support-in-medicine/hospital-infection-control/surgical-site-infections/

（谷口英喜）

B 高齢者に対する術後回復促進策の考え方

POINT ≫

● 高齢者においても術後回復促進策は有効，ただし注意も必要である．
● 目指すのは術後早期の DREAM (S) 達成である．

1 高齢者の周術期管理と術後回復促進策

Question	・世界の術後回復促進策はどうなってる？ ・高齢者への忍容性は？ ・高齢者への有効性は？

　周術期管理において術後回復促進策の有用性が多く示されている．その一方，手術患者の高齢化は進み，例えば結腸直腸切除術を受ける患者の 70% 以上は 65 歳以上の高齢者である[1]．果たして，高齢者に対しても促進策は有効なのであろうか．術後すぐに食べ始めて誤嚥の危険はないのであろうか．立ち上がって，転倒の危険はないのであろうか．本項では，世界に拡がる促進策と高齢者への活用に関して概説する．

ⓐ 術後回復促進策とは

1) 導入の背景

　促進策の導入は，1993 年に米国における心臓血管外科の術後管理から始まった[2]．その後，2000 年に入り北欧を発信源として，手術を受ける患者の術後回復を促進して予後を改善する周術期管理方法として，術後回復能力強化プログラム（Enhanced Recovery After Surgery program：ERAS プロトコル）とよばれる促進策が提唱された[3, 4]．ERAS プロトコルが生まれた背景には，北欧における医療費の高騰が国の経済に悪影響を及ぼしていることがあった．

　特に，周術期において，合併症の発生率が上昇したために在院日数が延長し，医療費が高騰していた．ERAS プロトコルは，周術期のなかでも合併症の発生率が高かった結腸直腸切除術への導入から始められた．

2) 概　念

　促進策は，科学的根拠（以下，エビデンス）に基づき，チーム医療により実施される周術期を通したリハビリテーションプログラムと考えられている．促進策を実施するアウトカムは，周術期管理における患者の安全性向上，合併症の発症率低下，在院日数の短縮の 3 つとされている．その結果として，医療費の削減が達成される．従来型の管理に比べて促進策では，手術侵襲によるダメージを軽減し身体機能の回復までの期間を短縮することができる（図 1）．様々な周術期管理の工夫によって，手術侵襲が引き金として生じるストレスを軽減することが促進策の目的である．全世界から，これらの目的を達成するための様々な促進策が発信されている（表 1）．また，適応術式は年々，増加し続けている（図 2）．

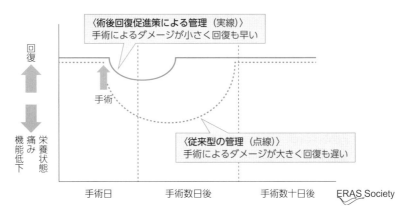

図1　術後回復促進策のイメージ

術後回復促進策（実線）では手術後の回復を促進し，早期に通常の状態に戻す．従来型管理（点線）では術後機能の著しい低下が認められ，回復まで数週間を要したが，術後回復促進策による管理ではその低下も軽度で回復に要する期間も短い．欄外にある ERAS Society のロゴマークは，このイメージを意味している．

表1　各国から発信されている術後回復促進策

プログラム名	読み方	発信国	おもな対象術式
Fast Track program	ファストトラックプログラム	米国	心臓血管外科がはじまり現在では，外科，婦人科，泌尿器科，整形外科など幅広く普及
ERAS（Enhanced Recovery After Surgery）protocol	イーラスプロトコル	北欧	結腸直腸手術がはじまり現在では，外科，婦人科，泌尿器科，整形外科など幅広く普及
ACERTO（ACEleração da Recuperoção TOtal pós-operatória）project	アセルトプロジェクト	ポルトガル，ほか南欧	結腸直腸手術がはじまり様々な術式に活用されている
ER（PP）（Enhanced Recovery Partnership Program）	イーアール（ピーピー）	英国	結腸直腸，婦人科，泌尿器科，整形外科を中心にはじまり，様々な術式に活用されている
ESSENSE（ESsential Strategy for Early Normalization after Surgery with patient's Excellent satisfaction）project	エッセンスプロジェクト	日本	消化器外科手術を中心にはじまり，様々な術式に活用されている

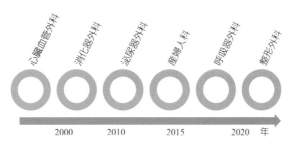

図2　術後回復促進策としてプロトコルが提案された術式

ERAS Society から公表されている術式．ERAS プロトコルは，年ごとに増加している．

　具体的な工夫に関しては，他章において，実践している執筆者によって述べられることから，ここでは割愛する．術式ごと，施設ごとに工夫内容に関しては様々である．特に，わが国においては，国民皆保険であること，医療費の算定制度である DPC/PDPS（Diagnosis Procedure Combination / Per-Diem Payment System）が在院日数の短縮をそれほ

ど評価していないこと，医療技術が高いため現在の管理でも周術期の合併症が少ないこと，などの理由から積極的な術後回復促進策の導入に至っていない現状がある．わが国でも近年は，術後回復促進策を導入する医療施設も増加してきており，今後の医療費算定など国の支援に期待したい．

ⓑ 世界に拡がる術後回復促進策

1) Fast Track recovery program （米国から発信）

促進策の導入は，1993 年に米国における心臓血管外科の術後管理から始まった．周術期の工夫により，心臓血管外科手術後に集中治療室における人工呼吸管理の期間を短縮させることで術後回復が促進されることが示され，Fast Track（ファストトラック）Recovery program とよばれた[2]．Fast Track とは，飛行機の搭乗に際して早く確実（安全）に搭乗できる優先ゲート

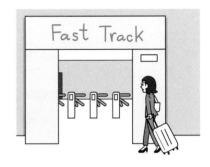

図 3　Fast Track のイメージ

に使われる名称である（図 3）．Fast Track Recovery program の導入は，その後の促進策の先駆けとなった．

2) ERAS プロトコル（北欧から発信）

その後，北欧において消化器外科手術を対象とした促進策が発案された．2005 年に Fearon らは，結腸直腸開腹手術における促進策として ERAS（イーラス，Enhanced, Recovery After Surgery）プロトコルを公表した[3,4]．2001 年に Fearon らが中心となり，ERAS study group が結成され，2010 年には ERAS Society として ERAS プロトコルを全世界に発信する団体となった．現在では，欧州，米国，アジアなど 20 か国で ERAS Society の活動が行われている．ERAS Society は，毎年のシンポジウムのほか，臨床研究の成果を集めてガイドラインを作成し論文化を行い，ウェブサイト（https://erassociety.org/）において無償で閲覧を可能としている．わが国で最もポピュラーな促進策が ERAS プロトコルである．その理由の一つには，筆者をはじめわが国で促進策を学ぶ手段が，欧州臨床栄養代謝学会（エスペン，European Society for Clinical Nutrition and Metabolism：ESPEN）を通してであったことにある．ESPEN が主催している臨床栄養に関する生涯学習における周術期栄養管理のセッションでは，ERAS プロトコルをおもに学ぶことになる．

3) ACERTO project （南欧から発信）

2008 年には Aguilar らにより，ポルトガルにおいて結腸直腸切除術の周術期管理に関して ACERTO（アセルト，ACEleração da Recuperoção TOtal pós-operatória）project が公表された[5]．内容は，ほぼ ERAS プロトコルと同様で，南欧版の術後回復促進策である．

4) ERPP または ER （英国から発信）

2011 年には英国において促進策の適応範囲を整形外科，婦人科および泌尿器科の待機的大手術までに拡大した検討がなされ ERPP（Enhanced Recovery Partnership Program）として報告された．

詳しい内容は，英国の国営医療サービス事業（National Health Service：NHS）のウェブサイト（https://assets.publishing.service.gov.uk/government/uploads/system/uploads/attachment_data/file/215511/dh_128707.pdf）から無償でダウンロードが可能である．ERPP

は略して ER ともよばれ，英国版の促進策である．英国は国民の医療費が無料であり，医療経済が逼迫した状況にあった．そこで，NHS が主導して ER の導入を進めた．ER を導入している施設には国から補助金（インセンティブ）を出し，推進している．

5) ASER（米国から発信）

2014 年には，米国においても促進策を普及させる団体である ASER（エイサー，American Society for Enhanced Recovery）の活動が始まった．ASER の特徴としては，麻酔科医が中心となって促進策を提案している点である．さらには，麻酔科医による栄養評価や介入を推奨していることも特徴としてあげられる[6]．

6) ESSENSE project（わが国から発信）

2010 年頃より，わが国でも促進策の概念が普及し始め，日本外科代謝栄養学会が中心となり ESSENSE（エッセンス，ESsential Strategy for Early Normalization after Surgery with patient's Excellent satisfaction）project が展開されている[7]．筆者も ESSENSE project に参加しており，臨床研究を共同で実施している．しかし，わが国における認知度はいまだ低いのが現状である．

ⓒ 高齢者に対する安全性，忍容性，有効性

本書でも繰り返し述べられるように，多くの術式では，ERAS プロトコルを導入することで，合併症の発生率が減少して，在院日数が短縮する[7]．しかし，高齢者に対しては，ERAS プロトコルを安全に実施できるのか，疑問が残る．先行研究によれば，高齢者における ERAS プロトコル導入による忍容性が多施設共同研究により示されている[8]．

同研究では，70 歳以上の高齢者における結腸直腸切除術に対して ERAS プロトコルを導入した．その結果として，以下のような結果が得られた．

・術後早期の経口摂取は可能．
・術後早期の歩行は可能．
・合併症の発生率に変化なし．
・再手術の頻度に差はない．
・再入院率に差はない．
　⇒以上の結果から，安全性，忍容性が示された．

高齢者の周術期において ERAS プロトコルを導入した場合の効果に関しては，多くの先行研究による結果の報告がある．これらの先行研究では，高齢者の定義は 70 歳以上としている．以下に，いくつかの先行研究の結果を示す．

1) Italian database study[9]

〈本研究の結論〉ERAS プロトコルは，高齢者への適応が可能．ハイリスク患者でコンプライアンスが低く，リスクに関係なく 70 歳未満では 70 歳以上の患者よりも在院日数が 1 日短かった．

〈対象〉結腸直腸切除術を受けた患者．
　　　　　　　年齢：70 歳をカットオフに分類．
　　　　　　　リスク：ASA grade[*1]（I〜II）と（III〜IV）に分類．
　　　　　　　⇒患者を 2 × 2 の 4 つの群に分類
〈結果〉
・登録患者数：イタリアの 11 施設，706 例の患者が登録された．
・コンプライアンス：全身状態が悪い患者（ASA III〜IV）で術前炭水化物負荷，硬膜外

鎮痛の実施，悪心嘔吐（PONV）予防，術後早期の尿道カテーテル抜去のコンプライアンスが低かった．その他の項目には差が認められなかった．

・合併症：大きな合併症は全体で 37（5.2%）例に起きたが，どの群間にも差はなかった（$p = 0.384$）．

・在院日数：中央値 6（4〜7）日．ASA grade（I〜II）と（III〜IV）の両群で 70 歳未満の患者では在院日数が 1 日短かった（$p < 0.001$）．

・多変量解析の結果，腹腔鏡補助下の手術において ERAS 各項目のコンプライアンスが高く，在院日数が短縮，合併症の発生率が低下していた．高い ASA grade はコンプライアンスの低下に関連していた．70 歳以上の患者は，在院日数が長期化していた．高齢者では合併症が多いものの，重症の合併症は少なかった．

　ハイリスクの高齢者では術後の離床が遅れた．

2) Swiss study[10]

> 〈本研究の結論〉70 歳未満に比べ 70 歳以上でもコンプライアンスは維持され，在院日数が 1 日長く，食事や離床に遅れがみられた．合併症の発生率には差がなかった．

〈対象〉結腸直腸切除術を受けた 70 歳未満の患者（$n = 311$）と 70 歳以上の患者（$n = 222$）を比較．

〈結果〉70 歳未満の患者と 70 歳以上の患者では，

・コンプライアンス：両群で，ほぼ変わらず（78% vs 74%，$p = 0.86$）．

・在院日数：中央値は 6 日（IQR[*2] 4〜10）vs 7 日（IQR 5〜13）（$p = 0.001$）．

・合併症：両群で，発生頻度は変わらず（51.5 vs 46.6%，$p = 0.32$）．

・70 歳以上の患者で，尿道カテーテルの留置時間が延長（$p = 0.001$）．

・70 歳以上の患者で，術後 0〜3 日目までの飲料の摂取量が減少（$p < 0.001$）．

・両群で，離床とサプリメントの摂取量は変わらず．

📋 **＊1　ASA grade 分類**

　正式名称は，ASA Physical Status Classification となり ASA-PS と略されることが多い．麻酔前の全身状態の評価に使用される．ASA は American Society of Anesthesiology，米国麻酔科学会の略．

ASA-PS I：手術となる疾患以外はなく，健康な患者
ASA-PS II：軽度〜中等度の全身性疾患を有する患者
ASA-PS III：重度の全身性疾患をもつ患者
ASA-PS IV：常に生命を脅かすほどの全身性疾患を有する患者
ASA-PS V：手術なしでは生存不可能な瀕死状態の患者
ASA-PS VI：臓器摘出時の脳死患者

（ASA Physical Status Classification System. Last approved by the ASA House of Delegates on October 15, 2014. より筆者訳）

📋 **＊2　IQR：Interquartile Range, 四分位範囲**

　「四分位範囲」とは，データを 4 等分したときに真ん中を含む 50% のデータの散らばりを表したもの．最小値・第 1 四分位数（25%）・第 2 四分位数（50%：中央値）・第 3 四分位数（75%）・最大値が記載される．

　例：4……12……9……2……3……7……13
　(1)データを小さい順に並べる→ 2……3……4……7……9……12……13
　(2)ど真ん中は「7」→中央値（第 2 四分位数）は「7」
　(3)下半分の中央値は「3」→第 1 四分位数は「3」
　(4)上半分の中央値は「12」→第 3 四分位数は「12」

・70 歳以上の患者では，糖尿病，心血管，呼吸器合併症を有している患者が多かった．

3) Korea study[11]

> 〈本研究の結論〉70 歳未満と 70 歳以上のグループで，在院日数，合併症の発生率，
> コンプライアンスに差がなかった．退院基準に達するまでの日数が 70 歳以上のグ
> ループで延長．

〈対象〉胃切除術を受けた 168 例を分析．

〈結果〉

・登録患者数：70 歳以上 55 例（elderly），70 歳未満 113 例（non-elderly）．

・コンプライアンス：両群とも 90% 以上で良好．

・合併症：両群に差は認められず．

・在院日数，再入院率：両群で，差は認められず．

・退院基準に達するまでの日数：elderly 群でやや延長．（elderly 4.7 vs non-elderly 4.2 days，$p = 0.005$）．

4) UK study[12]

> 〈本研究の結論〉75 歳以上の高齢者でも，合併症の発生率に差がなく，在院日数に
> 延長を認めた．

〈対象〉結腸直腸切除術を受けた 75 歳以上の患者と 75 歳未満を比較．

〈結果〉

・登録患者数：352 例を登録．75 歳以上（very elderly：VE）は，そのうち 106 例．腹腔鏡補助下の手術が 62%．

・在院日数：VE 群で 7 日間と延長していた（5 days in non-VE group，$p = 0.002$）．

・合併症：腹腔鏡補助下の手術において，両群で発生率に差はみられなかった．

5) Polish study[13]

> 〈本研究の結論〉腹腔鏡補助下の手術の場合，術後回復促進策のコンプライアンス
> は高齢者でも高く，在院日数，合併症の発生率，再入院率に年齢は重要な因子にな
> らない．

〈対象〉腹腔鏡補助下結腸直腸切除術を受けた 80 歳以上と 55 歳以下の患者を比較．

〈結果〉

・登録患者数：85 歳以上（group 1）34 例，55 歳以下（group 2）43 例．

・重症度：group 1 で ASA grade が高値．

・在院日数：group 1 で 7 日とやや延長するも有意差はなかった（5.4 vs 7 days，$p = 0.446481$）．

・合併症：group 1 で 37.2% とやや発生率が高いものの，有意差はなかった（23.5% vs 37.2%，$p = 0.14579$）．

・再入院率：差がなかった（2.9% vs 2.4%）．

・両群とも protocol のコンプライアンスは高かった（85% 以上）

・機能回復の速度：経口摂取および離床においては両群で差はなかった．

・レスキュー鎮痛薬の使用頻度のみ 85 歳以上で多かった．

・腹腔鏡補助下の手術の場合，年齢は重要な因子とならない．

6) Danish study[14)]

〈本研究の結論〉超高齢者の人工関節置換術でもコンプライアンスは維持された.
しかし，貧血や離床遅延がある患者では在院日数が延長していた.

〈対象〉人工関節（膝，股関節）置換術を受けた 85 歳以上の患者.
〈結果〉

・登録患者数：522 名.
・在院日数：中央値 3 日（四分位範囲 2〜5 日）. 4 日以上の在院日数は 27.3%，その理由は輸血が必要な程度の貧血や併存疾患を有した場合，離床に歩行器が必要な場合であった. 6.9% の患者は帰宅できずに転院となった.
・protocol は，ほぼ完遂.

2 術後回復促進策の短期的アウトカムとしての DREAMS

Question	1. 術後回復促進策のアウトカムは？
	2. DREAM（S）とは？
	3. 高齢者も，アウトカムは同じ？

　私たち医療従事者は，高齢者の周術期管理において，術後にすぐに飲み始める，食べ始める，歩き始める，ということを実現することは，若年者よりもむずかしいと想定する. 本項では，高齢者の周術期管理における，術後回復促進策の目指すゴール，アウトカムについて考えてみたい.

ⓐ 術後回復促進策のアウトカム

　前述のように，促進策を実施するアウトカムは，周術期管理における患者の安全性向上，合併症の発症率低下，在院日数の短縮の 3 つとされている. その結果として，医療費の削減が達成される. 表 2 に高齢者における促進策に関する研究論文例に基づくアウトカムを示す.

1) 安全性の向上

　促進策のアウトカムとして，在院日数の短縮がクローズアップされる傾向にある. その一方，退院を急ぐあまり，安全性が維持できなくなってしまっては促進策の医療現場での導入は推奨されない. 促進策では，患者の安全性の維持，さらには向上を目指した管理が望まれる.

　具体的な安全性の指標としては，次の 2 つが一般的には定義されている.

・再手術率：入院中に手術室で手術が必要になった率
・再入院率：術後 30 日間に手術となった率

2) 合併症の発生率低下

　周術期の合併症発生を防ぐことで，在院日数の延長を避けることができる. ERAS の導入が結腸直腸切除術に伴う縫合不全などの SSI（surgical sight infection）の予防から始まった. その原因を調査すると，術後の血糖コントロール不良があげられた. その結果として，ERAS では術後のインスリン抵抗性を抑制させる工夫が多く実施されている.
〈例〉術後のインスリン抵抗性を抑制させる工夫

・術前炭水化物負荷

表2　高齢者における術後回復促進策に関する研究論文例

No	論文タイトル	研究結果の要旨	筆頭著者：雑誌 発行年；巻(号)：頁
1	Enhanced recovery after surgery-ERAS-principles, practice and feasibility in the elderly.	高齢者やフレイルを呈した患者においても ERAS 管理は有用である．手術ストレスを軽減させ，合併症の発生率を低下させる，回復時間を30～50% 短縮できる．	Ljungqvist O, et al.: Aging Clin Exp Res 2018; 30: 249-252
2	Enhanced Recovery After Surgery (ERAS) - The Evidence in Geriatric Emergency Surgery: A Systematic Review.	70 歳以上の高齢者を対象とした 18 個の研究を分析した．その結果，ERAS 管理は通常の管理に比較して合併症の発生頻度が低く，在院日数が短縮した．緊急手術においても合併症の発生率が減少した．	Paduraru M, et al.: Chirurgia (Bucur) 2017; 112: 546-557
3	Short-term outcomes and benefits of ERAS program in elderly patients undergoing colorectal surgery: a case-matched study compared to conventional care.	70 歳以上の結腸切除術患者に ERAS 管理を実施した群 (n = 156) では従来群 (n = 156) に比較して合併症 (縫合不全) の発生頻度，術後死亡率が減少し，在院日数が2日間短縮した．	Tejedor P, et al.: Int J Colorectal Dis 2018; 33: 1251-1258
4	ERAS programs in elderly patients: is there a limit?	70 歳以上の結腸切除術患者にプレハビリテーションを加えた ERAS 管理を実施した群 (n = 75) では，従来群 (n = 75) に比較して再入院率を上げることなく在院日数の短縮が認められた．イレウス，せん妄，創感染が減少した．ASA grade は平均 III であった．	Millan M, et al.: Int J Colorectal Dis 2018; 33: 1313
5	Enhanced recovery ERAS for elderly: a safe and beneficial pathway in colorectal surgery.	結腸切除術患者に対する ERAS 管理を実施した 513 例を後ろ向きに解析．70 歳以下の若年者群 (n = 311) と 70 歳以上の高齢者群 (n = 202) を比較した結果，ERAS の遵守率は同等であった．高齢者群で在院日数が1日だけ長かった．	Slieker J, et al.: Int J Colorectal Dis 2017; 32: 215-221

　　　・絶飲食期間の短縮

　　　・硬膜外鎮痛

　　　・早期離床

　縫合不全は大腸がん手術における重大な合併症であり，直腸がん手術において特に頻度が高い．大腸がんの縫合不全率は 3～21%[15, 16] とされている．発生要因は感染，水分過剰，喫煙，糖尿病，加齢など様々で，なかでも ERAS では術後の血糖コントロール不良をあげている．

　術後回復促進策のアウトカムとして合併症の発生率を評価する際には，合併症全般 (general complication) や，大きな合併症 (major complication)，小さな合併症 (minor complication) に分けて実施されることが多い．合併症の項目は，術式によって異なる．

〈例〉major complication：集中治療室に入室，再手術となった場合

　　　minor complication：抗菌薬，輸液などで治療した場合

〈大腸がん手術の合併症項目の例〉

　創感染，イレウス，縫合不全，尿路感染，腹腔内膿瘍，術後出血など．

3) 在院日数の短縮

　在院日数は医療費に影響するために，促進策のアウトカム評価として，最も重視される項目である．ただし，欧米諸国とは，わが国の医療環境が異なる．このため，わが国において在院日数の短縮を達成することは容易ではない．

〈わが国において在院日数の短縮がむずかしい理由〉

　　　・現行の保険算定では在院日数の短縮が反映されにくい

　　　・早期退院により空床が発生し，経営的にむずかしい

　　　・患者が，早期退院を望まない場合が多い

　　　・高額医療費の助成があり，患者は長期入院でも経済的負担が少ない

　　　・退院直後の病院のフォロー体制 (電話など) が整備されていない

・退院後の支援体制（在宅，地域連携など）が手術後としては整備されてない

わが国において，促進策が導入されても，上記の理由で在院日数の短縮が達成できない場合も多い.

4) 医療費の削減

術後回復促進策のアウトカム評価として医療費の削減に関しては，2016 年にカナダから報告されている. 結腸直腸切除術を受けた 1,333 例（うち 983 例に ERAS を適用）. ERAS 適用例では在院日数が中央値で 1.5 日短縮され，合併症は 11.7% 減少した. 患者個々の医療費削減効果は一患者あたり 2,800〜5,900 US\$ とみられた. この結果より，ヘルスケアシステムに ERAS を取り入れる価値は十分にあると結論づけている[17].

ⓑ 術後回復促進策の短期的アウトカム；DREAM

促進策のアウトカムとしてⓐで述べた 3 つは，実際に評価される時期は患者が退院した後である. これらのアウトカムは，患者および医療従事者が現場で実感できるものではない. 筆者は，患者や医療従事者が現場で目指すことができ，その効果を実感できる指標として術後早期の DREAM 達成を提案したい.

1) DREAM の起源

英国で実施されている促進策 ER（イーアール，Enhanced Recovery Partnership Program）では，その短期的なアウトカムとして患者が術後早期に飲水（Drinking），飲食（Eating）および離床（Mobilizing）（以上の 3 文字の下線部を組み合わせ DREAM とする）が可能となることとしている. ロンドン大学（英国）の麻酔科医である Dr. Mythen らが中心となり，英国では 2015 年の 5 月から CHEERS-DREAM Campaign として周術期における体液管理の重要性を啓発している（http://cheers-dream.org/CD-home）. 術前に炭水化物が含有された飲料を摂取させ（Carbohydrate），十分な補水を行い（Hydrate），術中は体液量を正常化させ（Euvolemia），ナトリウム濃度も正常化させ（Eunatoremia）ることで術直後の飲水，飲食，離床が達成される準備ができる（Ready to Start DREAM）という意味が，CHEERS-DREAM Campaign の文字には含まれている（図 4）. 筆者は DREAM という言葉の使用権に関して Dr. Mythen に相談したところ，全く問題なく自由に使用してよいという同意を得た. そのため，今では，わが国の様々な学術集会，研究会，講演会，研修会などで DREAM という言葉を頻用させていただいている.

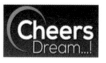

図 4　CHEERS-DREAM Campaign の内容
（http://cheers-dream.org/CD-home の内容を要約. 写真使用の許諾済み）

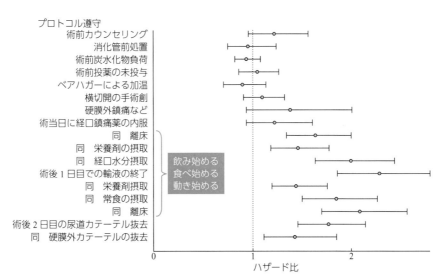

図5　消化器外科手術における術後回復促進策の工夫と在院日数

縦軸に ERAS プロトコルで実施される各項目が記載されている．横軸は在院日数に与える影響をハザード比でみたグラフである．ハザード比が1の縦の点線をまたいでいなければ，有意差ありと判定する．本研究結果から，在院日数は術後0日目に DREAM（Drinking, Eating, Mobilizing）が達成されれば短縮される．

〔Maessen J, et al.: A protocol is not enough to implement an enhanced recovery programme for colorectal resection. Br J Surg 2007; 94: 224-231 より著者改変〕

2) DREAM 達成が術後回復促進の目安に

　2007年に Maessen らは，消化器外科手術を対象に促進策の各項目における遵守率と在院日数の関係を検討した．その結果，在院日数に影響を与える項目は術後0日目における飲水（Drinking），離床（Mobilizing）の達成および術後1日目における飲食（Eating），離床（Mobilizing）の達成であった（図5）[18]．消化器外科領域における促進策のアウトカムは，短期的には術後早期の DREAM 達成を，長期的には周術期の安全性の向上，合併症の発生頻度の低下，在院日数の短縮（医療費削減）と小括することができる．これらのアウトカム達成に向けた周術期輸液管理の工夫が促進策では望まれる．

　一方，高齢者においても促進策の忍容性が示されたものの，経口摂取開始に伴う誤嚥や離床に伴う転倒などの懸念がある．それに対しては，前述した研究結果より，DREAM 達成に要する期間が高齢者では長くなる，具体的には1日程度の延長を許容して管理していく必要があると考える．

3) 本書のメインテーマは，術後早期の DREAM の達成

　本書の書名は『よくわかる高齢者術後回復支援ガイド―高齢者の術後回復を支援するベストプラクティス―』とした．本文に出てくる DREAM とは，術後早期に飲み始め（Drinking），食べ始め（Eating），動き始め（Mobilizing），そして笑顔が戻ること（Smile）である．Sに関しては，よく眠れること（Sleep）でもよいと考える（図6）．各著者たちには，高齢者の周術期管理において術後早期の DREAMS 達成が得られるような様々な工夫を解説してもらう．高齢者の術後においては，DREAMS の各項目を達成するのは容易ではないと考える．そんな困難に立ち向かう各著者たちのベストプラクティスを学び，読者の皆様にはスキルアップとさらなる質の高い周術期管理の提供に役立てていただきたい．

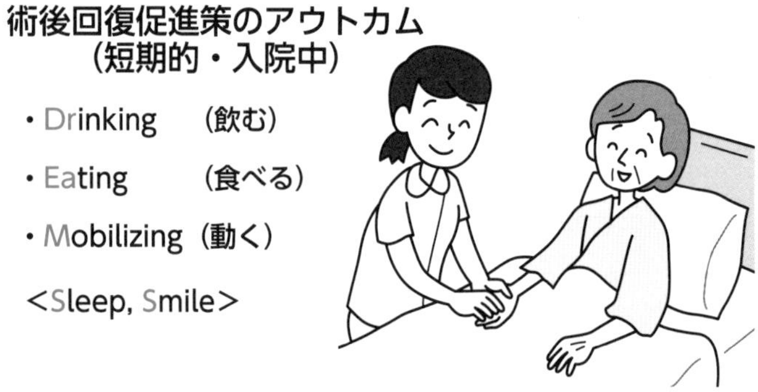

術後回復促進策のアウトカム
（短期的・入院中）

- Drinking　　（飲む）
- Eating　　　（食べる）
- Mobilizing　（動く）

＜Sleep, Smile＞

図 6　術後早期の DREAMS 達成

◆文　献

1） Dindo D, et al.: Classification of surgical complications: a new proposal with evaluation in a cohort of 6336 patients and results of a survey. Ann Surg 2004;240:205-213

2） Cotton P: Fast-track improves CABG outcomes. JAMA 1993;270:2023

3） Kehlet H, et al.: Evidence-based surgical care and the evolution of fast-track surgery. Ann Surg 2008;248:189-198

4） Fearon KCH, et al.: Enhanced recovery after surgery: A consensus review of clinical care for patients undergoing colonic resection. Clin Nutr 2005;24:466-477

5） de-Aguilar-Nascimento JE, et al.: ACERTO guidelines of perioperative nutritional interventions in elective general surgery. Rev Col Bras Cir 2017;44:633-648

6） Gan TJ, et al.: American Society for Enhanced Recovery: Advancing Enhanced Recovery and Perioperative Medicine. Anesth Analg 2018;126:1870-1873

7） Kehlet H, et al.: Fast-track surgery. Br J Surg 2005;92:3-4

8） Gonzalez-Ayora S, et al.: Enhanced recovery care after colorectal surgery in elderly patients. Compliance and outcomes of a multicenter study from the Spanish working group on ERAS. Int J Colorectal Dis 2016;31:1625-1631

9） Braga M, et al.: Enhanced recovery program in high-risk patients undergoing colorectal surgery: results from the perioperative Italian society registry. World J Surg 2017;41:860-867

10） Slieker J, et al.: Enhanced recovery ERAS for elderly: a safe and beneficial pathway in colorectal surgery. Int J Colorectal Dis 2017;32:215-221

11） Jeong O, et al.: Compliance with guidelines of enhanced recovery after surgery in elderly patients undergoing gastrectomy. World J Surg 2017;41:1040-1046

12） Khan MA, et al.: Clinical outcomes of the very elderly undergoing enhanced recovery programmes in elective colorectal surgery. Ann R Coll Surg Engl 2016;98:29-33

13） Pędziwiatr M, et al.: The use of the enhanced recovery after surgery（ERAS）protocol in patients undergoing laparoscopic surgery for colorectal cancer--a comparative analysis of patients aged above 80 and below 55. Pol Przegl Chir 2015;87:565-572

14） Pitter FT, et al.: Postoperative morbidity and discharge destinations after fast-track hip and knee arthroplasty in patients older than 85 years. Anesth Analg 2016;122:1807-1815

15） Alberts JCJ, et al.: Predicting risk and diminishing the consequences of anastomotic dehiscence following rectal resection. Colorectal Dis 2003;5:478-482

16） Platell C, et al.: The incidence of anastomotic leaks in patients undergoing colorectal surgery. Colorectal Dis 2007;9:71-79

17） Nelson G, et al.: Implementation of Enhanced Recovery After Surgery（ERAS）Across a Provincial Healthcare System: The ERAS Alberta Colorectal Surgery Experience. World J Surg 2016;40:1092-1103

18） Maessen J, et al.: A protocol is not enough to implement an enhanced recovery programme for colorectal resection. Br J Surg 2007;94:224-231

（谷口英喜）

C 高齢者の術前評価指標

POINT ≫

- 手術・麻酔適応の判断はパフォーマンス・ステータス（PS），高齢者総合的機能評価（CGA）など包括的評価で実施.
- 術後の合併症は NSQIP，POSSUM，E-PASS などで予測.
- 術前から予測できるのは NSQIP のみ.

Question	・高齢患者における術前評価ツールは？
	・術後合併症の予測ツールは？
	・体組成判断の注意点は？

　高齢患者の身体・精神機能は個人差が大きく，年齢のみを理由に手術の適応を判断することはむずかしい．術前には，全身状態，日常生活動作（activities of daily living：ADL），認知機能，麻酔リスク，栄養状態など様々な評価を行う．それらの結果を集約して医療者からは患者，家族，介護者に適応判断を伝える．近年，過去に蓄積された膨大なデータをもとに，術後合併症の発生予想まで可能となっている．

　また，サルコペニアの診断に必要な情報を計測する筋力および体組成計測も実施される必要がある．

1 術前評価ツール

ⓐ パフォーマンス・ステータス（PS）

　パフォーマンス・ステータス（Performance Status：PS）とは，全身状態の指標である．PS として代表的なものは，World Health Organization Performance Status（WHO PS），Eastern Cooperative Oncology Group Performance Status（ECOG PS），Karnofsky Performance Status（KPS）の 3 種類である．

　PS は，高齢者に特化した指標ではなく，全年齢に同様に使用される．高齢患者で手術・麻酔を計画する場合，当然，PS がよいことが好ましい．

1) WHO PS

　WHO PS は，スコアが 0 から 5 に進むにつれ，状態が重くなる（表 1）．

2) ECOG PS

　ECOG PS は，スコアが 0 から 4 に進むにつれ，状態が重くなる（表 2）．判断者の主観が大きく影響する基準といわれている．同一患者を異なる医療者で診断すると PS が変化する可能性が少なからずある．脳外科以外の患者で用いられる．

3) KPS

　KPS は，スコアが 0～100 に細分化されている（表 3）．数値が少なくなるにつれて状態が悪くなる点がほかのスコアと異なる．脳外科の患者に用いられる．

表 1　WHO パフォーマンス・ステータス (WHO PS)

スコア	患者の状態
0	問題なく活動できる．発病前と同じ日常生活が制限なく行える．
1	肉体的に激しい活動は制限されるが，歩行ができ，軽い作業や座っての作業を行うことができる．例えば，軽い家事，事務など．
2	歩行はでき，身の回りのことはすべて可能だが，作業はできない．日中の 50% 以上はベッド外で過ごす．
3	身の回りの限られたことしかできない．日中の 50% 以上をベッドか椅子で過ごす．
4	全く動けない．自分の身の回りのことは全くできない．完全に椅子またはベッドで過ごす．
5	死亡

表 2　ECOG パフォーマンス・ステータス (ECOG PS)

スコア	患者の状態
0	全く症状なく社会的活動ができ，発病前と同じように日常生活ができる．
1	激しい運動や肉体労働の制限を受けるが，歩行，軽い労働，座っての作業はできる．
2	歩行ができ，身の回りのことはすべてできる．ただときどき少しの介助が必要なこともある．軽い作業はできないが，日中の 50% 以上はベッド外で過ごす．
3	限られた身の回りのことしかできない．しばしば介助が必要で，日中の 50% 以上はベッド外で過ごす．
4	身の回りのこともできず，全く動けない．常に介助が必要で，終日ベッドにいる．

表 3　Karnofsky パフォーマンス・ステータス (KPS)

	スコア	患者の状態
正常な活動ができる．特別な看護が必要ない．	100	疾患に対する患者の訴えがない．臨床症状なし．
	90	臨床症状は軽くあるが，正常活動可能．
	80	臨床症状がかなりあるが，努力すれば正常の活動が可能である．
労働することは不可能．自宅で生活を営むことができ，看護はほぼ個人的な要求によるものである．様々な程度の介助を必要とする．	70	自分自身の世話はできるが，正常の活動・労働することは不可能．
	60	自分に必要なことはできるが，ときどき介助が必要．
	50	病状を考慮した看護および定期的な医療行為が必要．
自分で身の回りのことができない．施設や病院の看護と同じような看護を必要とする．疾患が急速に進んでいる可能性がある．	40	動けず，適切な医療および看護が必要．
	30	全く動けず，入院が必要だが死は差し迫っていない．
	20	非常に重症，入院が必要で精力的な治療が必要．
	10	死期が迫っている．
	0	死亡

ⓑ 高齢者総合機能評価 (CGA)

　高齢者の個人差や多様性を捉える方法として，老年医学領域では高齢者総合機能評価（Comprehensive Geriatric Assessment：CGA）が広く用いられている．CGA は，身体機能，精神心理学的機能，認知機能評価を包括的に組み合わせた生活機能障害を総合的に評価する手法である．日本人の高齢者評価の計測尺度を開発・検証し，がん薬物療法・緩和医療・がん手術への応用を検討するものである．術前の CGA が術後せん妄を含めた術後合併症や在院日数のみならず，術後の予後予測にも有用であるとされている．以上の理由から，手術適応や術式の選択などの治療戦略の決定にも有用であると考えられている[1]．2003 年に高齢者総合的機能評価ガイドラインが刊行された[2]．

　CAG のデメリットは，その煩雑性と時間を要するところである．本書では，CAG のなかでも簡便で，特別な器具を要さないで評価が可能といわれている CGA7（**表 4**）[3]に

表4 高齢者総合機能評価（CGA7）

番号	CGA7の質問	評価内容	正否と解釈	次へのステップ
①	〈外来患者〉診察時に被験者の挨拶を待つ	意欲	正：自分から進んで挨拶する 否：意欲の低下	Vitality Index
	〈入院患者・施設入所者〉自ら定時に起床するか，もしくはリハビリテーションへの積極性で判断		正：自ら定時に起床する，またはリハビリテーションその他の活動に積極的に参加する 否：意欲の低下	
②	「これから言う言葉を繰り返してください（桜，猫，電車）」，「あとでまた聞きますから覚えておいてください」	認知機能	正：可能（できなければ④は省略） 否：復唱ができない⇒難聴，失語などがなければ中等度の認知症が疑われる	MMSE，HDS-R
③	〈外来患者〉「ここまでどうやって来ましたか？」	手段的ADL	正：自分でバス，電車，自家用車を使って移動できる 否：付き添いが必要⇒虚弱か中等度の認知症が疑われる	IADL
	〈入院患者・施設入所者〉「普段バスや電車，自家用車を使ってデパートやスーパーマーケットに出かけますか？」			
④	「先ほど覚えていただいた言葉を言ってください」	認知機能	正：ヒントなしで全部正解．認知症の可能性は低い 否：遅延再生（近時記憶）の障害⇒軽度の認知症が疑われる	MMSE，HDS-R
⑤	「お風呂は自分一人で入って，洗うのに手助けは要りませんか？」	基本的ADL	正：⑥は，失禁なし，もしくは集尿器で自立．入浴と排泄が自立していればほかの基本的ADLも自立していることが多い 否：入浴，排泄の両者が×⇒要介護状態の可能性が高い	Barthel Index
⑥	「失礼ですが，トイレで失敗してしまうことはありませんか？」			
⑦	「自分が無力だと思いますか？」	情緒・気分	正：無力だと思わない 否：無力だと思う⇒うつの傾向がある	GDS 15

〔日本老年医学会（編）：健康長寿診療ハンドブック－実地医家のための老年医学のエッセンス．日本老年医学会，2011 より一部改変〕

表5 米国麻酔科学会術前状態（ASA-PS）分類

ASA-PS分類	定義	例
ASA I	（手術となる原因以外は）健常人	健康，喫煙なし，アルコールを飲まないか少しだけ飲む人
ASA II	軽度の全身性疾患をもつ患者	（軽度の疾患のみで，実質的に機能制限がない） 現在の喫煙者，つきあい酒を飲む人，妊娠，肥満（30 < BMI < 40），よくコントロールされた糖尿病/高血圧，軽度の肺疾患
ASA III	重度の全身性疾患をもつ患者	（実質的な機能制限：1つ以上の重度の疾患がある） コントロールの悪い糖尿病/高血圧，COPD，高度肥満（BMI ≧ 40），活動性の肝炎，アルコール依存または中毒，ペースメーカー患者，中等度EF低下，定期的に透析を受けている末期腎不全，60週未満の早産児，3か月以上経過した以下の既往（心筋梗塞，脳血管障害，TIA，冠動脈疾患/ステント留置）
ASA IV	常に生命を脅かすほどの全身性疾患をもつ患者	最近（3か月未満）の心筋梗塞，脳血管障害，TIAや冠動脈疾患/ステント留置，進行中の心虚血や重度の弁膜症，重度のEF低下，敗血症，DIC，定期的に透析されていない急性腎疾患や末期腎不全
ASA V	手術なしでは生存不可能な瀕死状態の患者	破裂した腹部/胸部動脈瘤，進行中の心虚血や重度の弁膜症，重度のEF低下，敗血症，DIC，定期的に透析されていない急性腎疾患や末期腎不全，重症外傷，圧迫所見がある頭蓋内出血，重大な心臓病変または多臓器/系機能不全に陥っている腸閉塞
ASA VI	臓器摘出時の脳死患者	

〔American Society of Anesthesiologists: ASA Physical Status Classification System.（https://www.asahq.org/standards-and-guidelines/asa-physical-status-classification-system）より著者が和訳〕
COPD：chronic obstructive pulmonary disease（慢性閉塞性肺疾患），EF：ejection fraction（左室駆出率），TIA：transient ischemic attack（一過性脳虚血発作），DIC：disseminated intravascular coagulation（播種性血管内凝固症候群）

ついて解説する．

　　CAG7にて，正否と解釈を行い，問題があれば表4[3]右列の次のステップへ進み，その結果に応じたケアプランを立てる．

表 6　手段的日常生活動作（IADL）

項目	採点	男性	女性
A.　電話を使用する能力			
1.　自分から電話をかける（電話帳を調べたり，ダイヤル番号を回すなど）		1	1
2.　2，3 のよく知っている番号にかける		1	1
3.　電話に出るが自分からかけることはない		1	1
4.　全く電話を使用しない		0	0
B.　買い物			
1.　すべての買い物は自分で行う		1	1
2.　小額の買い物は自分で行える		0	0
3.　買い物に行くときはいつも付き添いが必要		0	0
4.　全く買い物はできない		0	0
C.　食事の準備			
1.　適切な食事を自分で計画し準備し給仕する			1
2.　材料が供与されれば適切な食事を準備する			0
3.　準備された食事を温めて給仕する．あるいは食事を準備するが適切な食事内容を維持しない			0
4.　食事の準備と給仕をしてもらう必要がある			0
D.　家事			
1.　家事を一人でこなす，あるいは時に手助けを要する（例：重労働など）			1
2.　皿洗いやベッドの支度などの日常的仕事はできる			1
3.　簡単な日常的仕事はできるが，妥当な清潔さの基準を保てない			1
4.　すべての家事に手助けを必要とする			1
5.　すべての家事にかかわらない			0
E.　洗濯			
1.　自分の洗濯は完全に行う			1
2.　靴下のゆすぎなど簡単な洗濯をする			1
3.　すべて他人にしてもらわなければならない			0
F.　移送の形式			
1.　自分で公的機関を利用して旅行したり自家用車を運転する		1	1
2.　タクシーを利用して旅行するが，その他の公的輸送機関は利用しない		1	1
3.　付き添いがいたり皆と一緒なら公的輸送機関で旅行する		1	1
4.　付き添い皆と一緒で，タクシーか自家用車に限り旅行する		0	0
5.　まったく旅行しない		0	0
G.　自分の服薬管理			
1.　正しいときに正しい量の薬を飲むことに責任がもてる		1	1
2.　あらかじめ薬が分けて準備されていれば飲むことができる		0	0
3.　自分の薬を管理できない		0	0
H.　財産取り扱い能力			
1.　経済的問題を自分で管理して（予算，小切手書き，掛金支払い，銀行へ行く）一連の収入を得て，維持する		1	1
2.　日々の小銭は管理するが，預金や大金などでは手助けを必要とする		1	1
3.　金銭の取り扱いができない		0	0

採点法は，項目ごとに該当する右端の数値を合計する（男性 0〜5，女性 0〜8 点）
〔Lawton MP, et al.: Assessment of older people: self-maintaining and instrumental activities of daily living. Gerontologist 1969;9:179-186 より改変〕

ⓒ 麻酔リスク分類（ASA-PS）

　わが国においても麻酔前のリスク評価として米国麻酔科学会術前状態（American Society of Anesthesiologists Physical Status：ASA-PS）分類が用いられる（表5）[4]．ASA-PS 分類のほかにも患者の年齢，生理機能，併存疾患などをもとにした総合的な麻酔のリスク評価法が実施される．麻酔管理方法を決定する際には，患者の身体能力，手術侵襲，患者本人や家族の意思を総合的に判断する．

ⓓ 手段的日常生活動作（IADL）

　CAG7 において ADL に問題ありと判断された場合に評価が実施される．その際，手段的日常生活動作（instrumental activities of daily living：IADL）が使用されることが多い．

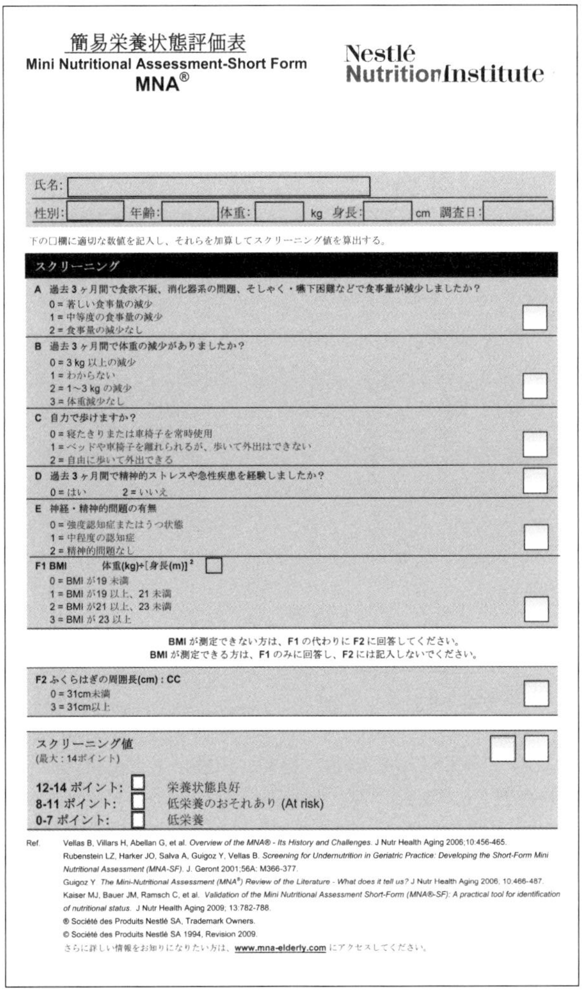

簡易栄養状態評価表
Mini Nutritional Assessment-Short Form
MNA®

Nestlé NutritionInstitute

氏名:

性別: 年齢: 体重: kg 身長: cm 調査日:

下の□欄に適切な数値を記入し、それらを加算してスクリーニング値を算出する。

スクリーニング

A 過去3ヶ月間で食欲不振、消化器系の問題、そしゃく・嚥下困難などで食事量が減少しましたか?
0 = 著しい食事量の減少
1 = 中等度の食事量の減少
2 = 食事量の減少なし

B 過去3ヶ月間で体重の減少がありましたか?
0 = 3 kg 以上の減少
1 = わからない
2 = 1〜3 kg の減少
3 = 体重減少なし

C 自力で歩けますか?
0 = 寝たきりまたは車椅子を常時使用
1 = ベッドや車椅子を離れられるが、歩いて外出はできない
2 = 自由に歩いて外出できる

D 過去3ヶ月間で精神的ストレスや急性疾患を経験しましたか?
0 = はい　2 = いいえ

E 神経・精神的問題の有無
0 = 強度認知症またはうつ状態
1 = 中程度の認知症
2 = 精神的問題なし

F1 BMI　体重(kg)÷[身長(m)]^2
0 = BMI が19 未満
1 = BMI が19 以上、21 未満
2 = BMI が21 以上、23 未満
3 = BMI が 23 以上

BMI が測定できない方は、F1 の代わりに F2 に回答してください。
BMI が測定できる方は、F1 のみに回答し、F2 には記入しないでください。

F2 ふくらはぎの周囲長(cm) : CC
0 = 31cm未満
3 = 31cm以上

スクリーニング値
(最大 : 14ポイント)

12-14 ポイント: □ 栄養状態良好
8-11 ポイント: □ 低栄養のおそれあり (At risk)
0-7 ポイント: □ 低栄養

Ref. Vellas B, Villars H, Abellan G, et al. *Overview of the MNA® - Its History and Challenges.* J Nutr Health Aging 2006;10:456-465.
Rubenstein LZ, Harker JO, Salva A, Guigoz Y, Vellas B. *Screening for Undernutrition in Geriatric Practice: Developing the Short-Form Mini Nutritional Assessment (MNA-SF).* J. Geront 2001;56A: M366-377.
Guigoz Y. *The Mini-Nutritional Assessment (MNA®) Review of the Literature - What does it tell us?* J Nutr Health Aging 2006; 10:466-487.
Kaiser MJ, Bauer JM, Ramsch C, et al. *Validation of the Mini Nutritional Assessment Short-Form (MNA®-SF): A practical tool for identification of nutritional status.* J Nutr Health Aging 2009; 13:782-788.
® Société des Produits Nestlé SA, Trademark Owners.
© Société des Produits Nestlé SA 1994, Revision 2009.
さらに詳しい情報をお知りになりたい方は、**www.mna-elderly.com** にアクセスしてください。

図 1　簡易栄養状態評価表(MNA®-SF)
〔ネスレ ヘルスサイエンス カンパニー:簡易栄養状態評価表 Mini Nutritional Assessment MNA®. (https://www.mna-elderly.com/sites/default/files/2021-10/mna-mini-japanese.pdf)〕

ADL は「日常生活動作」と訳され，起床から着替え，移動，食事，トイレ，入浴など日常的に発生する動作を指す．それに対して IADL は，日常的な動作のなかでも，より頭を使って判断することが求められる動作(買い物や電話対応など)の評価を行う．IADL は，米国の心理学者 Lawton らによって 1969 年に発案された[5]．8 つの項目から成り立ち，それぞれの項目について，どれくらいの範囲であればできるかなども細分化されている(表 6)[5]．最終的に，合計スコアが高いほど自立に近いと解釈できる．

ⓔ 簡易栄養状態評価表(MNA®-SF)

簡易栄養状態評価表(Mini Nutritional Assessment-Short Form：MNA®-SF)は，高齢者に対し低侵襲かつ簡便に低栄養リスク者を抽出するために欧州で 開発された栄養スクリーニング方法である．具体的かつ信頼性の高い，再現可能な評価ツールの 1 つであり，認知機能など，精神心理面の評価が組み込まれているのが特徴である．https://www.mna-elderly.com/sites/default/files/2021-10/mna-mini-japanese.pdf よりダウンロードして使用が可能である(図 1)[6]．

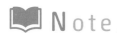 Note

食欲を評価できるツール：SNAQ（スナック）

　高齢患者に限らず，食欲を客観的に評価できる指標が Simplified Nutritional Appetite Questionnair（SNAQ）である．日本語に訳すと簡易食欲質問票のようになる．

　オリジナルの SNAQ に対して，日本語版に関する信頼性と妥当性を検証した結果から日本語版 SNAQ が作成されている（図 2）[7]．

　Nakatsu N, et al.: Reliability and validity of the Japanese version of the simplified nutritional appetite questionnaire in community-dwelling older adults. Geriatr Gerontol Int 2015;15:1264-1269 をもとに作成された．

　SNAQ は食欲に関する 4 問で構成されていて（合計 20 点），得点が高いほど食欲が高いことを示す．

　例えば，術前に食欲が不十分な例．

問 1　私は食欲が「ない」	2 点
問 2　食事をとるとき「半分ほど食べると満腹になる」	3 点
問 3　食べ物の味が「まずいと感じる」	2 点
問 4　普段，私は食事を「1 日 2 回とる」	3 点
総点数	10 点

　⇒食欲のスクリーニングでは食欲低下があり栄養介入が必要．
　　また，ADL も低下している可能性があり．

日本語版 Simplified Nutritional Appetite Questionnaire

記入日：　　　　　　氏名：

食欲について

もっともよくあてはまる選択肢に〇をつけてください。

問-1. 私は食欲が

1. まったくない	2. ない	3. ふつうだ	4. ある	5. とてもある

問-2. 食事をとるとき

1. 数口食べただけで満腹になる	2. 3分の1ほど食べると満腹になる
3. 半分ほど食べると満腹になる	4. ほとんど食べれば満腹になる
5. 満腹になることはほとんどない	

問-3. 食べ物の味が

1. とてもまずいと感じる	2. まずいと感じる	3. ふつうだと感じる
4. おいしいと感じる	5. とてもおいしいと感じる	

問-4. 普段、私は食事を

1. 1日1回もとらない	2. 1日1回とる	3. 1日2回とる
4. 1日3回とる	5. 1日4回以上とる	

図 2　日本語版 SNAQ
〔小野　玲，他（小野研究室）：日本版 SNAQ.（http://www.research.kobe-u.ac.jp/ghs-ono/ono_lab/ri_ben_yu_banSNAQ_files/JSNAQ.pdf）〕

（f）認知機能評価

　高齢患者の認知機能を改訂長谷川式簡易知能評価スケール（Revised Hasegawa's Dementia Scale：HDS-R）や Mini-Mental State Examination（MMSE），情緒・気分を老年期うつ病評価尺度（Geriatric Depression Scale 15：GDS15）などで評価する．

1) Mini-Mental State Examination (MMSE)

　MMSE とは，精神状態短時間検査とよばれる認知症のスクリーニングテストである．世界的に最も広く使用されている認知症のスクリーニング検査で，2006 年に新たに日本版である MMSE-J（図 3）[8] が作成され，わが国においても認知症の検査として広まっている．11 項目からなる質問形式で，採点のカットオフ値は，30 点満点中 21 点以下で，認知症の疑いありと判定．

Mini-Mental State Examinaton（MMSE）

検査日：　　年　月　日　曜日　施設名：　　　　　　　　　　　　　　　　　　　　　得点：30点満点

氏名：　　　　　　　　　　　　　男 ・ 女　生年月日：明・大・昭　年　月　日　歳

プロフィールは事前または事後に記入します．検査者：

	質問と注意点	回答	得点	
1 （5点） 時間の 見当識	「今日は何日ですか」 ※最初の質問で、被験者の回答に複数の項目が含まれていてもよい。その場合、該当する項目の質問は省く。	日	0	1
	「今年は何年ですか」	年	0	1
	「今の季節は何ですか」		0	1
	「今日は何曜日ですか」	曜日	0	1
	「今月は何月ですか」	月	0	1
2 （5点） 場所の 見当識	「ここは都道府県でいうと何ですか」		0	1
	「ここは何市（*町・村・区など）ですか」		0	1
	「ここはどこですか」		0	1
	（* 回答が地名の場合、この施設の名前は何ですか、と質問をかえる。正答は建物名のみ）		0	1
	「ここは何階ですか」	階	0	1
	「ここは何地方ですか」		0	1
3 （3点） 即時想起	「今から私がいう言葉を覚えてくり返し言ってください。『さくら、ねこ、電車』はい、どうぞ」 ・テスターは3つの言葉を1秒に1つずつ言う。その後被験者に繰り返させ、この時点で、いくつ答えたかで得点を与える。		0	1
	・正答1つにつき1点。合計3点満点。		2	3
	「今の言葉は、後で聞くので覚えておいてください」 ・この3つの言葉は、質問5で再び復唱させるので3つ全部答えられなかった被験者については、全部答えられるようになるまでくり返す。（ただし6回まで）			
4 （5点） 計算	「100から順番に7をくり返し引いてください」 ・5回くり返し7を引かせ、正答1つにつき1点。合計5点満点。		0	1 2
	正答例：93 86 79 72 65		3	4 5
	・答えが止まってしまった場合は「それから」と促す。			
5 （3点） 遅延再生	「さっき私が言った3つの言葉は何でしたか」 ・質問3で提示した言葉を再度復唱させる。		0 1	2 3
6 （2点） 物品呼称	時計（又は鍵）を見せながら「これは何ですか？」 鉛筆を見せながら 「これは何ですか？」 ・正答1つにつき1点。合計2点満点。		0 1	2
7 （1点） 文の復唱	「今から私がいう文を覚えてくり返しいってください。『みんなで力をあわせて綱を引きます』」 ・口頭でゆっくり、はっきり言い、くり返させる。1回で正確に答えられた場合1点を与える。		0	1
8 （3点） 口頭指示	・紙を机に置いた状態で教示を始める。 「今から私がいう通りにしてください。右手にこの紙を持ってください。それを半分に折りたたんでください。そして私にください」 ・各段階毎に正しく作業した場合に1点ずつ与える。合計3点満点。		0 1	2 3
9 （1点） 書字指示	「この文を読んで、この通りにしてください」 ・被験者は音読でも黙読でもかまわない。実際に目を閉じれば1点を与える。	2ページ目に質問有	0	1
10 （1点） 自発書字	「この部分に何か文章を書いてください。どんな文章でもかまいません」 ・テスターが例文を与えてはならない。意味のある文章ならば正答とする。（*名詞のみは誤答、状態などを示す四字熟語は正答）	2ページ目に質問有	0	1
11 （1点） 図形模写	「この図形を正確にそのまま書き写してください」 ・模写は書くが10個あり、2つの五角形が交差していることが正答の条件。手指のふるえなどはかまわない。	2ページ目に質問有	0	1

図 3　精神状態短時間検査 改訂日本版（MMSE-J）

〔Folstein MF，他（原著），杉下守弘（翻訳）：MMSE-J 精神状態短時間検査改訂日本版．日本文化科学社，2019（https://www.medica-site.com/special/img_special069/mmse.pdf）〕

表7　老年期うつ病評価尺度（GDS 15）

No.	質問事項	回答	
1	毎日の生活に満足していますか	いいえ	はい
2	毎日の活動力や周囲に対する興味が低下したと思いますか	はい	いいえ
3	生活が空虚だと思いますか	はい	いいえ
4	毎日が退屈だと思うことが多いですか	はい	いいえ
5	大抵は機嫌よく過ごすことが多いですか	いいえ	はい
6	将来の漠然とした不安に駆られることが多いですか	はい	いいえ
7	多くの場合は自分が幸福だと思いますか	いいえ	はい
8	自分が無力だなあと思うことが多いですか	はい	いいえ
9	外出したり何か新しいことをするより家にいたいと思いますか	はい	いいえ
10	何よりもまず，もの忘れが気になりますか	はい	いいえ
11	いま生きていることが素晴らしいと思いますか	いいえ	はい
12	生きていても仕方がないと思う気持ちになることがありますか	はい	いいえ
13	自分が活気にあふれていると思いますか	いいえ	はい
14	希望がないと思うことがありますか	はい	いいえ
15	周りの人があなたより幸せそうに見えますか	はい	いいえ

1，5，7，11，13 には「はい」0 点，「いいえ」に 1 点を，
2，3，4，6，8，9，10，12，14，15 にはその逆を配点し合計する．
5 点以上がうつ傾向，10 点以上がうつ状態とされている．

〔松林公蔵，他：総合的日常生活機能評価法―I 評価の方法　d．老年者の情緒に関する評価．Geriatric Medicine 1994；32：541-546（https://www.jpn-geriat-soc.or.jp/tool/pdf/tool_11.pdf）〕

2) 老年期うつ病評価尺度（GDS 15）

　GDS 15 は，うつのスクリーニング検査として世界で最もよく使用されている検査である（表7）[9]．妥当性・信頼性とも非常に高く，国際研究や治験で使用されている．短い文で構成された 15 の検査項目で，Yes あるいは No で答える簡便な検査である．

2 術後合併症予測ツール

　高齢患者では多面的リスク評価の方法として，前述した術前評価ツールに加えて Physiological and Operative Severity Score for the enUmeration of Mortality and morbidity（POSSUM），Estimation of Physiologic Ability and Surgical Stress（E-PASS）などが用いられる．また，わが国では外科系諸学会が協力してデータを集積している National Clinical Database（NCD）では集積されたデータに基づいて術前リスクを入力することにより死亡率や合併症を予測するリスクカリキュレーターを公開している[10]．筆者は，おもに術前評価を実施している立場にあるので，術前からの因子のみで術後合併症の発生率が予測できる National Surgical Quality Improvement Program（NSQIP）を汎用している．

ⓐ National Surgical Quality Improvement Program (NSQIP)

　術前から術後の合併症の発生率を予測する surgical risk calculator である NSQIP が活用される．NSQIP は，米国外科学会（American College of Surgeons）の当該サイト（https://riskcalculator.facs.org/RiskCalculator/）にアクセスして，必要項目を入力することで計算結果が得られる．入力項目は，術式，年齢，性別，介護度，緊急度，ASA-PS 分類，腹水・人工呼吸・心不全・敗血症・糖尿病・高血圧・息切れ・慢性閉塞性肺疾患・透析・喫煙・腎不全の有無，および身長である．計算結果から，術後の肺炎・腎不全・心血管

系合併症，尿路感染，深部静脈血栓などの発症率，再入院率，再手術率，死亡率および退院後に専門のケアやリハビリテーション施設に入所する必要がある確率などが数値化される．さらには，高齢者のリスク評価に対しては，歩行器使用・同居者・転倒歴・認知機能障害および緩和的処置の有無と同意書に自分でサインが可能か否かの項目を入力することで，術後せん妄や活動度低下の可能性が数値化され表示される．術前からの術後合併症の予測ツールとして NSQIP は多くの角度から検証され，有用性が示されている[11]．NSQIP のメリットとしては，対象術式が多岐に及んでいること，合併症の項目別に発生予測ができること，手術中の出血や手術時間などの情報がなくても予測できることなどがあげられる．デメリットは，オンライン環境が必要なこと，英語入力が必要なこと，そしてデータが海外の周術期を参考につくられていることなどである．

 症 例 腹腔鏡補助下低位前方切除術例 ………………………………………………

86 歳，女性．大腿骨頸部骨折で術後ほぼ床上生活．

急激な腹痛と嘔吐で発症．精査の結果，直腸がんによる腸閉塞でステント挿入．

その後，腹腔鏡補助下低位前方切除術が予定された．半年以内に，誤嚥肺炎と弁膜症による軽い心不全を繰り返している．

NSQIP による，術後合併症予測を実施（**図 4～6**）[12]．

結果は，重篤な合併症の発生率が高く，特に，肺炎・手術部位感染（surgical site infection：SSI）・尿路感染・血栓塞栓・腎不全の合併が予測された．また，再入院率・死亡率・敗血症の発生率が高く，術後に在宅復帰ができずに療養型施設への入所が予想された（**図 7**）[12]．

結果は，術後せん妄の発生率が高いことが予測された．

結末

この症例では，NSQIP の予測結果が家族に説明され，その結果，家族は手術を実施しない方針を選択した．症例は，ステントを留置したままで，経口摂取を続けて在宅にて余生を送ることとなった．

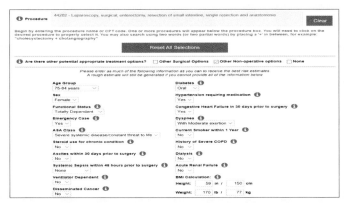

図 4　入力画面
〔American College of Surgeons: ACS National Surgical Quality Improvement Program.（https://riskcalculator.facs.org/RiskCalculator/PatientInfo.jsp）〕

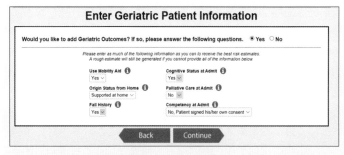

図5　高齢者に特化した入力追加画面
〔American College of Surgeons: ACS National Surgical Quality Improvement Program.（https://riskcalculator.facs.org/RiskCalculator/PatientInfo.jsp）〕

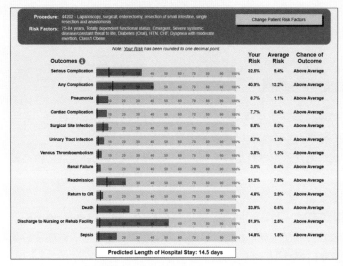

図6　結果，合併症の発生率予測
〔American College of Surgeons: ACS National Surgical Quality Improvement Program.（https://riskcalculator.facs.org/RiskCalculator/PatientInfo.jsp）〕

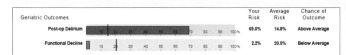

図7　結果，特に高齢者の術後 ADL 予測
〔American College of Surgeons: ACS National Surgical Quality Improvement Program.（https://riskcalculator.facs.org/RiskCalculator/PatientInfo.jsp）〕

ⓑ Physiological and Operative Severity Score for the enUmeration of Mortality and morbidity (POSSUM)

　POSSUM は 1990 年代のはじめに英国で考案され，その後多くの追試や修正が英国を中心に加えられてきた[13]．術前因子と術中因子を入力する必要がある．

　Physiological Score は，12～88 点で評価され，点数が多いほどリスクが高くなる（表8）[14]．

　Operative Score は 6～48 点で評価され，点数が高いほどリスクが高い（表9）[14]．

　結果は，次のように表記される．

■ Predicted Mortality Risk ＝○○ %

■ Predicted Morbidity Risk ＝○○ %

ⓒ Estimation of Physiologic Ability and Surgical Stress (E-PASS)

　手術リスク評価法である E-PASS は，1999 年に Haga らにより提唱され，これまでにその有用性が報告されてきた[15]．E-PASS のリスクスコアは一般的な検査項目や手術内容の項目を入力して計算される．各項目を入力すると，術前リスクスコア（preoperative risk score：PRS），手術の大きさを表す外科的ストレススコア（surgical stress score：

表8　POSSUM：Physiological Score 項目

variable	1 point	2 points	4 points	8 points
age	≦ 60	61～70	≧ 71	
cardiac signs chest X-ray	normal normal	cardiac drugs or steroids …	oedema; warfarin borderline cardiomegaly	jugular venous pressure cardiomegaly
respiratory signs chest X-ray	normal normal	shortness of breath on exertion mild chronic obstructive airway disease	shortness of breath on stairs moderate chronic obstructive airway disease	shortness of breath at rest any other change
systolic blood pressure（mmHg）	110～130	131～170 or 100～109	≧ 171 or 90～99	≦ 89
pulse（beats/min）	50～80	81～100 or 40～49	101～120	≧ 121 or ≦ 39
Glasgow coma score	15	12～14	9～11	≦ 8
urea nitrogen （mmol/L）	< 7.5	7.6～10	10.0～15	≧ 15.1
sodium（mEq/L）	> 136	131～135	126～130	≦ 125
potassium（mEq/L）	3.5～5	3.2～3.4 or 5.1～5.3	2.9～3.1 or 5.4～5.9	≦ 2.8 or ≧ 6
haemoglobin（g/dL）	13～16	11.5～12.9 or 16.1～17	10～11.4 or 17.1～18	≦ 9.9 or ≧ 18.1
WCC（× 10^{12}/L）	4～10	10.1～20 or 3.1～3.9	≧ 20.1 or ≦ 3	
electrocardiogram	normal		AF（60～90）	any other change

〔MDApp: POSSUM Score for Operative Morbidity and Mortality.（https://www.mdapp.co/possum-score-calculator-operative-morbidity-and-mortality-427/）〕

表9　POSSUM：Operative Score 項目

variable	1 point	2 points	4 points	8 points
operative magnitude	minor	intermediate	major	major ＋
No. of operations within 30 days	1		2	> 2
blood loss per operation（mL）	< 100	101～500	501～999	> 1,000
peritoneal contamination	no	serious	local pus	free bowel content, pus or blood
presence of malignancy	no	primary cancer only	node metastases	distant metastases
timing of operation	elective		emergency resuscitation possible, operation < 24 h	emergency immediate operation < 2 h

〔MDApp: POSSUM Score for Operative Morbidity and Mortality.（https://www.mdapp.co/possum-score-calculator-operative-morbidity-and-mortality-427/）〕

SSS），および両者より規定される総合リスクスコア（comprehensive risk score：CRS）が算出される（表10）.

3　体組成および握力

　高齢患者ではフレイル，サルコペニアを有している場合が多く，その計測には CT スキャン画像や生体電気インピーダンス（bioelectrical impedance analysis：BIA）法を活用した体組成計が用いられる．ここではサルコペニアの診断に必要な筋肉量と筋力に関して，BIA 法による体組成の計測法および握力計測について述べる．

表 10　E-PASS のリスクスコア計算方法

1. $PRS = -0.0686 + 0.00345X_1 + 0.323X_2 + 0.205X_3 + 0.153X_4 + 0.148X_5 + 0.0666X_6$
   X_1, age；X_2, presence (1) or absence (0) of severe heart disease；X_3, presence (1) or absence (0) of severe pulmonary disease；X_4, presence (1) or absence (0) of diabetes mellitus；X_5 Performance status index (0〜4)：X_6, American Society of Anesthesiologists physiological status classification (1〜5).
2. $SSS = -0.342 + 0.0139X_1 + 0.0392X_2 + 0.352X_3$
   X_1, blood loss/body weight (g/kg)：X_2, operation time (h)；X_3, extent of skin incision (0：minor incision for laparoscopic or thoracoscopic surgery including scope-assisted surgery：1：laparotomy or thoracotomy alone：2：both laparotomy and thoracotomy)
3. $CRS = -0.328 + 0.936 (PRS) + 0.976 (SSS)$

ⓐ 体組成計測

　BIA 法とは，人体に微弱な電気を通すことによって電気抵抗を利用し，徐脂肪（conductor）と体脂肪（insulator）の割合を算出する方法である．徐脂肪（筋肉）は含有水率が高いため電気をよく通し，脂肪は疎水性のため電気を通しにくいという理論が応用されている．

　体組成計としては，InBody®（図 8）を例に説明する．

　体組成計とは体組成を計測する医療機器であり，身体組成〔身体を構成する体水分量，筋肉量（蛋白量），ミネラル，体脂肪量など〕を定量的に計測する．手と足から微量の電流を流すインピーダンス法で計測するため，ペースメーカーを埋め込んでいる者，

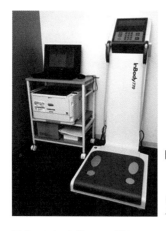

図 8　InBody® の 本体（右）とプリンター（左）
〔インボディ・ジャパン〕

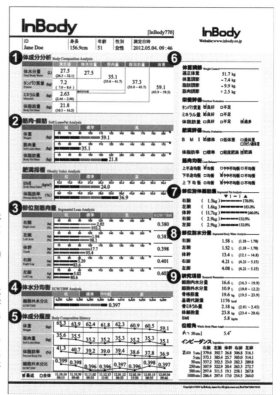

図 9　InBody®770 の測定項目
①体成分分析：体の 4 大構成成分（体水分・蛋白・ミネラル・体脂肪）の現状を表示．②筋肉・脂肪：筋肉量と体脂肪量が体重に対して適切であるかをグラフで提供．③部位別筋肉量：四肢・体幹の筋肉量を表示し，各筋肉の発達具合をグラフで提供．④体水分均衡：体水分バランスが崩れているかどうか把握することができる．⑤体成分履歴：測定 ID ごとに直近データを 8 件まで表示して，体の変化が一目でわかる．⑥総合評価：体成分状態に対する総合的な評価を行い，体成分を考慮した体重管理ができる．⑦部位別体脂肪量：部位別の体脂肪量を表示し，標準体重に対する脂肪量の多さをグラフで提供．⑧部位別水分量：部位別の水分量を表示し，各部位の筋肉を構成する体水分量の分布がわかる．⑨研究項目：栄養評価や生活習慣の指導に役立つ項目を提供．細胞内／外水分量・骨格筋量・基礎代謝量・体細胞量などがある．
〔インボディ・ジャパン：https://www.inbody.co.jp/inbody-770/〕

妊娠中の女性，立位が1分程度継続不可の場合は計測が対象外となる.

　測定項目は図9[16]のようである.

　高齢患者では，以下のような注意が必要である.

1）計測時の注意点

・排尿をしてから計測する…尿があると水分量・筋肉量として換算.

・立位保持が1分以上できる…計測に1分間かかる.

・皮膚が湿潤している…乾燥していると電流が流れないことがある.

2）結果の解析上の注意点

・浮腫があると水分量，筋肉量として過大評価してしまう.

・亀背で身長が低いと，栄養状態としてはよくみえてしまう.

ⓑ 握力計測

　握力はリアルタイムな栄養状態の評価に有用である. 加えて，非侵襲的で握力計を購入すれば計測のたびに検査費用が発生することはない. このため，定期的に計測することが可能で，経時的な栄養評価のいい指標となる. また，握力は高齢者の筋力測定には安全で有用とされている. さらには，サルコペニアの診断にも必要な測定項目である.

　握力の正しい測定のポイントは，①すべての指を用いてしっかりと握れるようにグリップ幅を調節し，人差し指の第2関節が直角になるように握る，②両足を左右に開いて直立した姿勢になる，③利き手によらず左右2回計測，④右→左→右→左の順に，⑤感覚は30秒程度，⑥合計4回の平均を算出し，⑦腕は身体につけない，の7つである.

　高齢患者における握力計測の注意点としては，

・腕の筋力の評価しかできない.

・認知症などの場合には計測がむずかしい可能性がある.

・麻痺や手指の変形があると計測がむずかしい.

などである.

　体重計も含めた，高齢患者に対する身体計測機器のメリット・デメリットを表11にまとめて示す.

表11　高齢患者に対する身体計測機器のメリット・デメリット

	メリット	デメリット
体重計	・簡便に計測できる ・簡便に持ち運ぶことができる ・どこでも計測できる	・筋肉量，体脂肪量の計測はできない ・立位姿勢を30秒程度保持する必要がある ・衣服を差し引く必要がある
体組成計	・体重以外に筋肉量，体脂肪量などの体組成を計測できる ・手術侵襲に伴う異化亢進に耐えうる筋蛋白量の評価が可能である ・サルコペニアの診断に有用	・素足での計測を実施することが必要 ・立位姿勢を1〜2分程度保持する必要がある ・機器が高価であり，機器の移動もしづらい
握力計	・簡便に計測が実施できる ・座ったままでの計測も可能 ・機器の持ち運びも簡便	・腕の筋力の評価しかできない ・認知症などの場合には計測がむずかしい可能性がある

◆文　献 --

1) Yamamoto M, et al.: Risk Evaluation of Postoperative Delirium Using Comprehensive Geriatric Assessment in Elderly Patients with Esophageal Cancer. World J Surg 2016;40:2705-2712

2) 鳥羽研二：高齢者総合的機能評価ガイドライン．日本老年医学会雑誌 2005；42：177-180

3) 日本老年医学会(編)：改訂版 健康長寿診療ハンドブック—実地医家のための老年医学のエッセンス．日本老年医学会，2019

4) American Society of Anesthesiologists: ASA Physical Status Classification System.
https://www.asahq.org/standards-and-guidelines/asa-physical-status-classification-system

5) Lawton MP, et al.: Assessment of older people: self-maintaining and instrumental activities of daily living. Gerontologist 1969;9:179-186

6) ネスレ ヘルスサイエンス カンパニー：簡易栄養状態評価表 Mini Nutritional Assessment MNA®.
https://www.mna-elderly.com/sites/default/files/2021-10/mna-mini-japanese.pdf

7) 小野　玲，他(小野研究室)：日本版 SNAQ.
http://www.research.kobe-u.ac.jp/ghs-ono/ono_lab/ri_ben_yu_banSNAQ_files/JSNAQ.pdf

8) Folstein MF，他(原著)，杉下守弘(翻訳)：MMSE-J 精神状態短時間検査改訂日本版．日本文化科学社，2019
https://www.medica-site.com/special/img_special069/mmse.pdf

9) 松林公蔵，他：総合的日常生活機能評価法—I 評価の方法　d．老年者の情緒に関する評価．Geriatric Medicine 1994；32：541-546
https://www.jpn-geriat-soc.or.jp/tool/pdf/tool_11.pdf

10) National Clinical Database (NDC)
https://www.ncd.or.jp

11) Chow WB, et al.: Optimal preoperative assessment of the geriatric surgical patient: a best practices guideline from the American College of Surgeons National Surgical Quality Improvement Program and the American Geriatrics Society. J Am Coll Surg 2012;215:453-466

12) American College of Surgeons: ACS National Surgical Quality Improvement Program.
https://riskcalculator.facs.org/RiskCalculator/PatientInfo.jsp

13) Copeland GP: The POSSUM System of Surgical Audit. Arch Surg 2002;137:15-19

14) MDApp: POSSUM Score for Operative Morbidity and Mortality.
https://www.mdapp.co/possum-score-calculator-operative-morbidity-and-mortality-427/

15) Haga Y, et al.: Evaluation of an estimation of physiologic ability and surgical stress (E-PASS) scoring system to predict postoperative risk：a multicenter prospective study. Surg Today 2001;31:569-574

16) インボディ・ジャパン：https://www.inbody.co.jp/inbody-770/

（谷口英喜）

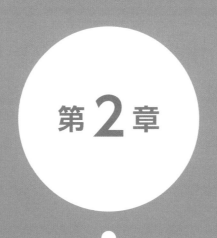

第2章

高齢者の
周術期管理に必要な基礎知識

高齢者の周術期管理に必要な基礎知識

POINT ⩔

- ●高齢者は加齢に伴う生理学的変化や併存疾患を背景に予備能力が低下する.
- ●手術は侵襲であり, 高齢者は影響を受けやすい.
- ●加齢による身体的衰えや社会環境の変化による心理的影響も考慮する必要がある.

〈高齢者の総合的評価について〉
- ●術前には, 患者の背景を含む全身状態を把握し, 術後の介護の在り方まで含めた多職種での総合評価が必要である.
- ●術後合併症リスクもスコア化し, 多方面から評価することが順調な術後回復につながる.
- ●予備能力低下は個人差が大きく, 年齢自体は手術禁忌とはならない.
- ●患者本人の病気に対してともに戦うという意志と, 治療に対する協力が重要である.

Question	・その手術, 本当にやりますか？
	・手術の前に考えておくことは？
	・高齢者は若者と具体的に何が違うの？

1 加齢に伴う生理学的変化(図1)

ⓐ 生理学的リズムの変化

①体温, 血漿コルチゾールの日周リズムは維持されるが, 振幅が減少し, 上昇が遅れるようになる. 例えば, ゴナドトロピン, 成長ホルモン, 甲状腺刺激ホルモン, メラトニン, および副腎皮質刺激ホルモン(adrenocorticotropic hormone：ACTH)の拍動性分泌は, 年齢とともに減弱する.

②具体的にどういうことが起きるかというと, 体内時計の変化によって生体機能リズムが早い時間にずれ, 早寝早起きになる. 生理的リズムを新しい光周期にリセットする能力を遅らせる可能性があるため, 時差ボケが長引くなどである.

ⓑ 複雑さの喪失

①ストレスにさらされたときに心拍数の変動, 血圧の変動への応答が低下する. 血圧が低下しても心拍数で補う応答が低下するため, 主要臓器への灌流が低下する.

②脳波・聴覚周波数への応答も低下する. したがって高音が聞こえにくく難聴となる.

ⓒ 生理学的予備力の減少

図1[1)]は, 高齢者の症状を理解するための概念図である. 老化自体は, 生理学的予備力の喪失によって人を絶壁に近づけていく. 若いときは予備力があり, ストレスにさらされても崖までの距離がある. しかし加齢に伴い予備力が減少し, 蓄えを使い果たすことで恒常性に戻ることができる領域が狭くなり, 強いストレスに対処できず「絶壁」ま

での距離を簡単に越えて死につながる．このように加齢はストレスに対する予備力の減少につながる．重症度を評価する最新の APACHE（Acute Physiology and Chronic Health Evaluation）IV バージョンでは年齢が加味されている．

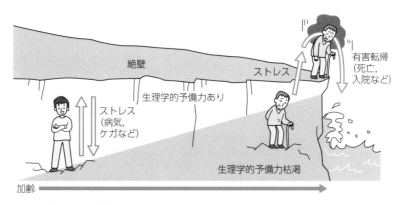

図1　加齢と生理学的予備力
〔Cassel CK, et al.: Physiology of aging. In: Cassel CK, et al.（eds.），Geriatric Medicine: An Evidence-Based Approach. 4th ed., Springer, 2003 より改変〕

2 加齢に伴う身体的変化（図2）

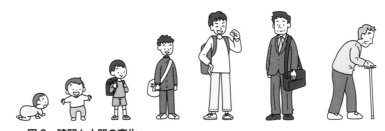

図2　時間と人間の変化

ⓐ 呼吸器系

1）解剖学的変化

　肺は，表面積の約 1/3 が加齢により減少するといわれている．胸壁が硬化し，胸壁コンプライアンスは 30〜75 歳にかけて 1/3 減少する．1秒量は 10 年当たり 0.2〜0.3L 減少し 70〜80 歳で急激に減少，総肺気量は大きく変化しないが，残気量は 10 年ごとに 10% 増加し解剖学的死腔の増加と機能的予備力の減少が起こる（図3）．肺実質は弾力性が低下し，呼吸筋力の低下と粘液線毛クリアランスが遅延する[2]．

2）機能的変化

　解剖学的変化の結果として換気 / 血流（V/Q）ミスマッチが増加する．さらに A-aDO$_2$（肺胞気動脈血酸素分圧較差）が増加して，ベースラインの PaO$_2$（動脈血酸素分圧）も減少する．低酸素血症や高炭酸ガス血症に対する換気反応が低下する．

3）解剖学的変化および機能的変化の結果起こること

　結果として起こることは，低酸素症の可能性が増大し，最大酸素摂取量の減少にかかわってくる．咽頭反射機能や嚥下機能の低下も加わり，誤嚥や肺炎の頻度，慢性閉塞性

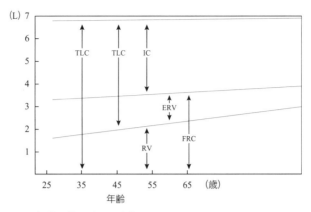

図 3　加齢に伴う肺量の変化

TLC：総肺気量，VC：肺活量，IC：吸気能力，ERV：呼気予備量，
RV：残留量，FRC：機能的残気量．
〔Janssens JP, et al.: Physiological changes in respiratory function associated
with ageing. Eur Respir J 1999:13;197-205〕

肺疾患（chronic obstructive pulmonary disease：COPD）や睡眠時無呼吸が増加する．高齢
者では神経筋遮断薬，オピオイド，ベンゾジアゼピン，およびハロゲン化吸入麻酔薬の
呼吸抑制作用が増強することになり，鎮静薬などの薬物による気道反射の低下，特に残
存筋力低下の状況において高炭酸ガス血症，低酸素血症，無呼吸，および呼吸不全など
の呼吸器合併症リスクが高くなる．

ⓑ 心臓血管系

1）血圧の不安定性

　動脈血管の硬化は血管系の弾力性を低下させる（図 4）．そこに心臓自律神経機能障害
が加わり，血圧の不安定性をもたらして慢性高血圧となる．血管の弾力性低下の麻酔へ
の影響としては，例えば静脈麻酔薬および吸入麻酔薬の血管拡張作用，脊髄くも膜下麻
酔後の交感神経遮断や，腹腔鏡下手術時の送気による静脈還流低下などすべての麻酔に

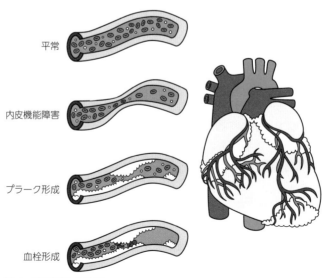

図 4　動脈硬化の進行

おいて術中低血圧が起こりやすくなる．全身の動脈硬化による血流障害も起きやすく，臓器血流維持のために高めの血圧が必要となることが多い．

2) 心臓の変化（図5）

左心房拡大，左心室の硬化が起こり，左室拡張機能障害や心不全を引き起こす．

これは麻酔中のわずかな心房性不整脈でも重篤な低血圧を引き起こし，左室拡張機能障害は輸液負荷による肺水腫を発症するリスクとなる．冠動脈も硬化し，狭心症や心筋梗塞が増加するばかりでなく，心房細動などの不整脈が増加するため，心不全を引き起こしやすい．大動脈弁輪と僧帽弁輪の両方が肥厚し，石灰化沈着物による弁の狭窄を生じるため，大動脈弁狭窄症のリスク上昇はもちろんのこと，僧帽弁の輪状石灰化は心臓伝導障害を惹起する．

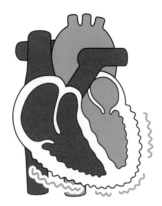

図5　心臓の機能障害

3) 自律神経系の変化

ベータ受容体の反応性減少が自律神経系の変化を引き起こす．つまり心拍数を増加させることによって心拍出量を増加させる能力が低下するため，運動時最大心拍数や駆出率増加反応が低下する．循環血液量減少または心室機能障害がある場合，重篤な低血圧を引き起こすことになる．また硫酸アトロピンなどの副交感神経拮抗薬に対する反応性が減少するため，運動やその他のストレッサーに対する最大心拍数は著しく低下する．

ⓒ 腎臓

①解剖学的には，皮質萎縮による腎量の減少や動脈硬化性変化に基づく血流低下による細胞数減少・結合織変化，糸球体硬化，尿細管萎縮，間質線維化が生じる（図6）．
②機能的には腎血流量が減少する．糸球体濾過量は80代では30代の60％まで減少し，クレアチニンクリアランスも低下する．尿濃縮能低下，希釈能低下，ナトリウム保持能低下や薬物の腎排泄速度低下も起きる．
③結果として，腎排泄される静脈麻酔薬の血中濃度は上昇する．塩分または水の処理能が低下し，造影剤や非ステロイド性抗炎症薬（nonsteroidal anti-inflammatory drugs：NSAIDs）などの薬剤の腎毒性作用に対する感受性が増加する．

ⓓ 筋骨格

1) 筋肉

高齢者における筋肉量は変動性があるもの，20歳代前半をピークに年齢が上がるにつれて加速度的に減少し，筋力低下が起きる．サルコペニアは死亡の危険因子であり

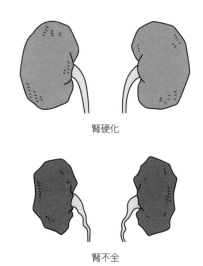

腎硬化

腎不全

図 6　腎臓の加齢

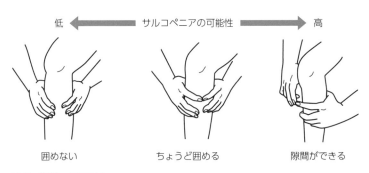

低 ← サルコペニアの可能性 → 高

囲めない　　　　　ちょうど囲める　　　　隙間ができる

図 7　指輪っかテスト
両手の母指と示指でつくった輪っかで下腿周囲の最大部分を囲う.
〔Tanaka T, et al.:"Yubi-wakka"(finger-ring) test: A practical self-screening method for sarcopenia, and a predictor of disability and mortality among Japanese community-dwelling older adults. Geriatr Gerontol Int 2018;18:224-232〕

（図 7）[3]．筋力低下は術後合併症と死亡率の予測因子となっている．また，体組成が変化することは水溶性薬物の分布容積にかかわってくる．

2) 骨(図 8)

　骨芽細胞の前駆細胞は 30 歳以降も数は一定だが，その機能は低下する．結果として骨芽細胞の数と活性は徐々に低下して，ヒトの骨量は 20 歳代後半をピークに年間で

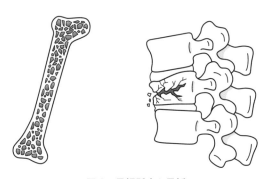

図 8　骨粗鬆症と骨折

0.5% ずつ減少し，高齢者は骨粗鬆症になりやすくなる．特に女性は閉経後に悪化する．老化は腸内のビタミン D 受容体を減少させるのでビタミン D 欠乏が起こりやすく，骨量減少をさらに加速する．カルシウム吸収の効率が低下するため骨折しやすく，治るにも若いときより 2 倍の時間を要するようになる．

ⓔ 消化器系

1）口腔
　虫歯や歯が抜けることで栄養摂取不良のリスクが高まる．唾液産生量の減少により咀嚼や嚥下に影響し，咀嚼不全や誤嚥リスクが高まる．

2）咽喉頭～食道
　蠕動を調整する腸管神経節細胞が減少するため蠕動運動低下が起こる．食道収縮も減少し逆流性食道炎が増加する．咽頭声門閉鎖反射，咽頭収縮反射，反射性咽頭嚥下の頻度も低下する．

3）胃～小腸
　Helicobacter pylori 菌感染有病率は加齢とともに増加する．高齢になると 50% 以上が *H. pylori* 菌に感染しているともいわれており，NSAIDs などによる消化器障害のリスクが高まる．小腸では絨毛萎縮や粘膜の粗大化が起き，グレリンとガストリンなどの内分泌機能も低下する．また感覚ニューロンと腸筋ニューロンが減少し，無痛性潰瘍の頻度が増加する．小腸ではカルシウム吸収の効率が低下する．75 歳以上の女性は若い女性より 25% も吸収が低下するという報告もある．

4）大腸
　粘膜の萎縮，粘膜腺の細胞および構造の異常，粘膜筋板の肥大，および固有筋叢の萎縮が生じる．結腸粘膜の増殖増加とアポトーシスの減少により結腸がんリスクが増加する．結腸の蠕動運動は年齢とともに低下し，慢性便秘になりやすい（図 9）．また肛門括約筋の緊張低下により失禁しやすくなる．

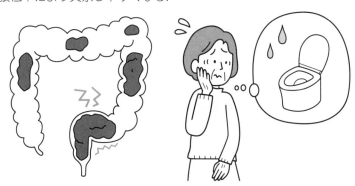

図 9　蠕動運動低下

ⓕ 肌

①皮膚は委縮して弾力性が低下するため代謝や創傷治癒の遅延につながる．例えば，高齢者の皮膚に貼付した粘着性包帯を取り除くと表皮がはがれる．

②皮下脂肪が失われるため，しわやたるみが増え，断熱性が低下する．汗の量の減少や体温調節が障害され，術中の低体温が起きやすくなる．

③日光への曝露による変化は，しわ・たるみ・黄ばみ・ざらざら，毛細血管拡張，色素

沈着過剰や色素脱失を生じる.

④知覚の減少が特に下肢で強くなる.

⑧ 感覚系

①水晶体と虹彩の変化や眼窩周囲組織の萎縮, 涙腺機能や涙液産生, 杯細胞機能低下により老眼になる.

②高周波数の聴力が低下するので騒音環境下での音声認識が障害され難聴になる. したがって低めの大きい声で話すことが必要となる.

③嗅覚が年齢とともに著しく低下するのに伴い味覚も喪失するため, 食事の楽しみが低下して栄養障害の一因となる.

⑧ 造血機能

1) 造血機能低下

　赤血球の寿命, 鉄の代謝回転, および血液量は年齢によって変化しないが, 骨髄量は減少する. したがって失血や低酸素症への反応が遅れ, 鉄欠乏や免疫能低下, 栄養失調などを引き起こすと同時に骨髄機能不全により貧血になりやすい. そして代償性の造血反応は, 高齢者では遅れる.

2) 凝固促進

　血栓性刺激物質に対する血小板の反応性は増加する. 血小板活性化と凝固因子の増加により凝固能が促進される. D ダイマーは入院中の高齢者では健常人の 2 倍以上に上昇するといわれ, 老化は深部静脈血栓症の危険因子となる.

ⓘ 肝胆道系

①肝臓の質量は 30 歳代をピークに年齢とともに 20〜30% 減少し, 肝血流も減少する. その結果, ほとんどの静脈麻酔薬の代謝が遅くなる.

②血清アルブミン値が低下するため, 例えばプロポフォールなどの蛋白質結合性の高い薬物の遊離薬物濃度が上昇する.

③シトクロム P450 の含有量が減少し, 多くの薬物の代謝クリアランスが 20〜40% 遅くなる. ビタミン K 依存性凝固因子の合成能も低下する.

ⓙ 薬物動態

①全身水分量が 10〜15% 減少するのに加え筋肉量も減少することは, 多くの血中薬物濃度を上昇させる.

②体脂肪が増加すると脂溶性薬剤の分布容積が大きくなる結果, 脂肪リザーバーからの放出が遅くなり, 薬物効果は延長する.

③腎臓および肝臓の変化によって排泄半減期が長くなり, クリアランスが低下する.

ⓚ 中枢神経系

1) 脳の解剖学的変化(図 10)

　脳の体積は 65 歳以降年間約 7 cm³ 減少するが, 部位としては前頭葉と側頭葉が最大である. ニューロンの密度も減少するため, 溝と脳室の拡大が起こる. 脳血流量は 5〜20% 不均一に減少するため, 血圧の変動に伴って脳血流量を維持するメカニズムが悪化する. 加えて脳血管の自己調節能が低下する. 神経伝達物質と神経受容体の局所的な

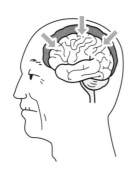
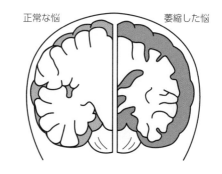

正常な悩　　　　　　萎縮した悩

図 10　脳の解剖学的変化

減少が起こる.

2) 脳の機能的変化

　血圧の変化や低酸素血症/高炭酸ガス血症に対する反応性が低下する. したがってほとんどの麻酔薬が呼吸抑制作用を増強させることとなる. 末梢神経系の有髄線維が減少することで痛みの閾値が上昇し, 痛みを伴う症状が遅延する. 薬力学的感受性は, 中枢神経系内で作用するすべての静脈麻酔薬で年齢とともに増加し, 吸入麻酔薬の最小肺胞内濃度(minimum alveolar concentration：MAC)は加齢に伴って低下する.

3 加齢に伴う精神的変化

ⓐ 認知および行動変化(図 11)

　加齢による記憶力の低下は個人差が大きく一概には論じられないが, 一般的には記憶力と認知機能は加齢により低下する. 新しい環境に順応する流動性や問題解決, なじみのないことや新しい情報の処理と習得は, 30 歳前後から着実に低下していく. エピソード記憶と作業記憶は 60 歳以降直線的に低下し, 処理速度も年齢とともに低下する. これは高齢者の発話が遅くなる一因となっている. 集中力も低下し, 忙しい環境でタスクに集中する能力と, 一度に複数のタスクを実行する能力も低下する.

　だが加齢はネガティブなことばかりではない. 記憶のなかでも手続き記憶, 意味記憶などの特定の記憶能力は保たれている. また語彙や言語力, 何度も繰り返してきた馴染みのあるスキル・能力・知識は安定または向上している. 1 つの問題に対して様々な答

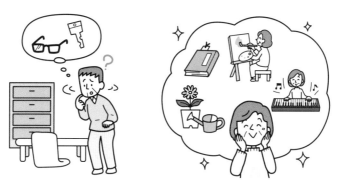

図 11　精神的変化のデメリットとメリット

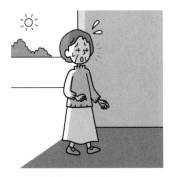

図12　明暗の順応不全

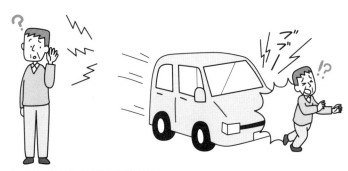

図13　聴力低下と環境認知力低下

えを出す抽象的推論力はほかの年齢群との差はないか，むしろ優れてる．画家の85%が「創造性は老年期が最高の状態だ」とした報告もある．扁桃体がネガティブな刺激に反応しにくくなるため，40代頃からポジティブな記憶のほうが増えていくことも研究で証明されている．つまり感情に左右されにくくストレスに強くなり，若者より前向きになるともいえる．

ⓑ 感覚系の衰えによる心理的影響

周囲の環境を的確に認知することが行動を起こすために必要なことである．特に加齢による肉体的衰えは高齢者の行動および心理に大きくかかわってくる．

1) 視力（図12）

加齢による視機能低下は多岐にわたり，日常場面に影響を及ぼす．例えば駅では時刻表，運賃表，掲示板が見えにくくなる．明るい場所から暗い場所への移動時に眼の順応が追いつかないなどから外出が億劫になったりする．

2) 聴力（図13）

聴力が低下するとコミュニケーションをとることが困難になっているだけでなく，本人がコミュニケーションをとろうという意欲の減退がみられる．相手の言っていることが聞き取りにくいと，猜疑心を生じやすくなり自閉的な状況に追い込まれることになる．音刺激による環境認知が不正確になるために事故の危険性が増す．聴力低下により相手の話しかけに対する理解力が低下してくると，思考することが減り知的能力低下へとつながる．新しい挑戦をためらうようになり，また記憶力を必要とする作業から遠ざかろうとして消極的になるなど悪循環に陥る．

3) 嗅覚・味覚

嗅覚や味覚の情報が不十分であると今何を食べているかが脳で正しく判断できない場合がある．唾液の分泌，食物の咀嚼や嚥下も適切にできなくなり，味覚機能の低下は食事の楽しさを奪い低栄養に向かう可能性がある．

ⓒ 社会環境の変化による心理的影響（図14）

高齢になるということは，様々なものを喪失していくこととだと捉える研究者もいる．身体機能・適応能力・定年後の経済力の喪失により，不安や生活への不適応に由来する焦燥感の増加がみられる．子どもが独立することによる家庭内での役割や退職による社会的役割の喪失から，自己の無用感を感じるようになる．周囲の老人扱いに対し意地を張り自己主張をし，孤独感を深め自己中心的で頑固になる傾向もみられるが，これ

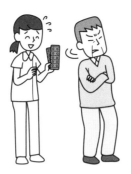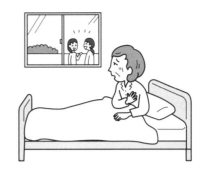

図 14　喪失に対する反応

らも個々の生活環境や教育レベル・人生観によって大きく異なっている．生きる目的の喪失は好奇心や活動性の減退につながり，慢性的な身体的不安などから社会的孤立に陥り，日常生活での感動，喜びが乏しくなるなど不安定性が増加する傾向がみられる．

4 高齢者の総合的評価について

ⓐ 高齢者総合機能評価

わが国で高齢者総合機能評価（Comprehensive Geriatric Assessment：CGA）が導入されたのは 1990 年である．高齢者を系統的・総合的に評価する方法であり，患者の疾患の評価だけでなく背景を把握し，最適な医療や介護の在り方を定めることが目的である[4]．評価の方法はその目的により多くのスケールがあるが，表 1[5] に示す CGA7 は簡易であり，時間的にも実施可能性が高く，職種を問わず使用しやすい．質問に対して問題があれば次のステップにあるような詳細な検査を実施する．

ⓑ 術前の総合的評価（E-PASS）について

高齢者は内科的慢性併存疾患を抱えていることが多いため術後合併症も多くなる．

高齢者手術においては患者の身体能力，手術侵襲，本人の意思の総合評価が必要であり，術後合併症のリスクを評価し，周術期管理を適切に行うための情報を前もって得ることも重要となる．生理学的能力と外科的ストレスの推定（Estimation of Physiologic Ability and Surgical Stress：E-PASS）モデルは，芳賀らによって提案された[6]．糖尿病，虚血性心疾患，脳血管障害などを有する患者の生理機能と手術侵襲の両者を定量化し，術後合併症発生を予測するのに，E-PASS は信頼性が高い評価法である．このモデルは消化器手術を受ける患者にとって便利で効果的なリスク評価であり，E-PASS の有用性を示す報告も多い[7]．以下に詳細を示す．

① 術前リスクスコア（Preoperative Risk Score：PRS）

$PRS = -0.0686 + 0.00345 X_1 + 0.323 X_2 + 0.205 X_3 + 0.153 X_4 + 0.148 X_5 + 0.0666 X_6$

X_1：年齢，X_2：重症心疾患あり（1）なし（0），X_3：重症肺疾患あり（1）なし（0），X_4：糖尿病度あり（1）なし（0），X_5：Performance status（0〜4），X_6：米国麻酔科学会重症度分類（1〜5）．

② 外科的ストレススコア（Surgical Stress Score：SSS）

$SSS = -0.342 + 0.0139 X_7 + 0.0392 X_8 + 0.352 X_9$

表1　高齢者総合機能評価（CGA7）

調査内容	質問	次へのステップ
意欲	外来患者の場合：診察時に被験者の挨拶を待つ. それ以外：自ら定時に起床するか，もしくはリハビリテーションなどへの積極性で判断.	Vitality Index
認知機能 （復唱）	「これから言う言葉を繰り返してください（桜，猫，電車）」 「あとでまた聞きますから覚えておいてください」	HDS-R または MMSE
IADL （交通機関利用）	外来患者の場合：「ここまでどうやって来ましたか？」 それ以外：「普段バスや電車，自家用車を使ってデパートやスーパーマーケットに出かけますか？」	Lawton&Brody
認知機能 （遅延再生）	「先ほど覚えていただいた言葉を言ってください」	HDS-R または MMSE
ADL （入浴）	「お風呂は自分一人で入って，洗うのに手助けは要りませんか？」	Barthel Index
ADL （排泄）	「失礼ですが，トイレで失敗してしまうことはありませんか？」	Barthel Index
情緒	「自分が無力だと思いますか？」	GDS15

〔日本老年医学会（編）：改訂版健康長寿診療ハンドブック―実地医家のための老年医学のエッセンス．日本老年医学会，2019 より一部改変〕

X_7：体重当たりの出血量（g/kg），X_8：手術時間（hr），X_9：皮膚切開の範囲（0〜2）

③ 総合リスクスコア（Comprehensive Risk Score：CRS）

$$CRS = -0.328 + 0.936 \times PRS + 0.976 \times SSS$$

E-PASS モデルは，術前リスクスコア（PRS），外科的ストレススコア（SSS），および総合リスクスコア（CRS）の3つの指標で構成されている．10個の変数のうち7個は患者の生理学的要因に関連し，残りは手術的要因に関連している．

5　高齢者の周術期管理について（図15）

年齢を重ねるごとに併存疾患が増え，生理的予備力は低下する．これは動物として不可避なことであるが，百歳に達しても健康寿命との差が大きければ，「百寿」とはいえ

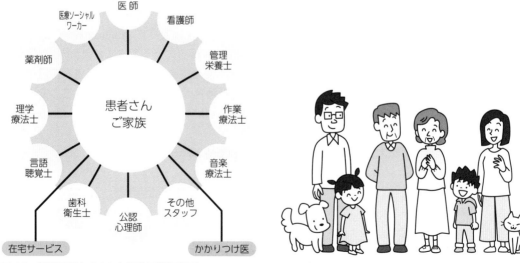

図15　地域連携を含めた包括的周術期管理

ない．急速に進む超高齢社会において高齢者の予後を考えるとき，生存率や合併症といった短期の成績だけではなく，術後のライフスタイルや生活の質の低下を最低限にすることを考え，生活機能の長期成績も考慮しなくてはならない時代である．これからの時代の高齢者医療は単に手術をするというだけでなく，術前から術後につながる評価を含め，高齢者の生活機能や質を保つための周術期管理がますます重要になっている．

◆文 献 ┄┄

1) Cassel CK, et al.: Physiology of aging. In: Cassel CK, et al.（eds.）, Geriatric Medicine: An Evidence-Based Approach. 4th ed., Springer, 2003

2) Janssens JP, et al.: Physiological changes in respiratory function associated with ageing. Eur Respir J 1999;13:197-205

3) Tanaka T, et al.: "Yubi-wakka"（finger-ring）test: A practical self-screening method for sarcopenia, and a predictor of disability and mortality among Japanese community-dwelling older adults. Geriatr Gerontol Int 2018;18:224-232

4) 井藤英喜：高齢者に対する総合機能評価の有用性と限界．日本老年医学会雑誌 2006；43：690-692

5) 日本老年医学会（編）：改訂版 健康長寿診療ハンドブック―実地医家のための老年医学のエッセンス．日本老年医学会，2019

6) Haga Y, et al.:Estimation of Physiologic Ability and Surgical Stress（E-PASS）as a new prediction scoring system for postoperative morbidity and mortality following elective gastrointestinal surgery. Surg Today 1999;29:219-225

7) Chen G, et al.: The Estimation of Physiologic Ability and Surgical Stress（E-PASS）model as a predictor of postoperative complications and mortality after digestive surgeries: a meta-analysis and systematic review. Ann Palliat Med 2021;10:8672-8683

（小松郷子）

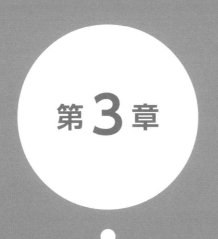

第**3**章

高齢者手術における術後を
考えた留意点と実践

A 高齢消化器外科手術（消化管）

1 上部消化管

POINT ≫

- 術後管理を考えるうえで，術前の適切なリスク評価と術前・術中からの対策が重要である．
- 近年は筋肉量や筋質，内臓脂肪などの体組成分析が術後アウトカム予測として用いられている．
- 上部消化管の術後には体重減少やダンピング症候群など術後に特有の偶発症が存在する．
- 周術期の介入は，ERAS の概念を理解した多職種での包括的なチーム介入が必要である．

Question	・高齢者に対する上部消化管手術の術前・術中・術後の注意点は？

　周術期管理として術後回復強化プログラム（Enhanced Recovery After Surgery：ERAS）では術後の早期回復を促すために必要な項目がピックアップされ，これを遵守することで入院期間が短縮し術後合併症が減少することが証明されてきた．現在では胃がんや食道がん・大腸がん・肝臓がんなどの消化器がんだけでなく，心臓血管外科や肺がん，整形疾患など多疾患にその考えと適応が広がっている．ERAS をクリニカルパスとして利用している施設が増加している一方で，高齢者においてはクリニカルパス適応外としている病院も少なくない．高齢者には高齢者なりの注意点と周術期管理が必要であり，また胃がんや食道がんなどの上部消化管疾患の術後には退院後も持続する体重減少やダンピング症候群など特有の偶発症が存在する．本項では，高齢者における上部消化管手術の周術期管理の注意点を概説する．

ⓐ 術前リスク評価と対策

1）高齢者における栄養評価

　術前に重度低栄養が併存していると術後合併症の発症頻度が増加するだけでなく死亡率が増加する．それらを予防するために低栄養診断を適切に行い，対象者には術前栄養療法を実施して栄養状態を改善してから手術に臨む必要がある．栄養療法で大事なのは対象と投与量，投与期間を十分に理解して行うことである．

　栄養介入の対象は，① 6 か月以内の 10〜15% 以上体重減少，② body mass index（BMI）< 18.5 kg/m²，③ subject global assessment grade C もしくは nutrition risk score < 5，④血清アルブミン < 3.0 g/dL（腎不全，肝不全既往がない場合）が提唱されている[1]．術前10% 以上の体重減少とアルブミン低値は術後在院死亡率を増加させるリスク因子と報告されている．世界的な低栄養コンセンサスを得た Global Leadership Initiative on Malnutrition（GLIM）criteria では，10% 以上の体重減少，BMI < 20 kg/m²（70 歳以上），BMI < 18.5 kg/m²（70 歳未満）を重度低栄養に分類している[2]．また GLIM criteria では筋

肉量低下を低栄養と定義しており，筋肉量が低下し身体機能が低下したサルコペニアでは術後合併症が増加することから[3]，今後は筋肉量を低栄養の判断基準として用いる必要がある．これら重度低栄養患者を対象として術前栄養療法を行った報告では，10日以上の十分な栄養療法を行うことで重度の感染性合併症が減少した[4]．一方で14日以上の栄養療法を行っても合併症は減少しなかった．以上から，重度低栄養患者に対する介入期間は10〜14日を意識すべきである．

　術前栄養投与量については質の高いエビデンスはなく，一般に30 kcal/kg/日を目安に栄養投与が行われる．高齢者のサルコペニア予防には最低でも1 g/kg/日の蛋白質投与が推奨されており，術前サルコペニア併存患者では蛋白質投与をさらに強化すべきである．

2) 高齢者における体組成分析と術後アウトカム予測

　近年，体組成分析が術後合併症予測に有用であると報告されている．筋肉量低下は術後合併症総数だけでなく，肺炎をはじめとする重症合併症を増加させ[3]，筋質低下（筋肉内脂肪の増加）もまた重症合併症を増加させる．また内臓脂肪量が多いと膵液漏や腹腔内膿瘍，創部感染などの術後感染性合併症が増加する．近年のサルコペニア診断基準の改訂では，従来の筋肉量低下に加えて，筋質低下が診断項目に追加され，また握力評価が必須となった．胃がん，食道がんを対象とし，術前握力低下は術後肺炎をはじめとする合併症予測に有用であることが示されている．現在のアジアの握力カットオフ値は男性28 kg，女性18 kgに設定されており，数値として認識しやすく患者へフィードバックしやすいことから術前スクリーニングとして有用である．握力低下を認める場合には，栄養介入だけでなく運動介入もあわせて行うことを検討する．

3) 絶食期間の短縮と carbohydrate loading

　ERASでは術前の経口補水を手術開始2時間前まで，固形食は6時間前までとしており，術前の絶食期間を短縮することが重要である．術前の無意味な絶飲食は脱水を助長するだけでなく，インスリン抵抗性を高めて術後高血糖の要因となる．ブドウ糖入りの術前補水を行うことで（carbohydrate loading），術後のインスリン抵抗性が減少し，術後に要するインスリン量が減少する．これに加えて食事摂取が可能な場合には絶食期間を減らす努力が必要である．

4) せん妄リスク評価と高齢者総合機能評価

　術後せん妄の発生は治療の協力が得られないだけでなく，離床を妨げ，術後認知機能や機能予後を不良にする重要な因子である．整形外科領域では術前せん妄リスクを評価するスコア〔9つの指標を用いた評価：術前せん妄の有無，認知症，70歳以上，medical comanagement，American Society of Anesthesiologists（ASA）physical status III-V，機能依存，喫煙，systemic inflammatory response syndrome（SIRS）/敗血症/敗血症性ショック，術前移動補助具の使用〕で術後せん妄予測が可能と報告されている（表1）[5]．これらの指標はいずれも実臨床でせん妄が起こりそうな因子として実感するものであり，せん妄発生は0点で4.5%，3点で9.6%，5点で15.6%，10点で42.3%，15点で74.4%，20点で92%と推定される．また外科領域では，高齢者総合機能評価（Comprehensive Geriatric Assessment：CGA）が術前せん妄リスク評価に有用と報告されている．CGAは日常生活動作，認知機能，老年期うつ，意欲などを評価する尺度になり，高齢者のなかでも回復を妨げるリスクがあるかを早期に特定し，介入すべき対象を認識するための指標である．そのなかでも特に認知機能を評価するMini-Mental State Examination（MMSE）とうつ状態を評価するGeriatric Depression Scale 15（GDS15）が術後

表 1　術後せん妄に対する術前予測因子

リスク因子	オッズ比 [95％信頼区間]	p 値	score
術前せん妄あり	8.32 [6.78-10.2]	< 0.001	8
術前認知症あり	2.38 [2.05-2.76]	< 0.001	3
年齢 (歳) 60～69 70～79 80～89 ≧ 90	reference 1.60 [1.20-2.12] 2.09 [1.59-2.74] 2.43 [1.82-3.23]	< 0.001	0 2 3 3
medical comanagement	1.43 [1.13-1.81]	< 0.001	1
ASA physical status III-V	1.40 [1.14-1.73]	0.002	1
機能依存	1.37 [1.17-1.61]	< 0.001	1
喫煙	1.36 [1.07-1.72]	0.011	1
SIRS/ 敗血症 / 敗血症性ショック	1.34 [1.09-1.65]	0.006	1
術前移動補助具の使用	1.32 [1.14-1.52]	< 0.001	1

〔Kim EM, et al.: Development of a Risk Score to Predict Postoperative Delirium in Patients With Hip Fracture. Anesth Analg 2020;130:79-86 より改変〕

せん妄の予測に優れていると報告されている[6]．これらを用いて術前リスクを評価し，術後せん妄予防を行う必要がある．

　せん妄発生時には初期段階でハロペリドールなどの抗精神病薬を投与することでせん妄の重篤化を予防できると報告されている．現在使用できる抗精神病薬は内服薬が中心であることから，せん妄が発生してから対処するより術前リスク評価を行って高リスクである場合に予防薬投与を行う戦略が必要と考えられるが，今後の臨床試験の結果が待たれる．術後疼痛はせん妄にかかわる重要な因子であるため，せん妄予防のために十分な鎮痛薬使用が必要である．

ⓑ 術後に差を生む術中の対策

1) 鎮痛薬の種類と投与方法

　鎮痛薬の投与方法で術後アウトカムに差が生じる．硬膜外麻酔を併用すると術後の腸管蠕動が良好となり，腸管麻痺によるトラブルが減少する．オピオイドを使用する場合には術後悪心嘔吐 (postoperative nausea and vomiting：PONV) に注意が必要だが，持続静注で投与するより硬膜外投与したほうが PONV は減少する．しかし硬膜外麻酔薬を高用量で用いると尿閉や血圧低下などの合併症を生じることがあるため，非ステロイド性抗炎症薬 (nonsteroidal anti-inflammatory drugs：NSAIDs) やアセトアミノフェンを併用した多面的な鎮痛薬アプローチを行い，それぞれの高用量使用による副作用を軽減することが必要である．

　併存疾患によって鎮痛薬の種類に注意が必要である．NSAIDs では気管支喘息，腎機能障害，胃潰瘍・十二指腸潰瘍既往などに留意する．また直腸手術などでは NSAIDs の種類によって縫合不全リスクを増加させる可能性が示唆されていることから，縫合不全リスクが高いと判断される患者では使用を控える．アセトアミノフェンは肝障害を生じることがあるため，もともと肝疾患治療歴がある人では注意するとともに肝酵素をモニターしながら使用する．NSAIDs とアセトアミノフェンの併用は鎮痛のシナジー効果が得られるため，術後にアセトアミノフェンを定時投与しながら NSAIDs を頓用使用することも多くなってきた．オピオイドを使用する際には術後腸管機能低下，呼吸抑制，

PONV などに注意が必要である.

2) 輸液管理

　術後尿量が少ないときは輸液不足が原因のことが多いが, 一般的には 0.5 mL/kg/ 時（60 kg の人なら 1 時間当たり 30 mL 程度）が確保されていれば最低限の尿量は保たれていると考え, むしろ過剰に輸液しないようにする. 術中および術後の過剰な輸液は腸管浮腫を生じて腸管蠕動を不良にし, 縫合不全リスクを上昇させる. 術中輸液量については 12 mL/kg/ 時の大量輸液は浮腫の原因となって術後合併症が増加し, 4 mL/kg/ 時では血圧低下に陥ることがあるため, 6 mL/kg/ 時程度がよいと提唱されている. 術後の初期輸液速度は術中尿量を考慮して決定するが, 現在では 80〜100 mL/ 時の維持輸液量で持続投与してバイタルや尿量をモニターし, 不足分がある場合に追加投与を行う方法が一般的である. これを目標指向型輸液管理（goal-directed fluid therapy）とよび, 個別にモニタリングを行いながら輸液量を決定する方法であり, これを行うことで術後合併症が減少する. 尿量は腎臓による自己調節機能に左右されるため, 多尿の状態は輸液過剰を示唆し, 多尿でのマイナス分を補充することを目的として輸液を追加投与してはいけない. 周術期には輸液の過剰投与を避けることが重要であり, バイタルサインや尿量が保てる程度で維持しながら不足分があれば補充する方法が有用である.

3) 術後悪心嘔吐のリスク評価と対策

　術後の悪心嘔吐は PONV とよばれ, 術後回復を遅らせる重要な合併症の一つである. PONV の四大リスク因子として①女性, ②非喫煙者, ③ PONV または乗り物酔いの既往, ④術後オピオイドの使用があり, これらを Apfel スコアとよぶ. 該当項目がゼロで PONV 頻度は 10%, 1 つで 20%, 2 つで 40%, 3 つで 60%, 4 つで 80% と見積もられ, 術前に PONV 発症予測が可能である[7]. 術中から術後にかけてオピオイドを継続的に使用すると PONV 高リスク患者では不利益になる場合がある. よって非喫煙者の若年女性など PONV リスクが高いと予想される人には不要ならオピオイドを使用しない, もしオピオイドを使用する場合には術中から予防的に制吐薬を使用するなど術後に向けての対策が必要である. PONV のリスク因子を表 2[7] に示す. 手術因子として腹腔鏡下胆嚢摘出術は比較的 PONV リスクが高く, 術中対策として吸入麻酔薬を使用せず静脈麻酔薬を中心に麻酔するなど対策が必要である.

　該当項目が 2 つ未満を低リスク, 2 つもしくは 3 つを中等度リスク, 4 つを高リスクに分類し, 中等度リスクでは制吐薬を 1 つもしくは 2 つ予防投与し, 高リスクでは 3 つ以上の制吐薬を併用する[8]. 低リスクには副作用や費用対効果を考慮して一律の予防策は行わず, PONV 発生後に治療として制吐薬を用いる. 低リスクのなかでも術式や麻酔法, 手術時間の延長などで PONV リスクが高まる場合には柔軟に予防策を講じる. ガイドラインで推奨されている予防薬の種類を表 3[7] に示す. 後述するように, わが国では PONV 予防として保険収載されていない薬剤も多く, 現在の課題である.

4) 胃管・ドレーン管理

　術中に挿入される管については, 不要なものは入れない, 不要になったらすぐ抜去することが原則である. 抜管時の嘔吐を予防するために術中に胃管を挿入する場合があるが, 術後管理に必要でなければ手術室退室時に抜去することが推奨されている. 胃管に限らず, 不要なドレーンは挿入せず, ベッドサイドでは毎日不要な管がないかチェックし, 不要になった時点で即座に抜去する. 尿道カテーテルは可及的に抜去して離床を進める. 近年の ERAS プロトコルでは食道亜全摘術後の information 目的の頸部ドレーンは挿入しないことが推奨されている. 治療的なドレーンはその限りではないが, ド

表2 PONV にかかわるリスク因子

	リスク因子	オッズ比 [95％信頼区間]	p 値
患者因子	女性	2.57 [2.32-2.84]	< 0.001
	PONV 既往・乗り物酔い既往	2.09 [1.90-2.29]	< 0.001
	非喫煙者	1.82 [1.68-1.98]	< 0.001
手術因子	胆嚢摘出術	1.90 [1.36-2.68]	< 0.001
	腹腔鏡手術	1.37 [1.07-1.77]	0.010
	婦人科手術	1.24 [1.02-1.52]	0.030
	耳鼻咽喉科手術	1.19 [1.00-1.42]	0.050
	整形外科手術	1.23 [0.99-1.52]	0.060
	脳神経外科手術	2.98 [0.75-11.9]	0.120
麻酔因子	揮発性麻酔薬	1.82 [1.56-2.13]	< 0.001
	麻酔時間(1 時間当たり)	1.46 [1.30-1.63]	< 0.001
	亜酸化窒素	1.45 [1.06-1.98]	0.020
	術後オピオイド	1.39 [1.20-1.60]	< 0.001

〔Apfel CC, et al.: Evidence-based analysis of risk factors for postoperative nausea and vomiting. Br J Anaesth 2012;109:742-753 より改変〕

表3 PONV リスク別の対策(海外ガイドライン)

術後悪心 嘔吐リスク	低リスク	中等度リスク	高リスク
予防的介入	デキサメタゾン 4 mg ＋ (オンダンセトロン 4 mg) ＋ (プロポフォールを用いた 完全静脈麻酔)	デキサメタゾン 4 mg ＋ (オンダンセトロン 4 mg) ＋ (プロポフォールを用いた 完全静脈麻酔)	デキサメタゾン 4 mg ＋ オンダンセトロン 4 mg ＋ プロポフォールを用いた 完全静脈麻酔 (症例によりさらに薬剤追加)
治療的介入	1. ドロペリドール 1 mg 2. ジメンヒドリナート 1 mg/kg	1. ドロペリドール 1 mg 2. ジメンヒドリナート 1 mg/kg	1. ドロペリドール 1 mg 2. ジメンヒドリナート 1 mg/kg

〔Apfel CC, et al.: Evidence-based analysis of risk factors for postoperative nausea and vomiting. Br J Anaesth 2012;109:742-753 より改変〕

レーン挿入が離床を妨げることを認識しながらそのメリットを判断すべきである.

5) 体温維持

　術中の低体温は免疫機能を低下させ，術後に感染性合併症が増加する原因となる．一度低体温に陥ると復温することは困難なため，術中はベアハガー™などの加温する器具を使用し，出血時の輸液管理では温めた輸液製剤を投与するなど低体温対策が必要である.

ⓒ 術後の合併症予防と対策

1) 術後腸管蠕動の回復促進と早期経腸栄養

　手術侵襲による身体へのストレスが生じると腸管麻痺が生じる．術後腸管麻痺の生理的な範囲は小腸 24 時間まで，胃は 24～48 時間まで，大腸は 48～72 時間までであり，それ以上持続する腸管麻痺は病的である．術後に排ガスを認めたときは腸管の初回蠕動波が起こったと考える．手術侵襲によって腸管麻痺の程度は異なるが，腸管麻痺の回復時期にあわせて消化しやすい食べ物から順に提供し，徐々に食上げを行っていく方法が一般的である．術後腸管麻痺の予防として，硬膜外麻酔を使用する，腹腔鏡を用いた低

侵襲手術，術中の腸管ハンドリングを避ける，過剰な輸液を避ける，オピオイドの過剰投与を避ける，またチューインガムは腸管蠕動を回復させる効果があることがわかっている.

　食道がん術後には腸瘻を造設して経腸栄養を行うことがある. 食道亜全摘後の縫合不全は術後 8～10 日が好発時期であるため，術後 1 週間近くは絶食にする施設が多く，経口摂取の代替として腸瘻からの経管栄養が行われている. 腸瘻使用時は必ず経腸栄養ポンプを使用し，10～20 mL/ 時程度の少量持続投与から開始し，1 日ごとに 10 mL/ 時ずつ投与速度を上昇させ，100 mL/ 時を超えないようにする. 投与量が多くなると栄養剤の浸透圧が高いことから下痢や便秘が生じやすくなり，また栄養剤には食物繊維が添加されていないものが多いため，症状出現時は投与速度の調整だけでなく食物繊維や整腸薬の追加投与を検討する. 術後に経鼻胃管からの経腸栄養を行っている場合には，40 mL/ 時まで増加して問題ないときに間欠投与を考慮してもよい. 経腸栄養だけで必要エネルギー量を満たそうとすると症状が強くなることが多いため，静脈栄養を併用して両者で十分なカロリーを投与する combined nutritional therapy が有用である.

2) 術後血糖管理

　糖尿病患者では周術期に血糖コントロールを行うことが一般的だが，非糖尿病患者の高血糖のほうが術後感染性合併症のリスクになることが明らかとなっている. そのため，高侵襲手術や予期しない再手術時などでは非糖尿病患者でも血糖管理が必要である. 術後 24 時間以内が手術ストレスにより最も高血糖になりやすく，それ以降は手術因子より投与中の静脈栄養などの要素が強くなっていく. 術後血糖値の目安として，非糖尿病患者では 150 mg/dL 以下で合併症予防効果が高く，低血糖にならない程度の管理が必要である. またサルコペニアではインスリン抵抗性が高いことがわかっており，術前にサルコペニア診断がついている患者では術後高血糖に注意してフォローする必要がある. 最後に，術中の高血糖は術後せん妄発生を増加させるため，麻酔科医はこれにも留意する必要がある.

3) 術後早期リハビリテーション

　消化管術後のリハビリテーションのおもな目的は排痰促進による肺炎と無気肺の予防である. サルコペニアが術後肺炎のリスク因子であることから，術前にサルコペニア診断がついている患者では特に早期からのリハビリテーション介入が必要である. 急性期のリハビリテーション内容として，炎症反応が高い術後早期では筋肉同化が有効に行われないため，レジスタンストレーニングなど高負荷の運動は行わず，肺炎予防のための離床と廃用症候群予防に重点を置く. 一方で炎症反応が沈静化した時期には回復期に入ったと判断し，運動強度を上げていくことを検討する. 急性期ではこのギアチェンジがどの辺りかを個別に判断する必要があり，チームカンファレンスの際に議題にあげる項目である.

4) 術後せん妄対策

　術前にせん妄リスクが高いと判断した患者には早期離床や重点的な鎮痛薬使用，日光浴，慣れ親しんだ物品を置くなど対策が必要である. せん妄が発生した場合には治療薬の使用だけでなく，予防薬投与が必要かを判断する. せん妄は術後病態の極期が過ぎると改善し，再発する可能性は低くなるが，再手術が必要になった場合や術後合併症発生時には予防薬投与を検討する必要がある.

5) 術後悪心嘔吐発生後の対策

　術中の制吐薬予防投与にもかかわらず PONV が発生した場合には，予防で用いた薬

剤と異なる種類の制吐薬を治療として使用する（**表3**）[7]．もし同系統の薬剤を続けて使用する場合には，副作用を避けるため6時間経過してからの追加投与が推奨されている．またデキサメタゾンとスコポラミンは一度使用した後は再投与しない．わが国の保険診療内でPONV対策として使用が認められているのは，オンダンセトロン，グラニセトロン，メトクロプラミド，ジメンヒドリナート，ペルフェナジン，ドロペリドールのみであり，薬剤使用に限度があるのが課題である．ガイドラインでの推奨薬と差があるため，施設間で差が生じている可能性があり，今後の保険収載が待たれる．

6）術後の体重減少への対策

　術後体重減少は術後回復の質にかかわる重要な因子である．胃切除後もしくは食道切除後では体重減少は術後6か月程度まで持続する．それ以降は減少が頭打ちになるため，6か月経過後にがんの再発がないのに体重が減少し続けていく場合には，身体に見合った食事摂取が行われていないと判断すべきである．また術後に補助化学療法を行う場合には抗がん剤の影響で筋肉量減少がより大きくすることが報告されており，術後にサルコペニアへ発展しないかをモニターする必要がある．体重減少率や筋肉量減少率が大きいほど治療に悪影響となり，長期予後が不良になると報告されており，栄養評価・体組成評価は術後も治療の一環として重要な要素である．

　栄養補助の方法として，通常の食事摂取に加え，経口から補助栄養剤をsip feeding（ちびちび飲む）で摂取することが推奨されている．食事と同じタイミングですべて摂取せず，間食を含めて1日かけてちびちびと飲むように指導する．近年の報告では補助栄養剤を1日200 kcal以上摂取できなければ体重減少を抑制できないことが明らかにされており，栄養剤を処方・提供するだけでなくアドヒアランスをモニターする必要がある．

7）胃切除後障害への対策

　胃切除後障害としてダンピング症候群は頻度が高い疾患の一つである．早期ダンピング症候群と後期ダンピング症候群に分けられ，病態が異なる．早期ダンピング症候群は胃切除を行うことで胃の貯留能が低下し，浸透圧の高い食物が胃から小腸に急速に流れて小腸が拡張し，浸透圧を薄めるために血管内から腸管へ水分が移動することで循環血漿量が低下して生じる症状とされている．食後30分以内に冷汗・動悸・めまいなどの全身症状もしくは腹痛・悪心などの腹部症状が出現する．この予防としてゆっくり食べる，また食事中に水分を過剰に摂取せず食間に水分摂取を行う．食事中に水分を多量に摂取すると食物が小腸に流れていく速度が速くなり，症状が起こりやすくなるためである．一方で後期ダンピング症候群は食後2時間程度で生じる冷汗・動悸・めまいなどの症状で発症する．これは小腸へ炭水化物が急速に流入することで高血糖となり，インスリンが反応性に過剰分泌されることで生じてくる低血糖の症状である．予防には1回の食事の炭水化物量を少なくすること，分割食を行って食間に間食を摂ることで低血糖を予防する．早期ダンピング症候群と後期ダンピング症候群は同様の症状を呈するため症状だけで見分けがつかず，食事摂取から発症までの時間経過で推定する．ベッドサイドではその鑑別のために簡易的な血糖測定をまず行う．低血糖を認めれば後期ダンピング症候群で間違いなく，血糖を上昇させるための輸液や糖質摂取を行う．胃切除後障害はほかにも逆流性胃炎（残胃炎），逆流性食道炎，胆石，輸入脚症候群，小胃症状，胃アトニー，Roux-en Y症候群などがある．

症 例 **食道がん手術症例** ………………………………………………………………………

　75歳女性．食道がんに対して胸腔鏡下食道亜全摘術が予定されている．術前リスクとして陳旧性脳梗塞による認知症と左不全片麻痺があり，歩行器を使用している．前回の手術時にはPONVを経験している．喫煙歴はなく，筋肉量は少なく術前の握力は15 kgだった．自宅では普通食を食べており，誤嚥のエピソードはない．BMIは22.0 kg/m²だが術前に10%の体重減少を認めている．

解説

　術前体重減少率が10%であり，術前栄養療法の適応である．誤嚥リスクは高くないため，がんによる食道狭窄がなければ経口中心で10〜14日間十分な栄養サポートを行って手術に臨む．PONVリスクとして女性，PONV既往，非喫煙者の3つが該当し中等度リスクと判断する．術中ステロイド投与はPONV対策としてわが国で保険承認されていないため，オンダンセトロンを予防投与し，PONV発生時には別の制吐薬使用を検討する．せん妄発生リスクとして認知症，高齢，機能依存，移動補助具の使用が該当する（7点：発生リスク24.3%）．術中の高血糖予防を行い，せん妄発生時には早期からハロペリドールを使用する．筋肉量低下と握力低下がありサルコペニアも併存している．リハビリテーションは術前・術後早期から介入し，鎮痛薬を十分に使用して離床を進めることが肺炎予防とせん妄予防に必要である．サルコペニアは術後高血糖リスクが高く，食道は高侵襲手術であることから，周術期の血糖コントロールを行い，150mg/dL以下に抑える．術前の絶食期間を減らし，carbohydrate loadingによる術後高血糖予防を行う．

 症 例 **胃がん手術症例** ………………………………………………………………………

　68歳男性．健診の胃カメラで胃がんと診断され，今回腹腔鏡下胃全摘術，Roux-en Y法再建が施行された．術後の経過は良好で，段階的に食上げし術後8日目で普通食を摂取している．術後9日目の昼食後2時間経過して冷汗，動悸，振戦を自覚した．X線検査では小腸の病的な拡張はなく，本人から腹部膨満の訴えはない．

解説

　典型的な後期ダンピング症候群である．食事摂取からの時間経過を確認するとともに，血糖測定を行って確定診断を行う．低血糖を認める場合，重症なら輸液によるブドウ糖投与，軽症なら経口摂取による血糖改善に努める．

　　　以上，高齢者に対する上部消化管手術の周術期管理の注意点を概説した．高齢者ならではの合併症対策に加え，上部消化管術後に特有な合併症を理解し，包括的な多職種によるチーム介入を行うことが肝要である．図1⁹⁾に周術期リスク管理についてまとめた．高リスク患者では術後対策だけでは不十分であり，術前・術中から介入すべき項目が多いことを理解する必要がある．達成できなかった項目については多職種で情報共有し，発生リスクがあると考えて対処することで診療に余裕が生まれる．事前準備を行うことが重要である．

◆文　献 ………………………………………………………………………

1) Weimann A, et al.: ESPEN guideline: Clinical nutrition in surgery. Clin Nutr 2017;36:623-650
2) Cederholm T, et al.: GLIM criteria for the diagnosis of malnutrition-A consensus report from the global clinical nutrition community. Clin Nutr 2019;38:1-9

適切なリスク評価と一連だった包括的対策

術前	術中	術後
術前栄養状態の評価	低体温予防・積極的な加温	早期の経口摂取開始
体組成分析と身体機能評価	硬膜外・短時間作用型麻酔薬	早期の歩行・運動療法
絶飲食期間の短縮化	オピオイドの調整	早期の尿道カテーテル抜去
carbohydrate loading の実践	不要な経鼻胃管・ドレーンは入れない	チューインガム・消化管蠕動薬
術後せん妄リスクの評価	手術：切開創を小さく	術後血糖管理
予防的抗菌薬の投与	輸液：goal-directed fluid management	
深部静脈血栓の予防	疼痛・PONV へのマネジメント	

包括的な多職種によるチーム介入

図 1　周術期のリスク評価と時期別の対策

〔Pędziwiatr M, et al.: Current status of enhanced recovery after surgery（ERAS）protocol in gastrointestinal surgery. Med Oncol 2018;35:95 より改変〕

3）Kamarajah SK, et al.: Body composition assessment and sarcopenia in patients with gastric cancer: a systematic review and meta-analysis. Gastric Cancer 2019;22:10-22

4）Fukuda Y, et al.: Prevalence of malnutrition among gastric cancer patients undergoing gastrectomy and optimal preoperative nutritional support for preventing surgical site infections. Ann Surg Oncol 2015;22（Suppl 3）:S778-S785

5）Kim EM, et al.: Development of a Risk Score to Predict Postoperative Delirium in Patients With Hip Fracture. Anesth Analg 2020;130:79-86

6）Yamamoto M, et al.: Risk Evaluation of Postoperative Delirium Using Comprehensive Geriatric Assessment in Elderly Patients with Esophageal Cancer. World J Surg 2016;40:2705-2712

7）Apfel CC, et al.: Evidence-based analysis of risk factors for postoperative nausea and vomiting. Br J Anaesth 2012;109:742-753

8）Gan TJ, et al.: Consensus guidelines for the management of postoperative nausea and vomiting. Anesth Analg 2014;118:85-113

9）Pędziwiatr M, et al.: Current status of enhanced recovery after surgery（ERAS）protocol in gastrointestinal surgery. Med Oncol 2018;35:95

（松井亮太）

2　下部消化管

POINT ≫

- 高齢者への十分な問診と診察が，手術を安全に施行するための術前腸管管理を導く．
- 術前の機械的腸管前処置が高齢者症例にも必要な場合がある．脱水に注意し安全に．
- 術後経口摂取や離床を早期に安全に開始できるような環境を構築する．

Question	・術前の腸管の状態をどう把握するか？
	・高齢者で特に気をつける術中の注意点は？
	・高齢者でもできる術後の工夫は？

　　下部消化管には小腸と大腸が含まれる．本項では，代表的な結腸直腸がんの周術期管理のポイントをあげ，そのなかで高齢者における留意点を概説する．

ⓐ 術前評価・管理

1）症状把握と術前評価

　高齢者は加齢による身体能力・予備能力の低下や，複数の併存疾患を抱える特徴を有しており，病状・内服歴・治療歴の把握が重要であることは他疾患と同様である．どのような併存疾患に注意し，どのような検査を行っていくかの網羅的解説はほかの章に譲り，下部消化管疾患に特徴的なものに絞る．

　ある程度自立した高齢者を除き，認知機能の低下，独居や老々介護などの理由で，付き添ってきた家族も病状を把握しきれていないなど，初診段階で病状把握の困難に直面することが多い．触診時には体幹筋肉量低下から腹部所見が強く現れないこともある．

　進行した結腸直腸がんの代表的な症状として，血便，排便習慣の変化（便秘，下痢），残便感，便狭小化といった排便に関する症状と，腹痛，腹部膨満感，悪心嘔吐といった腹部症状に大別される．特に腹部症状の発症時期・程度は，結腸直腸がんの術前評価と管理に大きく影響する．

　腹部症状があると経口摂取量減少から栄養状態が悪化する．術前栄養スクリーニング法には，Subjective Global Assessment（SGA），Mini Nutritional Assessment（MNA®），Malnutrition Universal Screening Tool（MUST®），Controlling Nutrition（CONUT）scoring systemなどがある．MNA®は高齢者用とされているが，ほかのスクリーニング法でも臨床上問題はなく，各施設の事情にあわせて選択すればよい．高齢者は予備能力が低下しているため，栄養状態は早く悪化し，改善に時間がかかる．周術期栄養不良は縫合不全などの合併症増加につながるため，術後回復促進策の大きな柱である術前からの栄養管理を時間が許せば試みることになる．

　腹部症状は，腸管の通過障害・炎症の存在を意味する．腸管狭窄とその口側腸管の拡張・腸管壁浮腫はコンピュータ断層撮影（computed tomography：CT）で把握することが多い．大腸内視鏡検査においてスコープが通過可能かどうかは，必ずしも狭窄症状の有無と一致しない．一部の下部直腸がんや肛門管がんを除き，腸管切除と吻合による再建を行うため，結腸直腸がん手術前には，口側腸管の状態改善，すなわち腸管拡張解除と壁浮腫改善が必須となる．

　通過障害がさらに強くなると小腸も拡張し，嘔吐に至る．高齢者は加齢による嚥下機能低下，脳梗塞後の嚥下障害を有する場合もあり，誤嚥性肺炎を起こしやすい．基礎疾患に慢性閉塞性肺疾患（chronic obstructive pulmonary disease：COPD）などの肺疾患があると重篤化しやすい．

2）術前栄養管理と腸管管理

　経口摂取可能でCT上腸管拡張を伴わなければ特に制限しない．大腸内視鏡検査でスコープ通過困難など通過障害をきたしうる所見の場合は，緩下薬を使用して軟便にする．高齢者は薬剤のアドヒアランスが一般的に悪い．軟便，水様便，便回数の増加がみられた段階で自己中断してしまうことがあるため，意図して行っているという事前の説明が重要となる．一方で脱水にならないように，水分をこまめに補給することも伝えておく．

　経口摂取可能だが腸管拡張を部分的にでもきたしている場合は食事摂取の制限が必要となる．緩下薬を定期内服しつつ繊維質など消化されにくい食物を控える．それでも腹痛・腹部膨満感を自覚する場合はエンシュア®やラコール®などの半消化態栄養剤，エレンタール®などの消化態栄養剤を自宅で定期的に経口摂取できるか試してもらう．高

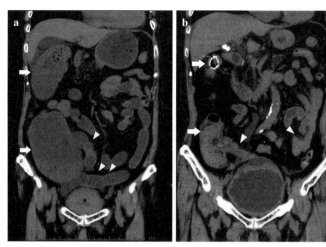

図2　肝彎曲部横行結腸がんによる腸閉塞症例（CT所見）

a：右側結腸の著明な拡張（⇨），回腸の軽度拡張（▷）を認める．同日大腸ステン
　ト留置術を施行．
b：ステント留置2日目．肝彎曲にステントが留置され，右側結腸拡張改善（⇨），
　回腸拡張はほぼ消失（▷）している．

齢者のなかには甘めの味のする飲料が苦手な方も多いが，製品によってはフレーバーを
各種試してもらう．

　さらに改善がない場合は入院のうえ経静脈栄養投与への切り替えを検討する．この際
も，絶食による腸管粘膜萎縮を回避するために，例えば消化態栄養剤の少量摂取継続が
可能かどうか評価検討する．高齢者は咀嚼が不要・不可になると，義歯を装着せず放置
する傾向がみられるが，長期未装着によって装具が合わなくなり，術後経口摂取を再開
しようとするときに装着できないケースも見受けられる．このことを説明し，装着に理
解を得る．

　CT上大腸拡張を認め，腹痛を伴う場合，腸管内容物がBauhin弁を抜けて小腸にあま
り逆流せず，大腸に限局した高度拡張がみられることが多い．狭窄部だけではなく口側
大腸の穿孔や血流不全をきたしうるため，経肛門的に大腸ステント留置や減圧チューブ
留置を行う（図2）．留置後腸管拡張や腸管浮腫が改善されれば経口摂取を再開し，待機
手術時期の検討をする．留置困難の場合は口側腸管での双孔式人工肛門造設で減圧，も
しくは腫瘍部位を含む腸管を切除するなどの緊急手術を考慮する．

　腸管拡張を有し，悪心嘔吐がみられる場合は，腸管内容物が小腸に逆流し，大腸だけ
ではなく広範囲の小腸が拡張する．嘔吐に対して，減圧目的で胃管チューブや経鼻イレ
ウスチューブの留置が試みられるが，留置状態が唾液嚥下に影響を与えたり，食道胃接
合部で管外を伝って胃食道逆流を誘発したりする．栄養チューブのように細径ではない
ため，長期留置（1週間以上）は苦痛を与えうる．苦痛描出が困難，あるいは訴えをため
らう・我慢する高齢者もいるため，医療側への注意喚起が必要である．経鼻減圧は短期
間とし，原因となっている腸管狭窄を前述のような方法で早期に取り除く．

ⓑ 術直前管理

1）腸管洗浄

　術前の腸管洗浄には2つの要素が含まれる．一つはクエン酸マグネシウム（マグコ
ロール®散）などを，術前日に服用する機械的腸管前処置（mechanical bowel preparation：

MBP），もう一つは術後創感染抑制のためにカナマイシンおよびメトロニダゾールの非吸収性経口抗菌薬を術前日に投与する化学的腸管前処置（oral antibiotic bowel preparation：OABP）である．

　MBP の利点として以下の点があげられてきた．

①腸管吻合の際，残便による術野汚染を防ぐことで手術部位感染（surgical site infection：SSI）を減らす．

②腸管吻合の際，残便が吻合手技操作の障害となる．

③腸管吻合後に多量の便が通過することでの縫合不全を回避する[1]．

④術中必要時に大腸内視鏡検査を実施できる．

　一方，MBP の最大の欠点は，多量の洗浄薬服用で脱水や電解質異常を引き起こすことである．結果として術中の輸液負荷量が増加し，腸管浮腫を誘発する．高齢者待機手術の場合は特に注意が必要である．

　ランダム化比較試験（randomized controlled trial：RCT）やメタアナリシスの結果，MBP 単独では有意性がないことが報告され，Enhanced Recovery After Surgery（ERAS®）Society が作成した待機的結腸直腸手術のガイドライン 2018 年版[2]においても推奨されていない．ただし一時的人工肛門造設を伴うような直腸手術においては使用してもよいという記述になっている．その一方，ここ数年，MBP と OABP を併用（mechanical and oral antibiotic bowel preparation：MOABP）することにより SSI 減少につながるという議論は継続されており，MBP 自体を必要とする症例は減らないことが想定される．

　わが国でも MBP の利点が享受できると考えられる症例（左側結腸や直腸手術）に対してのみ MBP を行う傾向であったが，最近の腹腔鏡下結腸がんの手術手技で注目されている体腔内吻合[3]を行うために，右側結腸症例でも MOABP を実施している報告がある．右側結腸，一部の左側結腸の腹腔鏡手術において，腹腔外に腸管を引き上げて切除吻合操作を行っていたものを，体腔内吻合法は腹腔内操作で完結させる手技である．腹腔内で腸管を開放するため，腸管内容である便が貯留していると，手技中に腸管から漏出し，腹腔内が汚染されてしまう．また，吻合に使用する腸管吻合器に便が付着しやすい．これに対し MOABP の実施は腸管内容物および腸内細菌の減少に寄与すると考えられるため，右側結腸症例でも腸管前処置を行うわけである．

　体腔内吻合は結果的に創長が短くなり，高齢者においても術後早期回復につながる可能性がある．MBP のデメリットを経口補水でカバーすることで，高齢者でも安全に腸管前処置ができるような工夫が可能かもしれない．

2）術前経口補水

　日本麻酔科学会から術前絶飲食ガイドラインが示されているように，clear fluids の摂取は 2〜3 時間前まで許容されている．腸管拡張を伴う状態などで経口摂取を制限されていなければ，ほかの疾患同様，下部消化管手術でも積極的に勧められる．術前輸液をしていると動きに制限が出る分，慌てると転倒のリスクが上がる．大腸がん術前症例は，原疾患により頻便であったり，腸管前処置後であったりと，トイレで排便姿勢をとる回数が増える．特に高齢者においてインシデントの可能性が上がるので注意する．

ⓒ 術中評価・管理

　術中は麻酔科医により評価・管理されるものが多く，その詳細はほかの章を参照されたい．通常は短時間作用型の麻酔薬が選択され，術中の十分な鎮静・鎮痛とともに，術後の速やかな覚醒が得られる．執刀側が注意すべき点として以下の項目をあげる．

1) 術中体位

　下部消化管手術における術中体位は仰臥位，載石位が一般的である．腹腔鏡手術では手術台を傾ける（例えば15〜20°の頭低位）とすることで，腹腔内の小腸を術野以外の方向へ排除し，安定した視野を確保できる．

　高齢者の場合，心不全，COPDなどの呼吸器障害を基礎疾患として有することがあり，極端な体位変換が困難な場合もある．麻酔科医と協力しながら適切な角度の調整が必要である．また，体位変換による皮膚のずれを予防するための固定具および体圧分散フォームを使用するが，高齢者の皮膚はずれや摩擦に弱く，手術室スタッフと十分に確認する必要がある．

　人工股関節手術などの既往のある高齢者も多い．手術開始時のタイムアウト前に載石位をつくる際には，可動域制限がないか確認する．

　術中にも載石位における脚の位置を変更することがある．例えば直腸がん手術での会陰操作では両脚を大きく上げる．また腹腔鏡手術中に，大腿と術者の手が干渉してしまう際に両支脚器（レビテーター™）を調整する．このようなとき，滅菌ドレープで覆われているため，つい不用意に動かしてしまいがちであるので注意する．

2) 術中輸液量

　術中輸液量が過剰になると腸管浮腫を生じ，術後の腸管機能回復が遅延する．極端な例では術中から腸管浮腫が目立ちはじめる．腸管吻合時の縫合糸により腸管壁漿膜が裂ける（通称糸切れ）リスクが上がるため，腸管浮腫は避ける必要がある．輸液量が多くなる原因には，術野サイドでの出血量増加，手術時間延長もあげられる．手術手技の定型化によりこれらのリスクを低減させることが必要である．これは腹腔鏡手術が一般化したことの利点の一つとなっている．

3) 術中腸管乾燥防止

　腸管の外気への曝露時間が長いほど腸管が乾燥し，術後腸管運動の回復が遅れる．開腹手術の場合，小腸を包むバッグ（アイソレーションバッグ，図3）を使用する対応が考えられる．

4) 皮下気腫

　腹腔鏡手術において気腹時間が長かったり，気腹圧が高かったりすると，皮下気腫を生じることがある．高齢者は皮下組織が疎であるため，通常の気腹圧でも皮下気腫が起こり，ポート挿入部周囲だけではなく胸部や頸部まで進展することがある．気腹中断

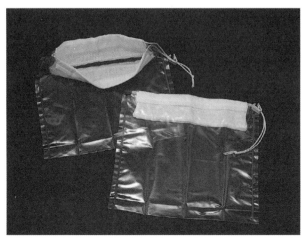

図3　アイソレーションバッグ（製造販売業者：SBカワスミ株式会社）

や，場合により開腹手術への移行を考慮する．

ⓓ 術後評価・管理

1）術後疼痛管理

腹部の創部痛には硬膜外鎮痛が最も効果的であるが，高齢者は抗凝固薬の服用，椎骨変形により硬膜外チューブ留置ができない場合がある．その場合は経静脈的自己調節鎮痛法（intravenous patient-controlled analgesia：IV-PCA）を使用することがある．

創部痛により離床の遅れをきたし，それに伴い腸管蠕動回復の遅延をきたすため，疼痛管理は非常に重要である．鎮痛薬の定時投与が推奨されており，一般的に十分量のアセトアミノフェンの定時投与（体重 50 kg 以上の場合，静注液 1,000 mg，1 日 3〜4 回）が使用されている．術後早期に経口摂取が開始され，輸液が不要になる場合は，アセトアミノフェンの経口投与へ切り替える．この場合も十分な投与量が必要である．高用量使用継続による肝機能障害に留意しつつ，術後 1 週間ほどはルーチンで使用することを検討する．

一方，術後 3〜4 日経過した後の腹痛は，創部痛ではなく腹部膨満による痛みや，腸管蠕動による間欠痛であることもある．腹部膨満に対しては後述する腸管蠕動促進薬の服用や理学療法を積極的に行うことで改善を期待する．

2）術後悪心嘔吐管理

一般的に術後悪心嘔吐（postoperative nausea and vomiting：PONV）は術後 2 日以内の悪心嘔吐とされ，術中の麻酔管理，術後のオピオイド使用が影響するため，麻酔科によるフォローがされることが多い．しかし，その後の術後腸管麻痺（postoperative ileus：POI）も含めた継続管理を要するため，外科側も積極的に留意すべき課題である．PONV に対して保険適用がある薬剤は限られているものの，後述する腸管蠕動促進薬の定時投与とあわせて使用を検討する．

3）腸管蠕動評価・管理

術後腸管麻痺を改善させる腸管蠕動促進薬には酸化マグネシウム（マグミット®），モサプリドクエン酸塩水和物（ガスモチン®），イトプリド塩酸塩（ガナトン®），大建中湯エキス，パンテノール（パントール®）のようなものがある．いずれも腹部膨満や悪心嘔吐の症状が出てはじめて処方するのではなく，発症すれば経口摂取開始の遅れの原因となるため，早ければ術翌日からの予防投与を検討する．

これらの使用で腸管蠕動が促進することで，術後合併症である縫合不全率が上昇するようなエビデンスはない．

4）理学療法の早期導入

術後は食事提供前から口腔ケア，含嗽励行を行う．術前嚥下評価により抽出された誤嚥リスクに応じて，経口摂取時だけでなく可能な範囲で頭位挙上を促す．特に高齢者は坐位姿勢の取り方によって食欲低下や嚥下困難をきたすため，ポジショニングが重要となる．

腸管蠕動を促すとされる理学療法の実践も食事開始前後から重要である．術後早期離床により入院期間が短縮するなどのエビデンスにそれほど強いものはないが，前述の ERAS ガイドライン[2] では，長期の安静臥床は肺炎，インスリン抵抗性，筋力低下のリスクを増加させるため，推奨度は strong となっている．臥位を好む高齢者に対しても，積極的に体位変換（ほかに腹部マッサージや温罨法）を勧める．

5) 食事提供のタイミング，および中断すべき症例の把握

　早期経口摂取により縫合不全が増えるエビデンスはないため，消化管機能の回復に応じて食事提供を開始してかまわない．前述の ERAS ガイドライン[2)] では，術当日からの oral nutritional supplements（ONS）および食事の提供は，多くの症例で推奨される記載になっている．一方，大腸の機能回復は術後 2〜3 日かかるともいわれている．実臨床では術当日 4 時間以降で飲水，術翌日は ONS，術後 2〜3 日目から低残渣食提供が一般的である．施設の実情にあわせ，安全に施行する．特に高齢者の場合，覚醒レベルに応じた対応が必要である．

　下部消化管手術後の合併症のうち，退院を大きく遅らせてしまうものに術後腸閉塞がある．前述の POI は麻痺性イレウスともいわれるが，癒着や吻合部狭窄による機械的腸閉塞と異なり，腸管蠕動運動低下をきたしている状態にすぎない．軽度の腹部膨満症状はあるものの，悪心嘔吐がみられず，排ガスも時折確認できているのであれば，1 日 3 回の食事にこだわらず，蠕動亢進薬や理学療法を積極的に勧めることで，絶食による腸管粘膜萎縮を誘発することなく症状改善が期待できる．

 症 例　腹腔鏡下回盲部切除術例 ……………………………………………………

　80 歳，女性．
　主訴：倦怠感．
　既往歴：両側乳がん術後，ラクナ脳梗塞後，高血圧症，骨粗鬆症．
　家族歴：なし．
　現病歴：1 か月ほど前に倦怠感で近医受診．Hb 6.8 g/dL の貧血を認め，筆者の所属施設に紹介された．大腸内視鏡検査で Bauhin 弁対側の近位上行結腸に長径 40 mm ほどの半周性 2 型腫瘍を認めた（図 4）．外科紹介初診時，病状の確認は家族同席が望ましい．本人含め理解良好．
　内服薬：バイアスピリン®100 mg を 10 年間服用．降圧薬としてアムロジピンベシル酸塩，アテノロール，桃核承気湯エキス，ほかデュロキセチン塩酸塩．
　身体所見：身長 150 cm，体重 49 kg．体重減少なし．杖歩行．腹部膨満，悪心嘔吐認めず．
　造影 CT（図 5）：通過障害を認めず，口側腸管の拡張なし．
　来院時血液検査所見：CEA 16.9 ng/mL，Hb 6.8 g/dL，Alb 3.6 b/dL，プレアルブミン

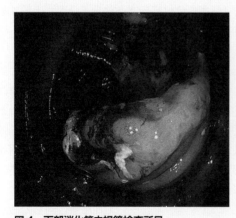

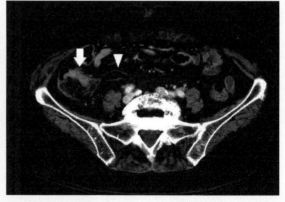

図 4　下部消化管内視鏡検査所見
Bauhin 弁対側の近位上行結腸に長径 40 mm ほどの半周性 2 型腫瘍を認める．スコープ通過可能．

図 5　造影 CT 所見
Bauhin 弁近傍に造影効果のある限局性壁肥厚を認める（⇨）．回腸末端（この部分は吻合部になる）の拡張・壁肥厚は認めない（▷）．

17.7 mg/dL，リンパ球数 1,841/μL，総コレステロール 173 mg/dL．

　術前評価：CONUT スコア 1 点で，栄養状態は良好．術前腸管拡張を認めないため，入院直前まで通常の経口摂取許可．バイアスピリン®休薬の可否を処方医へ問い合わせ，術前一週間前から休薬とした．

　術前管理：筆者の所属施設では ERAS プロトコル対象者に対して，初診時から入院までの間に，外来看護師による術前カウンセリングを行っている．入院生活の流れやプレハビリテーションの方法を中心に説明し，術前患者のもつ不安の解消に努めている．本症例はゆっくりとした杖歩行程度の日常生活動作（activities of daily living：ADL）であったため，万歩計を用いた歩行運動ではなく，呼吸訓練や坐位でのもも上げ運動を勧めた．術前口腔ケアのための歯科受診も実施した．

　入院後経過：通常術前日の入院が基本だが，術前輸血のため手術 3 日前に入院．赤血球製剤計 4 単位を輸血後，腹腔鏡下回盲部切除術（図 6[4]，図 7）実施．手術時間 244 分，出血量少量．術中適宜観察したものの，側腹部から鼠径部にかけて皮下気腫を認めた．術後 4 時間でギャッジアップと含嗽および飲水可能．術翌日朝から流動食，昼から五分粥食提供．主食は通常量の半量に設定して 9 割摂取可能であった．術翌日午前中に末梢点滴による補液終了．術翌日排ガス，術後 2 日目に排便を認め，術後 6 日目に自宅退院することができた．

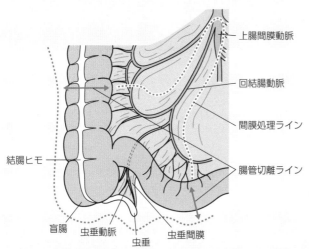

図6　回盲部切除術
回結腸動静脈を根部処理し，腫瘍から離れた回腸と上行結腸で腸管切離する．
〔佐々木一晃，他：虫垂切除術．消化器外科 1995；18：942 より一部改変〕

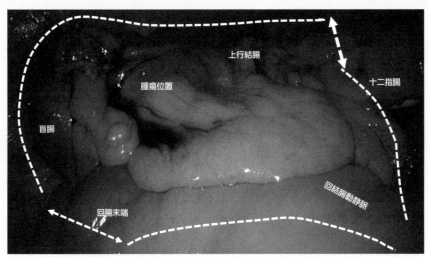

図7　術中写真
回結腸動静脈を根部処理し，腫瘍から離れた回腸と上行結腸で腸管切離する．

　術後疼痛管理：手術時に硬膜外麻酔を開始，術後 3 日間継続した．術翌日から理学療法士によるリハビリテーションを導入．術翌日からアセトアミノフェン 3,600 mg 分 4 定時投与により積極的な疼痛管理を実施した．

　術後評価：術直後，術後 1 日目，2 日目，5 日目の腹部 X 線撮影を供覧する．術直後（図 8a）には少量の小腸ガスのみだったが，術翌日（図 8b）には散在する小腸ガスに加えて，左側大腸へのガス移動がみられる．小腸蠕動運動が回復している所見であり，経口摂取可能と判断できる．術後 2 日目（図 8c）には小腸ガス貯留は増加せず，さらに大腸へガスが移動している．大腸全体にガス像がみられ，強い蠕動運動が回復したとはいえないが，排ガス排便もみられていることから，経口摂取継続可能である．術後 5 日目（図 8d）には大腸ガスもばらばらになり，大腸の機能回復がうかがわれる．術翌日からの写真は立位での撮影だが，臥位撮影も併用すると腸管内のガス分布がわかりやすい．

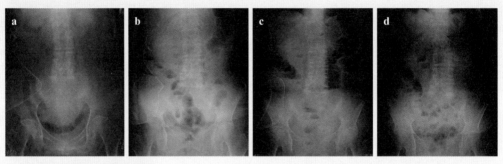

図 8　術後単純腹部 X 線撮影所見
a：術直後．
b：術翌日．散在する小腸ガスに加えて，左側大腸へのガス移動がみられる．
c：術後 2 日目．小腸ガス貯留は増加せず，さらに大腸へガスが移動している．
d：術後 5 日目．大腸ガスがばらばらになり，大腸の機能回復を示唆する所見である．

◆文　献
1）Chaouch MA, et al.: How to Prevent Anastomotic Leak in Colorectal Surgery? A Systematic Review. Ann Coloproctol 2020;36:213-222
2）Gustafsson UO, et al.: Guidelines for Perioperative Care in Elective Colorectal Surgery: Enhanced Recovery After Surgery（ERAS®）Society Recommendations: 2018. World J Surg 2019;43:659-695
3）Widmar M, et al.: Intracorporeal Anastomoses in Minimally Invasive Right Colectomies Are Associated With Fewer Incisional Hernias and Shorter Length of Stay. Dis Colon Rectum 2020;63:685-692
4）佐々木一晃，他：虫垂切除術．消化器外科 1995；18：942

（真貝竜史）

B 高齢消化器外科手術（消化管以外）

POINT ⌄

● 高齢者の膵頭十二指腸切除術（PD）に術後回復促進策は有効である.
● 心肺機能，糖尿病，栄養状態の評価と対策が重要である.
● 術後経口摂取量の回復に注意と対策が必要である.

Question	・高齢者 PD に ERAS プロトコルを適用できるか？ ・高齢者に ERAS プロトコルを適用するメリットは何か？ ・高齢者 PD に ERAS プロトコルを適用する際の注意すべきポイントは何か？

1 膵頭十二指腸切除術と ERAS プロトコル

　膵頭十二指腸切除術（pancreaticoduodenectomy：PD）は現在でも手術患者の約 40% に合併症を生じ，死亡率は 1〜2% である[1]. しかし膵頭部領域悪性腫瘍は切除が唯一の根治治療であるため術後回復促進策は魅力的である. Enforced Recovery After Surgery（ERAS）Society は，2012 年に PD クリニカルパスや大腸 ERAS プロトコルをもとに作成した PD-ERAS ガイドライン[2]を発表し，2019 年には改訂版[3]を公開した（表 1）. これまでの報告から，PD-ERAS ガイドラインは安全に導入可能で，術後在院日数（length of stay：LOS）短縮と総合併症（一般合併症）減少が期待できる. 一方で，外科的合併症である術後膵液瘻（postoperative pancreatic fistula：POPF）に関連する合併症は制御困難であることが明らかになった.

・無作為化比較試験（Takagi ら[4]，2019）

　本研究の結論：PD-ERAS ガイドラインは安全に導入可能で術後回復を促進する.
　対象：74 例（ERAS：$n = 37$，従来管理：$n = 37$）の単一施設試験. 適用 ERAS アイテムは 15 項目. 主検討項目は LOS（平均値［標準偏差］），副次項目は合併症，生活の質，再入院，医療費など.
　結果（ERAS 群 vs 従来群）：LOS は 20.1［5.4］日 vs 26.9［13.5］日と ERAS 群で有意に短縮し，生活の質は向上した. 総合併症（32.4% vs 56.8%）と再入院率（0% vs 8%）は ERAS 群で有意に減少，POPF と術後胃内容停滞（delayed gastric emptying：DGE）合併率および費用に差はなかった.

2 高齢者と膵頭十二指腸切除術

　高齢化進行と胆膵悪性腫瘍増加により高齢者 PD は増加傾向である[1]. 一般に高齢者は併存疾患が増加し，体力 / 臓器予備能は低下する. 術後肺炎や心血管疾患などの一般合併症（非外科的合併症）が多く，術後死亡率は若年者よりも高いことが示されたが，PD 特有の外科的合併症と LOS に差はなかった. 他方，通常型膵がん患者における超高

表1　膵頭十二指腸切除術における ERAS® アイテム

	アイテム	エビデンスレベル	推奨	自施設
1	術前カウンセリング	中	強	適用
2	プレハビリテーション(術前 3〜6 週間)	中	強	非適用
3	禁煙 / 禁酒(術前 1 か月)	中 / 低	強	適用
4	術前胆道ドレナージを行わない,適応外条項あり	高	強	非適用
5	術前栄養治療(体重減少 > 15%,BMI < 18.5)	高	強	適用
6	術前免疫栄養を行わない	高	強	非適用
7	術前絶飲食期間の短縮	中	強	適用
8	術前糖質飲料摂取	中	強	非適用
9	麻酔前投薬を行わない	中	強	適用
10	予防的抗生物質投与	高	強	適用
11	低体温予防	高	強	適用
12	水 / ナトリウム過剰投与を行わない	中	強	適用
13	術後胃管を使用しない	中	強	適用
14	硬膜外麻酔 / 鎮痛	中	強	適用
15	多角的疼痛管理でオピオイド使用を減らす	中	強	非適用*
16	TAP ブロック	高	強	非適用
17	PONV 予防	中	強	適用
18	血栓塞栓予防	高	強	適用
19	術後血糖管理(至適範囲は未定)	中	強	適用
20	術後早期から普通食を摂取する.栄養状態や術後病態に応じて人工栄養を適用する(経腸栄養優先)	中	強	非適用**
21	術後腸管蠕動促進(チューインガム / その他)	中 / 低	弱	適用
22	ソマトスタチンアナログ製剤は使用しない	中	弱	適用
23	早期離床	中	強	適用
24	早期腹腔ドレン / 尿道カテーテル抜去	高 / 低	強	適用
25	ハイボリュームセンターにおける低侵襲手術(腹腔鏡,ロボット)	中 / 低	強 / 低	非適用
26	監査	中	強	適用

＊：多角的疼痛管理は適用，＊＊：早期経口栄養は適用.
BMI：body mass index, PONV：postoperative nausea and vomiting, TAP：transversus abdominis plane.
〔Melloul E, et al.: Guidelines for perioperative care for pancreatoduodenectomy: enhanced recovery after surgery（ERAS）recommendations 2019. World J Surg 2020;44:2056-2084 をもとに作成〕

齢者（≧ 80 歳）の切除適応は，ボーダーライン切除例や補助化学療法ができない症例は予後不良であったため，慎重に判断すべきであるという報告がある[5]. 高齢者は耐術可能性を評価したのち，疾患特性，余命と患者意思も考慮して適応を決定する. 暦年齢のみで判断するべきでない.

・メタアナリシス（Pędziwiatr ら[6]，2018）

本研究の結論：高齢は一般合併症増加，LOS 延長，死亡率増加のリスク因子である.

対象：高齢者 PD と若年者 PD を比較したメタアナリシス（n = 45）（1995〜2017）. 高齢者の年齢カットオフは 65，70，75，80 歳. 主検討項目は総合併症と死亡率，副次項目は LOS.

結果：死亡率（4.54% vs 2.26%）と総合併症（47.3% vs 39.4%）は高齢者が有意に多く，呼吸器合併症（8.21% vs 3.34%），心血管合併症（8.52% vs 2.18%）は高齢者に多かったが，外科的合併症は差がなかった. LOS は 65 歳と 80 歳以上で有意に延長した.

3 高齢者の膵頭十二指腸切除術と ERAS プロトコル

　　高齢者 PD に対して ERAS プロトコルを適用した報告は非常に少ないが，併存疾患に心肺疾患と糖尿病が多く，合併症発生率や LOS は若年者と差がないことが示された[7]．ERAS プロトコルを導入することにより，高齢者 PD のリスクである一般合併症を軽減できる可能性がある．

　　筆者は 2010 年から PD に ERAS プロトコルを実装した[8,9]（表 1）[3]．術前に経口免疫栄養を行い，術式は幽門輪温存膵頭十二指腸切除術を基本とし，膵管空腸粘膜吻合で再建，経胃的に空腸瘻（needle catheter jejunostomy：NCJ）を造設し術後経腸栄養を併用した．今回，第 2 期（2014〜2020 年）の高齢者（≧ 70 歳：$n = 76$）と若年者（< 70 歳：$n = 72$）のアウトカムと栄養摂取量を比較した．その結果，背景因子は高齢者に虚血性心疾患が多く，血清アルブミンとトランスサイレチンは有意に低かった．両群とも早期経口栄養 / 離床は可能であった．LOS（中央値［四分位範囲］）は高齢者：19.5 日［15.8-29.0］vs 若年者：18.0 日［14.0-30.5］で有意差はなく（表 2），合併症発生率，死亡率と再入院率も有意差は認めなかった（表 3）．高齢者の経口食事摂取による必要エネルギー充足率

表 2 ERAS アウトカム

	目標	高齢者	若年者	p
胃管抜去，POD	POD 0	0	0	0.925
ドレーン抜去，POD	POD 5	5 [5-6]	5 [5-7]	0.492
排ガス，POD	POD 3	2 [2-3]	2 [1-3]	0.247
飲水開始，POD	POD 1	1 [1-1]	1 [1-1]	0.602
固形食開始，POD	POD 3	3 [3-4]	3 [3-4]	0.200
経腸栄養，日	< 14	12 [8-18.5]	10 [8-16]	0.298
離床完了，POD	POD 3	2 [2-3]	2 [2-2]	0.107
術後在院日数，日	14〜21	19.5 [15.8-29.0]	18.0 [14.0-30.5]	0.518

数値は中央値［四分位範囲］，POD：術後病日．

表 3 術後合併症

	高齢者	若年者	p
総合併症	35 (46.1)	24 (33.3)	0.132
SSI	21 (27.6)	16 (22.2)	0.569
膵液瘻	9 (11.8)	13 (18.1)	0.357
術後出血	4 (5.3)	2 (2.8)	0.682
DGE	6 (7.9)	6 (8.3)	1.000
菌血症	3 (3.9)	1 (1.4)	0.620
肺炎	2 (2.6)	1 (1.4)	1.000
再入院（≦ 30）	4 (5.3)	7 (9.7)	0.359
死亡（≦ 30）	1 (1.3)	0	1.000

数値は発生数（%），DGE：delayed gastric emptying，SSI：surgical site infection.

表 4 術後食事摂取量

	術後病日 / 群	高齢者	若年者
経口食事摂取量 （kcal/日） ［% 必要量］	POD 7	363.9 (296.1) [25.2]	509.9 (330.5) [33.1]
	POD14	689.0 (444.8) [47.5]	747.7 (492.0) [46.6]
	退院時	979.2 (320.6) [66.1]	1084.3 (371.7) [68.6]

group effect：$p = 0.02$，time effect：$p < .001$，interaction：$p < .001$．
数値は平均（標準偏差），%必要量：（経口摂取量 / 必要量）× 100．
POD：術後病日．

は若年者よりも少なく，術後 7 病日：＜ 30%，術後 14 病日：＜ 50%，退院時 65% であった(表 4).

4　高齢者膵頭十二指腸切除術における術後回復促進策の実際

PD に重要な ERAS アイテムについて述べる.

ⓐ 術前評価・管理

1) 術前カウンセリング

ERAS は専用の術前カウンセリングを推奨する. 医師が病状，術式，リスク，予想術後経過，退院目標を説明することはいうまでもないが，栄養管理，口腔ケア，運動療法および入院療養生活を多職種で説明することにより入院生活や経口栄養剤 (oral nutrition supplement：ONS)内服コンプライアンスは明らかに良好となる.

筆者の所属施設の対応：医師，看護師，管理栄養士，歯科医師，歯科衛生士，理学療法士が各専門領域のカウンセリングを行う(現在は周術期管理センター業務に集約).

2) 術前栄養評価と栄養強化

栄養スクリーニングツールと血液検査や体組成分析などを併用して総合的に栄養状態を評価するが，高齢者 PD は低栄養と診断されることが多い. 血清アルブミンやトランスサイレチンは急性病態の栄養状態や体蛋白の代替指標とならないことに注意が必要であるが，疾病の重症度を表す手術リスク因子として重要である.

筋肉量と筋力低下で定義されるサルコペニアは新しい栄養リスクの一つであるが，PD に関する報告[10]はまだ少ない. 術前介入基準や方法と期間についてエビデンス集積が必要である. また高齢者は心肺合併症リスクが高いので，糖尿病とともに専門医紹介を含む評価を行う.

PD-ERAS® ガイドライン[3] と欧州静脈経腸栄養学会 (European Society for Clinical Nutrition and Metabolism：ESPEN)周術期栄養ガイドライン[11]は，栄養評価に基づいて高度低栄養を定義し(表 5)，手術が延期できる病態であれば 7〜14 日間の術前栄養治療を推奨している. 周術期の免疫栄養は ESPEN 周術期栄養ガイドライン[11]では低栄養の高度侵襲手術で推奨されている. 一方，PD-ERAS ガイドライン[3]では推奨されていない. 感染予防効果とコストについてさらに検討が必要と思われる.

筆者の所属施設の対応：術前 1 週間の経口免疫栄養を併用した食事療法を行う. 入院まで在宅口腔ケアと呼吸器リハビリテーション指導を行う. 高度低栄養患者に限り，事前に入院して 2 週間の栄養強化と運動療法を実施して手術に臨む.

3) 術前経口補水療法

術前経口補水療法[12]は患者の輸液ストレスと医療従事者の輸液管理業務を解放する. さらに脱水による麻酔導入時の血圧低下リスクも軽減できる. PD-ERAS ガイドライン[3]は 12.5% 炭水化物飲料を術前日 800 mL，手術前 400 mL 飲用することを推奨している.

表 5　術前高度低栄養の定義

・6 か月以内で 10〜15% の体重減少
・body mass index (BMI) ＜ 18.5 kg/m²
・栄養スクリーニングテストで重症低栄養と診断　例) SGA グレード C
・術前血清アルブミン＜ 3.0 g/dL (肝・腎不全を除外する)

〔Marubashi S, et al.: Surgical outcomes in gastroenterological surgery in Japan: report of the national clinical database 2011-2019. Ann Gastroenterol Surg 2021;5:639-658 より作成〕

メタアナリシスではインスリン抵抗性改善とLOS短縮が示されたが，合併症発生率に有意差はなかった[13]．PDは糖尿病併存患者が多いため一律導入は困難と思われる．

筆者の所属施設の対応：手術前日の夕食後より麻酔導入2時間前までに糖質濃度1.8%の経口補水液500 mL×3本を提供して可能な限り飲用する．年齢にかかわらず摂取量は平均1,200 mL以上で，麻酔導入時に胃内残留は認めていない[14]．

ⓑ 術中評価・管理

1) 術後悪心嘔吐予防

適切な予防処置を講じないと，手術患者の約30〜50%に術後悪心嘔吐(postoperative nausea and vomiting：PONV)が発生する[15]．欧米では $5HT_3$ 受容体拮抗薬，コルチコステロイド，ブチロフェノンなどが使用されるが，わが国では保険適用がない薬物があるため注意が必要である．PD-ERASガイドライン[3]は2個以上のリスク因子をもつ患者には2種類の制吐薬を使用するよう推奨している．$5HT_3$ 受容体拮抗薬は2021年9月より保険収載されたので今後普及するであろう．

筆者の所属施設の対応：麻酔導入時にデキサメタゾン(6.6 mg)を投与〔経静脈投与(intravenous：IV)〕し，術後はメトクロプラミド20 mg(IV)を術後3病日まで投与する．高齢者はメトクロプラミド投与による錐体外路症状に注意する必要がある．

2) 目的志向型輸液管理

血管内ボリュームの過不足は術後合併症リスクを増す．以前は過剰傾向で腸管浮腫をきたし，経口摂取遅延と麻痺性イレウスのリスクを増した．その後，制限輸液戦略の有用性が報告されるようになったが，結果に一貫性がなかった[16]．現在では高度侵襲・長時間手術には，血管内容積をモニターできるデバイスを使用して，リアルタイムに輸液負荷反応を評価しながら事前に指定した心拍出量などの目標を達成するよう管理する目的志向型輸液管理(goal directed therapy：GDT)[17]が推奨されている．

筆者の所属施設の対応：PDにはGDTを原則適用する．

ⓒ 術後評価・管理

1) 術後鎮痛

PD-ERASガイドライン[3]は，胸部硬膜外鎮痛法を行うこと，多角的鎮痛でオピオイド使用量を減らすことを推奨している．しかし術前からの抗凝固療法のため硬膜外鎮痛が実施できない症例や術後循環不安定となり減量中止する症例もある．最近，PDにおける胸部硬膜外鎮痛法と経静脈自己調節鎮痛法(intravenous patient-controlled analgesia：IVPCA)を比較した多施設無作為化比較試験で鎮痛効果と有害事象に有意差がなかったことが報告された[18]．今後ガイドラインに反映される可能性がある．

筆者の所属施設の対応：胸部硬膜外鎮痛法を使用するがオピオイドは混入しない．代わりにフェンタニルを用いたIVPCAを併用する．硬膜外鎮痛は術後48時間で終了し，IVPCAは72時間まで使用する．術後4病日からは経口鎮痛薬内服に移行する．アセトアミノフェン定時投与(IV)も術後72時間まで併用するが，高齢者は過剰投与にならないよう注意する．自施設の方法は標準療法ではないことをお断りしておく．

2) 静脈血栓塞栓症予防

PDは静脈血栓塞栓症(venous thromboembolism：VTE)ハイリスク手術であり，PD-ERASガイドライン[3]は術前12時間前からの低分子もしくは未分画ヘパリン投与による周術期抗凝固療法を推奨している．わが国では術後24時間後よりフォンダパリヌクス

もしくはエノキサパリンを使用する報告が多いと思われる．Hayashi ら[19] は PD を含む肝胆膵外科手術に前記薬剤を用いた観察研究で，使用例に治療の必要ないマイナー出血は増加したが，VTE は減少したことを報告した．硬膜外鎮痛法を行う場合は硬膜外カテーテル抜去ガイドラインを遵守する．

筆者の所属施設の対応：術後 48 時間で硬膜外カテーテルを抜去し，術後 3 病日朝よりエノキサパリンを原則 14 病日まで投与する．

3) 早期経口摂取

PD-ERAS ガイドライン[3] は術後早期から制限することなく普通食を摂取することを推奨する．しかし手術翌日から普通食を摂取させた報告は少なく，術後 2〜4 病日から開始する報告が多い．飲水に関しては術後速やかに行うことは可能である．

筆者の所属施設の対応：飲水は術後 1 病日から，食事は術後 3 病日から開始する．自施設の検討では術後 1 病日は手術疲労のため食欲がないことが多く，排ガスは術後 2〜3 病日が多いので術後 3 日前後の食事開始は妥当と考えている．

4) 術後経腸栄養

PD-ERAS ガイドライン[3] は術後必要時に人工栄養を開始することを推奨している．投与ルートは経腸栄養を優先する．ESPEN 周術期栄養ガイドライン[11] は術前より栄養リスクを有し，術後栄養摂取量の不足が予測される患者，および術後 7 病日以降に必要量の< 50% しか摂取できない患者は栄養サポートの適応とし，低栄養リスクを有する大侵襲手術症例には NCJ 造設を考慮してもよいと論じている．

筆者の所属施設の対応：全症例に NCJ を造設する必要はないが，POPF ハイリスク患者[20] と高齢者は，術後食事摂取量の回復が遅れることが多いため NCJ を造設し術後経腸栄養を利用する．

5) 早期離床

早期離床は血栓，肺炎，せん妄および筋力低下の予防など多くの利点を有するが，PD は侵襲や疼痛が強く容易ではない．そのため術後鎮痛が重要で，副作用予防策を組み込んだ多角的疼痛管理が有効である．また理学療法士など専門スタッフを割り当てることにより離床が促進されることが示されており活用すべきである．

筆者の所属施設の対応：理学療法士指導のもと術後 1 病日：起立と足踏み運動，術後 2 病日：病棟廊下歩行，術後 7 病日以降：トレーニングルームでレジスタンス運動を実施する．

6) 早期ドレン抜去

ERAS プロトコルで POPF を制御することは困難である．PD-ERAS ガイドライン[3] は POPF リスクが低く，術後 1 病日のドレンアミラーゼ濃度が低い場合（< 5,000U/L），術後 3 病日の抜去を推奨しているが，2016 年に International Surgery Group of Pancreatic Surgery は POPF の定義を更新して，臨床経過に影響を与えないドレーン交換や最長 3 週間のドレン留置を許容した（biochemical leak：BL）[21]．今後ガイドラインに影響する可能性がある．

筆者の所属施設の対応：PD-ERAS ガイドライン[3] に準ずるが，術後 5 病日の腹腔ドレンアミラーゼ濃度に再上昇がないこと（< 5,000 U/L）を確認して抜去する．再上昇を認める症例は 7 病日までドレナージを続けて，抜去もしくはドレーン交換を行う．

7) 血糖コントロール

高齢者 PD は耐糖能異常を合併しやすいことが示されており，術後初期の高血糖は感染性合併症リスクが増加する．過去に集中治療領域では強化インスリン療法（血糖値

80〜110 mg/dL）が行われたが低血糖による有害事象のため，現在は 140〜180 mg/dL が推奨されている[22]．米国外科学会手術部位感染（surgical site infection：SSI）予防ガイドライン[23] では 110〜150 mg/dL が推奨されており，術後早期の最適範囲はまだ未確定である．インスリン治療は速効型の持続静脈内投与がスライディングスケール法よりも血糖変動が少なくてよいが，一般病棟ではマンパワー（投与量が安定するまでは 1 時間ごと，安定後 4 時間ごと測定）が必要である．Hanazaki ら[24] が開発した人工膵臓（血糖持続測定 / インスリン持続静脈内投与）はマンパワーを必要とせず，低血糖も認めず，強化インスリン療法と同等の血糖管理が可能であり，ERAS 管理に有効と思われる．

　筆者の所属施設の対応：血糖値 140〜180 mg/dL を目標とする．糖尿病患者には速効型インスリンを持続静脈内投与し，非糖尿病患者にはスライディングスケール法を行う．

症例　幽門輪温存膵頭十二指腸切除術例

90 歳，女性．

主訴：食欲不振．

既往歴：高血圧，右大腿骨頸部骨折（74 歳，人工骨頭置換術）．飲酒歴なし，喫煙歴なし，アレルギーなし．

現病歴：食欲不振あり近医受診．貧血と胆嚢 / 肝内胆管拡張を指摘され筆者の所属施設内科紹介となった．上部内視鏡検査で十二指腸乳頭部がんと診断，鉄剤を投与され胆管ステントを留置して退院．手術希望あり外科再紹介となった．

日常生活は独居で自立（performance status：PS1），認知障害なし．身長：155 cm，体重：53.1 kg（標準体重：52.9 kg），body mass index（BMI）：22.1 kg/m^2，体重減少不詳．腹部：平坦軟，腫瘤触知せず．下肢浮腫あり．

心電図：異常なし．心エコー：駆出率 65%，壁奇異性運動なし．肺機能：肺活量 1.67 L（86.9%），1 秒率 72.2%．胸部 X 線：心胸比 56.5%，両下肺野に網状陰影あり，胸水なし．腹部 X 線：異常ガス像なし．NYHA 分類：I 度，Hugh-Jones 分類：I 度，ASA-PS スコア：2

上部内視鏡検査：十二指腸乳頭部に易出血性潰瘍性病変あり，狭窄なし（図 1）．

CT/ERCP：胆嚢 / 総胆管拡張（16 mm），主膵管拡張（4 mm），総胆管末端に腫瘤性病変（20 mm）あり，肺肝転移なし，腹水なし．

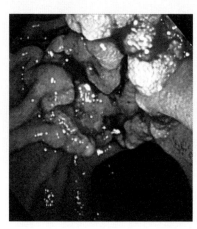

図 1　十二指腸乳頭部の潰瘍性病変

血液検査所見：ALP 305 U/L，T-Bil 0.5 mg/dL，BUN 11.8 mg/dL，CRE 0.68 mg/dL，P-AMY 687 U/L，CRP 0.8 mg/dL，ALB 3.6 g/dL，TTR 11.3 mg/dL，HbA1c 4.9%，BS 101 mg/dL，WBC 7,600 × 10^3/μL，RBC 3.76 × 10^6/μL，HGB 8.2 g/dL，HCT 26.4%，PLT 337 × 10^3/μL，TLC 500 × 10^3/μL.

（TTR：トランスサイレチン，TLC：総リンパ球数）

　全身 / 栄養状態から耐術可能と診断，認知障害なし，病変は根治切除可能，患者 / 家族はリスクを理解し手術希望したため手術適応ありと判断した．PD-ERAS ガイドラインを適用して手術準備.

術前管理

　栄養評価（SGA：B），必要エネルギー：1,400〜1,600 kcal（25〜30 kcal/kg），必要蛋白：80g（1.5 g/kg）.

　カウンセリング，口腔ケア，理学療法（在宅呼吸訓練 / 体幹可動性維持），栄養指導（免疫栄養），手術前日入院，下剤なし，経口補水（500 mL × 3），夕食まで普通食摂取，術当日 0 時以降絶食，麻酔導入 2 時間前まで飲水許可.

術中管理

　麻酔：前投薬なし．CVC 留置，デキサメタゾン 6.6 mg（IV），静脈麻酔（プロポフォール，レミフェンタニル）＋胸部硬膜外麻酔（レボブピバカイン），吸入麻酔（セボフルラン）途中併用，輸液 4,770mL（代用血漿 1,000 mL）（8.9 mL/kg/ 時間），尿量 450 mL（0.84 mL/kg/ 時間）．GDT デバイス使用なし，輸血なし，術後胃管抜去.

　術式：幽門輪温存膵頭十二指腸切除術（図 2），膵性状：軟，NCJ 造設，不完全膵液外瘻造設，手術時間 404 分，出血量 198 mL，POPF リスクスコア：4 点（中リスク）[20]

　病理診断：十二指腸乳頭部がん，潰瘍腫瘤型，pT3bN1M0，pStageIIB，pHM0，pPM0，pEM0，R0.

術後管理

　臨床経過と各 ERAS アイテム連携を表 6 に示した．術後重篤な合併症は発生せず，術後 16 病日：独歩退院，術後 21 病日：腸瘻 / 膵液外瘻チューブ抜去（入院中に閉栓済）．補助化学療法な

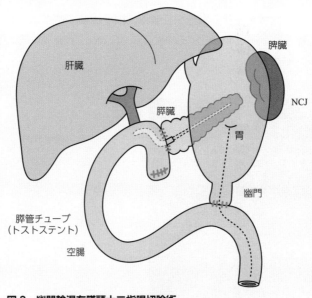

図 2　幽門輪温存膵頭十二指腸切除術

し，術後 6 か月まで ONS 内服，退院後栄養指導は 3 か月ごとに術後 1 年まで実施した．術後 8 年経過し在宅生存中である．

表 6　臨床経過表

術後病日	1	2	3	4	5	6	7	10	14
輸液量（mL）	2,200	2,200	1,500	1,000	1,000	1,000	500	500	終了
尿量（mL）	900	2,360	2,362	2,130	終了				
SpO₂%（O₂）	96.8 (2 L)	95.7 (2 L)	96.3 (1 L)	96.7 (1 L)	95.3 (room air)	95.3 (room air)	終了		
投与エネルギー（kcal）	296		1,038		1,420		1,530		1,040
投与蛋白（g）	15		49		86		87		42
経口栄養（kcal）	飲水	→	流動食 (600)	3 分粥 (600)	全粥ハーフ (800)	→	→	普通食 (1,200)	→
経腸栄養（kcal）	ファイ バー 3 包	消化態 (300)	消化態 (600)	→	→	→	→	半消化態 (400)	ONS (200)
末梢静脈栄養（kcal）	210	→	→	420	→	→	210	210	終了
離床	立位 / 足踏み	廊下歩行	→	レジスタンス運動	→	→	→	→	→
排ガス / 便	− / −	＋ / −	＋ / −	＋ / −	＋ / −	＋ / 有形便	＋ / 有形便	＋ / 有形便	＋ / 有形便
疼痛管理	硬膜外 / IVPCA/ AC	→	IVPCA/ AC	経口鎮痛剤	→	→	飲み切り 終了		
PHHS（朝 / 昼 / 夜）	2/1/0	1/0/0	0/2/2	0/0/1	0/0/0	0/3/0	0/0/1	終了	
PONV	−	−	−	−	終了				
VTE 予防（エノキサパリン）			4,000 IU/日	→	→	→	→ / 終了		
ドレン / カテーテル抜去		EC		WD/ CVC/UC	PJD				
DAMY（U/L）	3,988	1,095	490	310	92				
BS（mg/dL）	134	137	122	128	116	116	148	終了	
CRP（mg/dL）	4.4		11.3		4		12.9	5.9	0.5
ALB（g/dL）/TTR（mg/dL）	2.3/ −						2.0/6.0		2.8/9.4

AC：acetaminophen，ALB：albumin，BS：blood sugar，CVC：central venous catheter，CRP：C-reactive protein，DAMY：drain amylase，EC：epidural catheter，IVPCA：intravenous patient-controlled analgesia，ONS：oral nutrition supplement，PHHS：Prince Henry Hospital pain score，PJD：pancreatojejunostomy drain，PONV：postoperative nausea and vomiting，TTR：Transthyretin，UC：urinary catheter，VTE：venous thromboembolism，WD：Winslow drain.

ヒント　Prince Henry Hospital pain score（プリンスヘンリー・ペインスコア）

定義	スコア
咳をしても痛みはない	0
咳で痛むが，深呼吸で痛みはない	1
深呼吸で痛むが，安静時の痛みはない	2
安静時の軽い痛みがあるが，鎮痛薬は不要	3
安静時の強い痛みがあり，鎮痛薬が必要	4

　オーストラリアの麻酔 / 集中治療医が考案した胸腹部術後用に作成されたペインスコアで，鎮痛薬が深呼吸や咳に及ぼす影響を評価する．これらの指標は測定 / 回答が簡単で再現性があり，術後合併症にかかわるものであることから選ばれた[25]．

◆文　献 --

1） Marubashi S, et al.: Surgical outcomes in gastroenterological surgery in Japan: report of the national clinical database 2011-2019. Ann Gastroenterol Surg 2021;5:639-658

2） Lassen K, et al.: Guidelines for perioperative care for pancreaticoduodenectomy: enhanced recovery after surgery（ERAS®）society recommendations. Clin Nutr 2012;31:817-830

3） Melloul E, et al.: Guidelines for perioperative care for pancreatoduodenectomy: enhanced recovery after surgery（ERAS）recommendations 2019. World J Surg 2020;44:2056-2084

4） Takagi K, et al.: Effect of an enhanced recovery after surgery protocol in patients undergoing pancreaticoduodenectomy: a randomized controlled trial. Clin Nutr 2019;38:174-181

5） Sho M, et al.: Prognosis after surgical treatment for pancreatic cancer in patients aged 80 years or older: a multicenter study. J Hepatobiliary Pancreat Sci 2016;23:188-197

6） Pędziwiatr M, et al.: Pancreatoduodenectomy for pancreatic head tumors in the elderly–Systematic review and meta-analysis. Surg Oncol 2018;27:346-364

7） Coolsen MME, et al.: Implementing an enhanced recovery program after pancreaticoduodenectomy in elderly patients: is it feasible? World J Surg 2015;39:251-258

8） 眞次康弘，他：膵頭十二指腸切除術における術後回復力強化（Enhanced Recovery After Surgery：ERAS®）プログラムの安全性と有用性の検討．外科と代謝・栄養 2016；50：297-305

9） Matsugu Y, et al.: Postoperative oral energy and protein intakes for an enhanced recovery after surgery program incorporating early enteral nutrition for pancreaticoduodenectomy: a retrospective study. Nutr Clin Pract 2022;37:654-665

10） Takagi K, et al.: Radiographic sarcopenia predicts postoperative infectious complications in patients undergoing pancreaticoduodenectomy. BMC Surg 2017;17:64

11） Weimann A, et al.: ESPEN practical guideline: clinical nutrition in surgery. Clin Nutr 2021;40:4745-4761

12） Taniguchi H, et al.: Preoperative fluid and electrolyte management with oral rehydration therapy. J Anesth 2009;23:222-229

13） Awad S, et al.: A meta-analysis of randomised controlled trials on preoperative oral carbohydrate treatment in elective surgery. Clin Nutr 2013;32:34-44

14） 眞次康弘，他：当院における術前経口補水療法の導入と実績．広島県立病院医誌 2013；44；99-104

15） Koivuranta M, et al.: A survey of postoperative nausea and vomiting. Anaesthesia 1997;52:443-449

16） Myles PS, et al.: Restrictive versus liberal fluid therapy for major abdominal surgery. N Engl J Med 2018;378:2263-2274

17） Giglio MT, et al.: Goal-directed haemodynamic therapy and gastrointestinal complications in major surgery: a meta-analysis of randomized controlled trials. Br J Anaesth 2009;103:637-646

18） Klotz R, et al.: Gastrointestinal complications after pancreatoduodenectomy with epidural vs patient-controlled intravenous analgesia: a randomized clinical trial. JAMA Surg 2020;155:e200794

19） Hayashi H, et al.: Safety of postoperative thromboprophylaxis after major hepatobiliary–pancreatic surgery in Japanese patients. Surg Today 2014;44:1660-1668

20） Callery MP, et al.: A prospectively validated clinical risk score accurately predicts pancreatic fistula after pancreatoduodenectomy. J Am Coll Surg 2013;216:1-14

21） Bassi C, et al.: The 2016 update of the international study group（ISGPS）definition and grading of postoperative pancreatic fistula: 11 years after. Surgery 2017;161:584-591

22） NICE-SUGAR Study Investigators, et al.: Intensive versus conventional glucose control in critically ill patients. N Engl J Med 2009;360:1283-1297

23） Berríos-Torres SI, et al.: Centers for disease control and prevention guideline for the prevention of surgical site infection, 2017. JAMA Surg 2017;152:784-791

24） Hanazaki K, et al.: Tight perioperative glycemic control using an artificial endocrine pancreas. Surg Today 2010;40:1-7

25） Pybus DA, et al.: Dose-effect relationships of extradural morphine. Br J Anaesth 1982;54:1259-1262

（眞次康弘）

C 高齢呼吸器外科手術

POINT ≫

- 呼吸機能の評価に基づいた術式の決定.
- 術後悪心嘔吐や疼痛などの DREAMS を妨げる要因の排除.
- 早期経口摂取・離床を積極的に行う.

Question	・高齢者の呼吸器手術時の注意点は？ ・呼吸器手術が消化機能に及ぼす影響は？ ・消化器手術と呼吸器手術の ERAS の違いは？

1 呼吸器外科の包括的周術期管理の現状

　呼吸器外科手術は生命維持臓器である肺を切除するため,手術により肺容量が減少することが多い.また,手術による胸壁の破壊により同部位の術後疼痛をきたすが,胸壁の疼痛は深呼吸や咳嗽が十分にできなくなり喀痰排出障害や呼吸機能の低下の原因となりうる.

　特に高齢者では呼吸機能の予備能力が低下していることが多いため,周術期の包括的な管理は有効とされている.

　呼吸器外科領域の術後回復の強化（Enhanced Recovery After Surgery：ERAS）は,消化器外科領域より遅れをとっていたが,2010 年代後半から報告が増加している.ERAS に基づいた周術期管理の利点は,大腸外科などの専門分野で実証されており[1],呼吸器外科領域においてもその有効性を示す証拠が出てきている.2019 年には ERAS Society と欧州胸部外科学会による合同ガイドラインも作成された[2].

　しかし,わが国を含めて呼吸器外科領域の手術手技の進展は目覚ましく,現在鏡視下手術（video assisted thoracic surgery：VATS）が急速に拡大し,ロボット支援胸腔鏡下手術（robot assisted thoracoscopic surgery：RATS）や単孔式手術なども増加しており術式が多様化してきている.そのようななか,呼吸器外科領域の ERAS も変化が求められており,いまだ発展段階といえる状況である.そのような背景ではあるが,呼吸器外科領域のエビデンスに基づいた包括的な周術期管理方法は確立されつつあり,本項ではこの合同ガイドラインをベースに高齢者の DREAMS 達成の戦略について解説する.

2 高齢者の呼吸生理と呼吸器術後の変化

　肺葉切除を代表とする呼吸器外科手術では,生命維持に必要な呼吸機能が低下する.そのため,高齢呼吸器外科手術患者の早期 DREAMS 達成には,高齢者の呼吸生理と,呼吸器手術が生体に及ぼす影響について理解しておくことが重要である.

75

表 1　高齢者の呼吸機能の変化

・呼吸筋の筋力低下
・胸壁の硬化
・肺弾性収縮力の低下
・予備呼気量の減少，残気量の増加
・気管支分泌物の運搬能力の低下

表 2　呼吸器手術が呼吸・消化機能に及ぼす影響

呼吸機能への影響
・肺切除により肺容量が低下しガス交換能が低下する．
・肺容量の減少分の隙間は空気で満たされるので，胸壁の運動が肺に伝わりにくくなり肺実質の換気が低下する．
・胸壁の破壊による疼痛で胸郭の運動制限をきたし換気能が低下する．生命維持のため呼吸を止めることはできず，胸壁の術後創部は安静を保てない．そのため，胸部手術では腹部手術より術後疼痛が強い傾向がある．
消化機能への影響
・左肺切除では肺の容量低下で左横隔膜が挙上する結果，胃も頭側に持ち上げられ変形することで食欲低下をきたすことがある．
・反回神経周囲のリンパ節郭清徹底で神経障害をきたすと嚥下障害の原因になりうる．
・硬膜外鎮痛などの影響で PONV をきたすことがある．

PONV：術後悪心嘔吐．

ⓐ 高齢者の呼吸生理

　呼吸とは，胸壁や横隔膜の筋収縮・拡張による空気の「換気」により，肺胞での酸素と二酸化炭素の「ガス交換」を行うことである．換気能力は，肺を拡張収縮される胸壁の機能，肺実質の収縮能力，空気の流れやすさの指標である気道抵抗の組み合わせで決まる．高齢者では様々な要因で呼吸機能が低下する[3]．高齢者の呼吸機能の変化を表 1 にまとめた．

1) 胸壁・呼吸筋の変化

　高齢者は加齢とともに呼吸筋力が低下し胸郭は硬くなる．換気をつかさどるおもな呼吸筋（横隔膜・肋間筋）は，老化とともに筋力低下し呼吸運動が低下する．特に呼出機能が低下し換気量が低下する．また，肋軟骨が石灰化し硬くなり，支持組織の弾力性も低下することから肋骨が十分動かなくなり胸壁のコンプライアンスが低下し，若年者に比べて呼吸の仕事が増加する．脊柱の変化も加わると換気能はさらに低下する．また，筋委縮による咳嗽能力低下は誤嚥性肺炎のリスク要因にもなる．

2) 肺実質の変化：老人肺

　高齢者は肺の生理的老化により，肺胞の拡張，気道の拡大，ガス交換表面積の減少，および末梢気道の支持組織の喪失を伴う「老人肺」となる．その結果，肺の弾性収縮力は低下し，予備呼気量の減少，残気量の増加をもたらす．また，高齢者では気道過敏性の亢進を示す症例が増えることや，線毛活動による気道異物の排出が遅延する．運動時には呼気流速の低下から一回換気量が十分に増加せず，加齢による運動耐容能低下の一因となっている．このように高齢者は肺の運動が制限されるため，肺内ガス交換率が低下し，低酸素血症が進行する．呼吸機能検査では，1 秒率が低下，肺活量が低下，残気量が増加，肺拡散能が低下する．

　しかし，加齢による呼吸機能の低下にもかかわらず，呼吸器系は安静時および運動時に適切なガス交換を維持することができ，動脈の酸素濃度はわずかに低下するだけである．予備能力は低下しているが日常生活は保てる状態にあるといえる．

ⓑ 呼吸器手術が呼吸・消化機能に及ぼす影響

　　肺葉切除に代表される呼吸器手術は呼吸機能と消化機能に表 2 のような影響を及ぼす.

3　呼吸器外科の ERAS ガイドライン

　　ERAS Society と欧州胸部外科学会合同ガイドラインの全 21 項目を表 3[2)]にまとめた. 消化器手術と同様の推奨項目が多いが, 呼吸器に特徴的な項目も含まれている.

表 3　ERAS Society と欧州胸部外科学会による合同ガイドラインの全 21 項目

1.　術前評価・管理 **（a）入院前** ①術前の情報提供, 教育, カウンセリング ・患者は術前に専門のカウンセリングを定期的に受けるべきである ②周術期の栄養状態 ・患者は術前に栄養状態および体重減少についてのスクリーニングを受けるべきである ・栄養不良の患者には, 経口栄養補助食品を与えるべきである ・栄養不良の患者には, 術後の免疫強化栄養法が有効である ③禁煙 ・喫煙は少なくとも手術の 4 週間前までに止めるべきである ④アルコール依存症の管理 ・アルコール依存症の患者は, 手術の少なくとも 4 週間前からアルコール摂取を控えるべきである ⑤貧血の管理 ・貧血は術前に確認し, 改善すべきである ⑥肺のリハビリテーションとプレハビリテーション ・肺機能や運動能力が正常境界の患者には, プレハビリテーションを考慮すべきである **（b）入院後** ⑦術前の絶食と糖質制限 ・クリアフルイドは麻酔導入の 2 時間前まで, 固形物は麻酔導入の 6 時間前までとする ・経口糖質補給は術後のインスリン抵抗性を軽減するので, 日常的に行うべきである ⑧麻酔前投薬 ・術前の不安を軽減するために鎮静薬を定期的に投与することは避けるべきである **2.　術中評価・管理** ⑨静脈血栓塞栓症の予防 ・メジャーな肺手術を行う患者には, 薬物的および機械的な静脈血栓塞栓症予防を行うべきである ・静脈血栓塞栓症のリスクが高い患者は, 低分子量ヘパリンによる最大 4 週間の長期予防を検討する ⑩抗菌薬の予防と皮膚の準備 ・ルーチンの抗菌薬の静脈内投与は皮膚切開前の 60 分以内に行う ・脱毛が必要な場合は剃毛でなく除毛を推奨する ・皮膚消毒はポビドンヨード液よりもクロルヘキシジン - アルコールのほうが望ましい ⑪術中の低体温症の予防 ・温風式加温装置を用いて正常な体温を維持することが周術期に求められる ・中心体温を持続測定し体温管理が適切に行われているか確認する ⑫標準的な麻酔プロトコル ・片肺換気の際には, 肺を保護する方法を用いるべきである ・局所麻酔法と全身麻酔法を組み合わせて使用する ・短時間作用型の揮発性麻酔薬, 静脈麻酔薬, またはそれらの組み合わせを選択する ⑬ PONV の制御 ・すべての患者に PONV 発症リスクを低減するため非薬理学的な対策を行う ・中程度・高リスクの患者には PONV 予防のための複合的な薬物療法を行う ⑭局所麻酔と疼痛緩和 ・術後のオピオイド使用量を削減する目的で, 局所麻酔が推奨される ・傍脊椎ブロックは硬膜外鎮痛と同等の鎮痛効果がある ・禁忌がない限り, アセトアミノフェンと NSAIDs の組み合わせをすべての患者に定期的に投与すべきである ・既存の慢性疼痛がある患者にはケタミンの投与を検討すべきである ・PONV の予防と痛みの軽減のためにデキサメタゾンの投与を考慮する ⑮周術期の水分管理 ・浮腫を起こさない輸液量とするべきである ・静脈内輸液には 0.9% 生理食塩水よりもバランスのとれた晶質液を選択する ・静脈内輸液はできるだけ早く中止し, 飲水と食事に切り替えるべきである

（つづく）

表3　つづき

⑯心房細動の予防
・術前にβ遮断薬を服用していた患者は，術後も引き続き服用すること
・Mgが不足している患者には，Mgの補給を考慮する
・リスクのある患者にはジルチアゼムを術前に，アミオダロンを術後に投与するのが妥当である
⑰手術方法：開胸手術
・開胸手術をする場合は，胸筋温存開胸法にすべきである
・肋間筋や神経を温存する方法が推奨される
・閉胸時に肋骨を寄せる際には，下肋間の神経を巻き込まないようにする
⑱手術方法：胸視下手術
・早期の肺がんにはVATSによる肺切除を推奨する
3．術後評価・管理
⑲胸腔ドレーンの管理
・不要な胸腔ドレーンの持続吸引は避けるべきである
・デジタルドレナージシステムは意思決定のばらつきを少なくするので使用すべきである
・胸腔ドレーンは1日当たりの排液量が450mL以下なら抜去すべきである
・解剖学的肺切除後のドレーン挿入本数は2本ではなく1本にするべきである
⑳排尿
・術前の腎機能が正常な患者では，尿量のモニタリングのみを目的とした経尿道カテーテルの留置は避けるべきである
・胸部硬膜外麻酔を使用する患者に経尿道カテーテルを留置することは妥当である
㉑早期離床と理学療法の補助
・患者は術後24時間以内に離床するべきである
・リスクの高い患者には，予防的にミニ気管切開を行うことを検討してもよい

PONV：術後悪心嘔吐，NSAIDs：非ステロイド性抗炎症薬，Mg：マグネシウム，VATS：鏡視下手術．
〔Batchelora TJP, et al.: Guidelines for enhanced recovery after lung surgery: recommendations of the Enhanced Recovery After Surgery（ERAS®）Society and the European Society of Thoracic Surgeons（ESTS）. Eur Cardiothorac Surg 2019;55:91-115 より改変〕

　この合同ガイドラインは，1966〜2017年の文献を検索し，GRADE（Grading of Recommendations Assessment, Development and Evaluation）システムに基づいて作成されており，当時としては胸部外科手術を受ける患者の周術期管理に関する推奨事項を，入手可能な最善のエビデンスに基づいて作成された．

4　高齢呼吸器外科手術患者の早期DREAMSを達成するために

　ERASの包括的周術期管理方法を踏まえて，高齢者へのDREAMSを達成するための注意点を記載する．

　高齢者では呼吸予備能力が若年者より低下しているが，肺切除後さらに肺機能は低下するため，肺炎，心不全，気道閉塞が悪化した場合，重篤化する危険性が高い．呼吸機能の低下は術後の離床を妨げる要因にもなるため，呼吸器手術ではDREAMSを妨げる消化および運動に負の影響を及ぼす要因を極力排除するだけではなく，術後の呼吸機能の維持にも留意する必要がある．すなわち，肺の手術では呼吸機能の維持のために，換気能に負の影響を及ぼす胸壁の破壊を最低限にすること，肺のガス交換の維持のため残存機能を考慮した切除量の2項目が重要となる．また，術後の気道分泌物の亢進に対して積極的に痰の排出を促すこともあわせて留意する必要がある．

　消化に関しては，呼吸器外科手術では基本的に消化管の手術操作がないため，反回神経周囲の郭清の徹底を行わない限り，機能的な原因で経口摂取に問題を生じることが少ない．一方，術後悪心嘔吐（postoperative nausea and vomiting：PONV）は経口摂取を妨げる原因となる．

　また，離床に関しては，胸部チューブ，尿道カテーテル，輸液による水分摂取の継続，静脈血栓症，不十分な疼痛管理は早期の歩行を妨げる重要な要因となる．

　DREAMS達成のために筆者の所属施設で行っている標準的な周術期管理項目を表4にまとめた．

表4　DREAMS 達成のために筆者の所属施設で行っている標準的な周術期管理

【術前管理】
・ADL 評価
・栄養評価
・呼吸機能評価と切除量の確認
・歯科による口腔状態の確認
・インセンティブスパイロメトリーによる呼吸訓練
・周術期管理についての教育
【術中管理】
・硬膜外麻酔カテーテル留置
・局所麻酔併用
・完全鏡視下手術による小さな創での手術
・弾性ストッキング着用およびフットポンプによる静脈血栓予防
【術後管理】
・術翌日からの離床および呼吸リハビリテーション導入
・硬膜外鎮痛および静脈・経口鎮痛薬による疼痛管理
・PONV の評価と早期治療
・術当日からの飲水および術翌日からの食事開始
・食事開始後の補液の中止
・離床まで弾性ストッキング着用およびフットポンプによる静脈血栓予防と評価
・ドレーン，尿道カテーテルの早期抜去

ADL：日常生活動作，PONV：術後悪心嘔吐.

5　肺がん葉切除

 症例　胸腔鏡下右下葉切除術例 ……………………………………………………

　肺がん，83 歳，女性．右 S9 肺腺がん：cT2N0M0-IB．高血圧．腰痛症．

現病歴

　高血圧で通院中，胸部単純写真で右下肺野に異常陰影を認め，胸部 CT で肺がんが疑われた（図1）．気管支内視鏡で右下葉肺腺がんの診断となり外科紹介となった．嗜好品：喫煙（－），飲酒（－）．家族：同居している夫は脳梗塞後で，娘と息子は県外在住であった．

　FDG-PET では腫瘍にのみ淡い集積を認めた．

術前評価

　心機能：負荷心電図　正常範囲内，心エコー　EF 71%

　肺機能：血液ガス検査　$PaCO_2$ 41 mmHg，PaO_2 94 mmHg

　　　　　呼吸機能検査　肺活量 2 L（101%），1 秒量 1.37 L（68%）

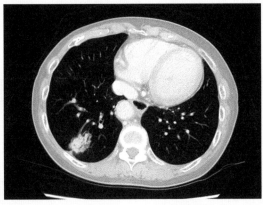

図1　胸部 CT

術後予測 1 秒量　右下葉切除後　　0.98 L（0.75 L/m²）

腎機能：BUN 18 mg/dL，Cre 0.8 mg/dL

血　算：WBC 5,700/μL，RBC 410 × 10⁴/μL，Hb 12.6 g/dL

栄　養：TP 7.0 g/dL，Alb 4.1 g/dL

リスク評価

・術前栄養状態は良好で貧血も認めず．禁煙および禁酒は不要．

・肺葉切除は可能だが，術後予測 1 秒量が低値で術後呼吸苦や喀痰排出障害の懸念があった．

・腰痛があり，術後離床に支障をきたす可能性があった．

治療方針

・完全鏡視下での右下葉切除，リンパ節郭清．

・高齢のため状態が落ち着くまで HCU での管理．

・術後呼吸機能にあわせた早期離床．

周術期管理

本症例では**表 4** に沿った周術期管理を行った．

術後経過

①術当日

覚醒が良好のため，術後 6 時間目から飲水を開始した．疼痛対策として硬膜外鎮痛に加えてアセトアミノフェンの静脈注射を定時投与した．弾性ストッキング着用およびフットポンプを離床まで継続した．

②第 1 病日

体温 37℃，血圧 104/57 mmHg，尿量 400 mL，酸素飽和度（2 L カニューレ）98%．胸腔ドレーンは排液 200 mL であったが，エアリークを少量認めたため持続吸引継続した．血液ガス検査は PaCO₂ 38mmHg，PaO₂ 175 mmHg と良好のため酸素投与減量．胸部単純写真で肺の拡張良好であった．

呼吸機能の維持：疼痛なく深呼吸可能で，呼吸機能も維持されていた．

静脈血栓症の評価：D ダイマー 9.6 μg/mL と高値のため下肢エコー施行したが，血栓認めず離床可とした．

疼痛対策：硬膜外鎮痛とアセトアミノフェン静脈注射で疼痛は認めず．

早期経口摂取：飲水は問題なかったため昼から食事開始したが，午後から PONV を認め夕食は中止とした．

早期離床・リハビリテーション：離床許可したが PONV のため離床困難のためベッド上で四肢のみ自動的関節可動域（active range of motion：activeROM）エクササイズを行った．

PONV 対策：食事開始後 DREAMS を妨げる要因である PONV が出現し，経口摂取・離床困難となった．症状軽減のため硬膜外鎮痛を中止し，アセトアミノフェン静脈注射による疼痛管理とオンダンセトロンを使用した．

③第 2 病日

PONV が落ちつき経口摂取・内服・離床可能となった．胸腔ドレーンはエアリークが極少量で，排液も 150 mL のため水封とした．全身状態良好のため高度治療室（high care unit：HCU）を退出した．

呼吸機能の維持：呼吸機能は維持されており酸素投与を中止した．

静脈血栓症の評価：D ダイマー 3.86 μg/mL に低下した．離床可能でフットポンプは終了した．

疼痛対策：経口摂取可能となり，アセトアミノフェンと非ステロイド性抗炎症薬（nonsteroidal anti-inflammatory drugs：NSAIDs）の内服を開始した．

早期経口摂取：経口摂取可能となり，食事再開とともに補液は終了した．

早期離床・リハビリテーション：酸素 1 L 投与下で歩行 100 m 行い SpO_2 は 97% であった．また，離床を妨げる尿道カテーテルを抜去した．

第 2 病日は PONV を認めなかった．

④第 3 病日以降

第 3 病日に胸腔ドレーンをクランプし，第 4 病日に抜去した．第 5 病日の胸部単純写真で肺の拡張が良好で退院許可したが，家族の迎えの都合で第 11 病日に退院した．

Note

デジタルドレナージシステムを用いると，エアリークの有無が水封やドレーンのクランプを行わなくても確認可能となる．本症例ではデジタルドレナージシステムを使用していれば第 3 病日にドレーンを抜去して第 4 病日には退院可能な状態になったと思われる．DREAMS 達成のために胸腔ドレーンの早期抜去は有効である．

◆文　献

1） Nicholson A, et al.: Systematic review and meta-analysis of enhanced recovery programs in surgical patients. Br J Surg 2014;101:172-188

2） Batchelora TJP, et al.: Guidelines for enhanced recovery after lung surgery: recommendations of the Enhanced Recovery After Surgery（ERAS®）Society and the European Society of Thoracic Surgeons（ESTS）. Eur J Cardiothorac Surg 2019;55:91-115

3） 山口泰弘：高齢者の気道・肺機能．日本気管食道科学会会報 2014；65：395-402

（郡　隆之）

D 高齢泌尿器科外科手術

POINT ≫

● 高齢泌尿器科外科手術では ERAS が有効で安全に導入できる.
● 泌尿器科領域は ERAS を導入しやすい.
● 高齢者手術は ERAS によるチーム医療が大事.
● ERAS 導入により高齢者の手術適応が広がる.

Question	・泌尿器科高齢者において ERAS は安全に施行可能か？
	・泌尿器科高齢者における ERAS の実際の運用は？
	・膀胱全摘回腸導管では ERAS をどのように行っているか？

1 高齢者に対する泌尿器科外科手術

　　近年，わが国では超高齢社会に移行しつつあり高齢者手術は当たり前となっている．そもそも泌尿器科疾患の多くは高齢者に好発し様々な問題点に直面してきた．高齢泌尿器科外科手術の問題点として認知機能低下，サルコペニア・フレイル合併，ポリファーマーシー，抗血栓薬の内服などに加え，一人暮らし，老々介護の問題も多い．また術後管理の問題点としては，離床の遅れによる合併症の増加，廃用萎縮，認知機能の低下，せん妄，入院の長期化などがある．このような高齢者における周術期問題点を解決する一つの方策として術後回復の強化（Enhanced Recovery After Surgery：ERAS）は効果的と考えられる[1]．

2 高齢者手術は ERAS によるチーム医療が大事

　　従来，周術期管理は，代々受け継がれてきた教育に加え各施設での苦い合併症の経験則に基づき行われてきた．しかし，本来は一つひとつ手術前後の介入方法を検証しエビデンスに基づいた周術期管理を行うことが重要でそれにより患者の回復をより高めることが可能である．その周術期パッケージの一つが ERAS で 2001 年に Kehlet らに提唱された fast-track surgery という概念[2]が源流となっている．

　　この目的は，より早期に健常な日常生活に戻るために，1)生体侵襲反応の軽減，2)身体活動性の早期自立，3)栄養摂取の早期自立，4)周術期不安減と回復意欲の励起，を目指すことにある．そして，これらは高齢者手術において非常に重要なポイントとなる．

　　高齢者の術後管理では，精神，身体機能を低下させないことが重要で，絶食に伴う消化管機能低下，臥床による心肺機能の低下，術後せん妄などが問題となる．特にせん妄予防については不必要なストレスを与えないこと，日常に近い状態の維持が必要で，内服の継続，禁飲食の緩和，体動制限の緩和，不必要なルートの抜去，在院日数の短縮などが大事である．これらは ERAS 管理そのものであり，高齢者外科手術において特に必要であると考えられる．高齢者周術期管理における ERAS の有用性，安全性は近年，

多くの報告がなされている[3,4].

　また，ERAS を実践することにより業務が整理され軽減するという利点があるが，麻酔科医師，看護師，薬剤師，栄養士，リハビリテーションスタッフなどの多職種と連携，情報共有して行うことで具体的に飲水，飲食，離床などの患者観察が行われるため，より患者に即した周術期管理となる.

3 泌尿器科外科領域は ERAS が導入しやすい

　ERAS プロトコルは，後腹膜臓器の手術が中心で腸管吻合などの手技が少ない．特に泌尿器科領域では導入しやすい．また，開腹手術から内視鏡，腹腔鏡手術へ，またロボット手術など手術の低侵襲化がなされてきていることも高齢者手術の後押しとなっている．『Glenn's Urologic Suegery』[5]において記述されているように，欧米では前立腺全摘術などの術後管理は当日離床が勧められており，わが国での周術期管理では遅れている現状がある．最近では腸管利用尿路再建を伴う膀胱全摘術においても ERAS が導入されつつあり，筆者らはクリニカルパスを導入している.

4 高齢泌尿器科外科手術周術期管理の実際(表 1，2)

ⓐ 高齢者術前チェック

　高齢者は臓器予備能が低下していることが多く，通常の心肺機能，合併症のチェックに加え，栄養状態，身体機能，せん妄のチェック，抗血栓薬を中心とした服薬チェックが必要となる．麻酔科との情報共有を含む各科コンサルト，術前から栄養士，リハビリテーションスタッフ，心療内科らの関与を積極的に行う.

ⓑ 術前

1) 入院前のカウンセリング

　術前の患者の不安の要因に，目標がみえない苦痛や痛みや悪心などに対する不安があげられる．入院前に ERAS における時間経過に伴う十分なオリエンテーションを行う

表1　ERAS 術前プロトコル

●術前
1) 入院前十分なカウンセリング
2) 術前の絶飲食制限の緩和
3) 術前消化管処置を行わず
　術前腸管処置を行うと
　消化管粘膜壁構築の乱れや，脱水⇒低血圧⇒大量補液⇒腸管浮腫

	従来パス群	ERAS 群
入院日		ERAS についての説明
手術前日	夕食；常食摂取 21 時以降禁食 就寝前　下剤内服	夕食；常食摂取 OS-1® 摂取開始 24 時以降禁食 下剤内服は常用者のみ
手術当日(術前)	6 時以降禁飲水 朝浣腸施行 前投薬なし 歩行入室	6 時半以降禁飲水 浣腸なし 前投薬なし 歩行入室

表 2　ERAS 術後プロトコル

●術後
　1)早期離床
　2)早期経口摂取
　3)疼痛管理
　4)術後バイタルチェック
　　　術後 3 時間以降 24 時まで 4 時間ごと，24 時以降は翌朝 6 時

	従来パス群	ERAS 群
手術当日 (術後)	臥床安静 絶飲食 補液 2,000 mL	麻酔終了後 　3 時間　坐位，飲水 　4 時間　立位歩行 夕食〜食事再開， 　　　NSAIDs 内服 夕食後輸液抜針
手術翌日	飲水，歩行再開 夕食〜食事再開 輸液 1,000 mL/日	安静度フリー 輸液なし
〜術後 2 日目	輸液 1,000 mL/日	
術後 7 日目	尿道カテーテル抜去	
術後 8 日〜	退院	

ことで患者の精神的ストレスを軽減し，疼痛，悪心の軽減，術後回復に寄与できる．

2) 術前の絶飲食制限[6〜8]

　制限をする場合に比べ誤嚥や逆流に伴う合併症の頻度に差はなく，固形物は術前 6 時間前まで，清涼飲料水は 2 時間前まで安全であると米国，EU 麻酔科ガイドライン[9,10]にも示されている．また炭水化物含有飲料を積極的に摂取することでストレスの軽減，不安感の軽減，術後のインスリン抵抗性，異化亢進の減弱が得られる．

3) 術前消化管処置の緩和[11,12]

　術前消化管処置であるが，下剤，浣腸処置を行うことで消化管粘膜壁構築の乱れが起こり，脱水に伴う低血圧，大量補液から腸管の浮腫をきたす．今のところ術前消化管処置が必要な手術は下降結腸，S 状結腸，直腸，下剤の常習者とされている．

ⓒ 術中

　短時間作用性の麻酔薬の使用，適切な補液管理(過剰も不足も合併症を増加させる)，体温保持，術後悪心嘔吐予防が基本となる．

ⓓ 術後[8]

1) 早期離床

　手術当日を回復 1 日目と考え，当日にリハビリテーションスタッフのサポートのもと立位歩行をサポートする．悪心などで無理できないときも坐位などは許可し協力する．

2) 早期経口摂取

　当日，時間を決め，飲水，飲食を開始し必要なければ輸液抜去を可とする．早期経口摂取については早く食べさせることで蠕動を亢進させるとされている．消化管吻合術後の絶飲食療法は，特別な合併症を有する場合を除きアドバンテージはなく，逆に術後の回復を妨げる因子となり，経口摂取による吻合部の刺激は局所の血流を増加させ治癒を促進するとされている．また，腸管使用による腸免疫の増加も検討されている．

3) 疼痛管理(硬膜外鎮痛併用を含む)[1,13]

　疼痛管理は重要で，術後非ステロイド性抗炎症薬(nonsteroidal anti-inflammatory

drugs：NSAIDs）を定時投与する．また硬膜外鎮痛を併用することは周術期を通した疼痛コントロールや，surgical stress のコントロールによる筋蛋白量の維持，術後インスリン感受性維持につながり，消化管機能の回復を促進する．

4) 過剰輸液の制限

術後 1,000 mL 以上の補液は腸管浮腫をきたし消化管運動の回復を遅らせることが知られている[14].

5 泌尿器科後腹膜臓器手術における ERAS プロトコルの実際

従来の周術期管理と ERAS プロトコル管理の違いを示す．

まず，入院前のカウンセリングを十分行ったうえで，午前に行われる手術の場合，ERAS の原則[8,11〜14] に従って，前日 24 時まで食事，術当日 6 時半まで飲水を許可し，炭水化物含有飲料 1,000 mL をめどにとる．術前腸管処置（mechanical bowel preparation：MBP）は行わない．術中は麻酔科医の協力のもと短時間作用性の麻酔薬の使用，適切な補液管理（過剰も不足も合併症を増加させる）を行う．術後は，麻酔終了後 3 時間で坐位，飲水，4 時間で立位歩行．夕食から食事再開し NSAIDs 定時内服開始，夕食後輸液抜針可としている．バイタルチェックについてであるが，従来のパスでは，術後 3 時間まで 1 時間ごと，その後は術翌日まで 2 時間ごとチェックとしていたが，ERAS では術後 3 時間以降は 24 時まで 4 時間ごと，24 時以降は翌朝 6 時としている．看護師の業務がかなり軽減されることにメリットがあり，さらに通常のバイタルチェックをルーティーンチェックするよりも，飲水，飲食，離床，悪心などの状態観察をするため，より実際に即した周術期看護となっているのがポイントである．

離床はリハビリテーション専門のスタッフがバイタルチェックの後，坐位，歩行をサポートしている．また，筆者らの所属施設では看護師の術後評価を簡便にし電子カルテに入力しやすくしており後日の評価を可能としている（図 1）.

離　床		
□できた　　□できなかった できない理由：		□めまい □吐き気 □痛み □医師の指示 □午後手術 □その他
飲　水		
□できた　　□できなかった できない理由：		
食　事		
□できた　　□できなかった できない理由：		

離床：数歩でも歩行できフットポンプ不要となったこと．

図 1　電子カルテでの簡便な記録

6 高齢者 ERAS の実際

　高齢者では，入院による日常生活動作（activities of daily living：ADL）の低下や術後せん妄発症などの問題から手術に踏み切れない症例を多く経験する．しかし ERAS 管理に慣れた施設では，より短期入院での加療が可能となり日常生活から乖離しない管理をするため，手術適応となる患者が増えている．また，高齢者であっても泌尿器科疾患は血尿，感染，疼痛管理は必要となるため手術を考慮せざるを得ないケースによく遭遇する．

 症 例 膀胱全摘，骨盤リンパ節郭清術，両側尿管皮膚瘻造設術例 ………………………

高齢者膀胱がん（表 3）

　84 歳男性，肉眼的血尿．貧血のため Eastern Cooperative Oncology Group, Performance Status（ECOG PS）3 となっていた．既往歴に肺気腫，脳梗塞（プラビックス®，エパデール® やむなく内服休止）あり．浸潤性膀胱がん UC cT2N0M0 の診断．身体機能評価は，中等度閉塞性障害，手術ぎりぎり可能．心機能は循環器評価問題なし．脳梗塞は短時間の手術であれば低リスクとの判断．栄養サポートチーム（nutrition support team：NST）が関与し栄養状態改善，心療内科が関与しせん妄対策，家族，本人とも手術を強く希望され術後のストーマ管理への協力も得られたうえ，膀胱全摘，骨盤リンパ節郭清術，両側尿管皮膚瘻造設術施行した．手術時間 3 時間 18 分，出血量 280 mL．摘出標本は UC G3 pT2 ly0 v0 RM0 pN0（0/18）治療切除となった．

　当日，離床飲水し食事は 1 割程度摂取．翌日，歩行し食事は 5 割摂取．術後 3 日で退院，プラビックス®，エパデール ® を再開した．退院時 PS は 1 まで改善した．

表 3　高齢者膀胱全摘尿管皮膚瘻造設術 ERAS の実際

	前日	手術当日	
		術前	術後
処置	下剤なし	浣腸なし	
疼痛管理			硬膜外，夕からセレコックス®
輸液		なし	ヴィーン®D 500 mL，夕抜針
経口摂取	常食 夕から朝まで OS-1® 摂取	0 時禁食， 6 時半禁飲水	帰室後 3 時間で飲水可 夕から食事
安静度		フリー	帰室後 4 時間で離床

症例 後腹膜鏡下腎摘除術例 ······································

高齢で暴力的な Alzheimer 型認知症で血尿コントロールが難しい腎腫瘍

86 歳男性．右腎腫瘍（右腎盂がん）からの出血コントロールできず．

高度の Alzheimer 型認知症があり家族 2 人以上の付き添いがなければ暴力的で入院は無理．

鎮静上問題があるため腎動脈塞栓は無理，しかし膀胱タンポナーデとなれば退院不能となると危惧された．

1 泊 2 日の後腹膜鏡下腎摘除術を計画し行った．当日午前入院し腸管処置など術前処置輸液せず午後，家族と一緒に歩行して手術室入室．後腹膜鏡下腎摘除施行．帰室後 3 時間でベッド上フリーとし，4 時間で歩行フリー．夕食，全量摂取し，夜間は患者の希望があれば輸液不要とした．持参薬すべて速やかに内服再開し家族付き添いのもと睡眠良好．翌日，朝食全量摂取，ドレーン，尿道カテーテル抜去し昼前に歩行退院した．入院期間は 23 時間であった．

現在，筆者らが行っている 1 泊 2 日鏡視下腎摘除術の経過表を示す（図 2）．

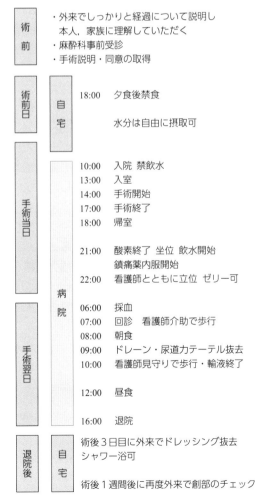

図 2　1 泊 2 日鏡視下腎摘除術

7 回腸導管膀胱全摘術における ERAS の適応

　　泌尿器科外科手術のほとんどは腸管の切除を伴わないため，開腹腎摘除術，腹腔鏡下副腎・腎手術など，前立腺全摘術と同様なほぼ完全な ERAS の適応が可能である．また膀胱全摘術についても尿路変更が尿管皮膚瘻であれば前述のように全く同様の周術期管理で行っている．しかし，回腸導管クリニカル造設については手術時間が長いことと腸管吻合に伴う食事開始の遅れでなかなか通常の ERAS を導入できなかった．しかし，最近では膀胱全摘術に対する ERAS の周術期，入院期間短縮の有効性が多数報告されており[15,16]，Pang らは術当日チューインガム，少量の飲水からスタートし食事開始は無理をしないプロトコルで良好な成績を得ている[16,17]．

　　筆者らの所属施設でも，手術手技の確立，腹膜修復，チューインガム導入などによりイレウス予防をすることで回腸導管を伴う膀胱全摘術においても ERAS を導入しクリニカルパスを用い術後管理が可能となった．ただ，やはり手術時間などを考慮し当日の離床や食事開始などは経過をみつつ行っている．

8 ERAS 導入によりチーム医療が広がる

　　泌尿器科領域で ERAS が広がらない大きな理由に，現在あるクリニカルパスからの変更に対する抵抗感，不安感があると考えている．筆者らの所属施設への導入にあたり当初は現場からは，「患者にとってよさそうなことは理解できるが，苦労して作成したクリニカルパスで現在，安全に行っていることをわざわざ変更するのか」，「ERAS の説明カウンセリングなど業務が増えるのではないか」，「経験のない慣れないことに対する不安」の声が聞こえてきた．しかし，周術期エビデンスの教育を繰り返し行うことによりナースサイドの意識が劇的に変化し，実際に ERAS を行うことにより業務の軽減，簡略化やリスクの減少を経験することとなった．また，ナースサイドは外来，病棟，手術室との連携がとれること，泌尿器科医師と麻酔科医の連携がスムースに行われることによる指示受けミスが減少し患者の安全性向上に寄与した．リハビリテーションスタッフの協力が得られることから，さらに患者状態把握も安全確実となり病棟ナースの負担が減った．ERAS とはまさしくチーム医療のパートナーシップで成り立っており，業務の客観的な評価が可能となる医療である．ちなみに，筆者らの所属施設では看護研究に ERAS を取り上げることにより当初から若手ナースの協力が得られ，スムースに ERAS 導入ができた経緯がある．ERAS を契機に，スタッフとともにリサーチマインドをもって仕事をしていくことの重要性と楽しさを経験し共有できた．

◆文　献

1) 谷口英喜：高齢者における術後回復促進策．日本老年泌尿器科学会誌 2020；33：25-31
2) Wilmore DW, et al.: Management of patients in fast track surgery. BMJ 2001;322:473-476
3) Ljungqvist O, et al.: Enhanced recovery after surgery-ERAS-principles, practice and feasibility in the elderly. Aging Clin Exp Res 2018;30:249-252
4) Lohsiriwa V: Outcome of Enhanced Recovery After Surgery（ERAS）for Colorectal Surgery in Early Elderly and Late Elderly Patients. Ann Acad Med Singap 2019;48:347-353
5) Keane TE, et al.（eds.）:Glenn's Urologic Suegery. 8th ed., Wolters Kluwer, 2015
6) 日本外科代謝栄養学会周術期管理ワーキンググループ：ESSENSE（日本外科代謝栄養学会周術期管理改善プロジェクト）．日本外科代謝栄養学会，2014
7) Brady M, et al.: Preoperative fasting for adults to prevent perioperative complications. Cochrane Database Syst Rev 2003;4:CD004423
8) Fearon KC, et al.: Enhanced recovery after surgery: a consensus review of clinical care for patients undergoing colonic resection. Clin Nutr

9）Smith I, et al., European Society of Anaesthesiology: Perioperative fasting in adults and children: guidelines from the European Society of Anaesthesiology. Eur J Anaesthesiol 2011;28:556-569

10）伊藤健二：術前絶飲食ガイドラインの考え方．日本臨床麻酔学会誌 2015；35：266-271

11）Harris LJ, et al.: Incidence of anastomotic leak in patients undergoing elective colon resection without mechanical bowel preparation: our updated experience and two-year review. Am Surg 2009;75:828-833

12）Bucher P, et al.: Morphologic alterations associated with mechanical bowel preparation before elective colorectal surgery: a randomized trial. Dis Colon Rectum 2006;49:109-112

13）Tagi A, et al.: Thoracic epidural analgesia facilitates the restoration of bowel function and dietary intake in patients undergoing laparoscopic colon resection using a traditional, nonaccelerated, perioperative care program. Surg Endosc 2007;21:247-252

14）Lobo DN, et al.: Effect of salt and water balance on recovery of gastrointestinal function after elective colonic resection: a randomised controlled trial. Lancet 2002;359:1812-1818

15）Tyson MD, et al.: Enhanced Recovery Pathways Versus Standard Care After Cystectomy: A Meta-analysis of the Effect on Perioperative Outcomes. Eur Urol 2016;70:995-1003

16）Pang KH, et al.: Prospective Implementation of Enhanced Recovery After Surgery Protocols to Radical Cystectomy. Eur Urol 2018;73:363-371

17）Chan MKY, et al.: Use of Chewing Gum in Reducing Postoperative Ileus After Elective　Colorectal Resection:A Systematic Review. Dis Colon Rectum 2007;50:2149-2157

（沼畑健司）

第3章　高齢者手術における術後を考えた留意点と実践

E 高齢整形外科手術

POINT ≫

- 人工股関節全置換術(THA)後の合併症予防のための手術当日歩行(早期離床).
- 周術期疼痛コントロール.
- 安全な離床(呼吸，循環，気分不快に注意).
- 高齢者にも安全で早期回復できる THA を実践.

Question	・なぜ THA 手術当日歩行を行うのか？
	・どうすれば手術当日歩行が可能に？
	・注意点は？

　　国内の整形外科領域では手術当日歩行や早期 DREAMS 達成についての取り組みは非常に少ない．本項では筆者の所属施設における高齢者の変形性股関節症に対する人工股関節全置換術(total hip arthroplasty：THA)における手術当日歩行について紹介する．

1 人工股関節全置換術手術当日歩行のメリット

　　海外における THA では近年術後回復の強化(Enhanced Recovery After Surgery：ERAS)プロトコルによる日帰り手術によるコスト減と合併症低減のエビデンスが蓄積している[1]．しかし国内では日帰り手術は行われておらず，また THA 術後の当日歩行についての報告も非常に少ない．

　　筆者の所属施設では合併症予防の観点から 6 年前より手術当日歩行訓練を取り入れている．

　　まずは手術当日歩行のメリットから筆者の所属施設での手術患者を例にみていきたい．

ⓐ メリット① 静脈血栓塞栓症予防

　　THA で特に問題となる合併症の 1 つが静脈血栓塞栓症(venous thromboembolism：VTE)である．

　　THA 術後の深部静脈血栓症(deep venous thrombosis：DVT)発症率は 42〜57%，DVT から肺塞栓症(pulmonary embolism：PE)を発症した場合の死亡率は 40% 以上といわれている．

　　「症候性静脈血栓塞栓症予防ガイドライン 2017」[2] では THA は高リスクまたは血栓症の既往があれば最高リスクとなるため予防が非常に大切である．予防には一般的には物理療法，弾性ストッキング装着，フットポンプの使用，そして抗血栓薬の使用が推奨されている．

　　抗血栓薬としてはフォンダパリヌクスやクレキサン®などがあげられるが，これら薬剤による予防法は頭蓋内出血，高度貧血などのリスクがある．逆にリスクがなく最も安

全に行いうる予防法が物理療法で，特に早期離床が大切である．

　手術後の早期離床の有用性について，2015 年に松原は，3,433 例の初回 THA 患者について，VTE 既往や高度危険因子がなければ抗血栓薬使用なしで手術当日離床や荷重を行うことで抗血栓薬使用と同等の予防効果ありと報告している[3]．積極的な手術当日歩行訓練は最も安全な VTE 予防法となりうる．

ⓑ　メリット②　筋力低下，認知症予防

　では術後ベッド上安静による筋力低下の影響はどれほどあるのだろうか．一般的には 1 日の臥床で 1〜1.5%，回復にはそれ以上の日数を要するといわれる．

　高齢者変形性股関節症の末期進行例で術前自宅内のみ何とか伝い歩きレベルだった場合，このわずかな筋力低下でも術後歩行困難となったり，長期入院リハビリテーション期間が必要となる可能性がある．また，高齢者にとっての術後ベッド上安静や長期間の入院は，術後せん妄や認知症増悪のリスクとなる．高齢者の早期離床は安全に行えば，筋力低下による入院期間の延長やせん妄，認知症予防にも効果があるといえる．

ⓒ　メリット③　腸管蠕動運動改善

　手術当日歩行による蠕動運動改善効果も見逃せない．手術当日は術後 3 時間で歩行訓練を開始し，術後 5 時間から飲水を許可しているが，ほぼすべての患者が術後 1 日目の朝食を全量摂取可能であり，朝訪室するといつもにこにこと食事を摂取されているのは手術当日歩行のメリットと考えている．筆者の所属施設で複数回の全身麻酔による手術後に毎回イレウスチューブ留置による治療が必要になる頻回イレウス既往のある患者に対して，THA 手術当日歩行を行った際に術後イレウスを発症することなく早期退院が可能となった経験もしている．

　また高齢者は手術後便秘症状が続くことが散見されるが，便秘を訴える患者も少ない．

ⓓ　メリット④　歩行意欲

　筆者の所属施設では術後輸液ライン以外のチューブの留置は行っていない．

　ドレーンに関しては，術後ドレーン出血量増加や尿量減少による追加輸血，補液や利尿薬使用の判断を行う必要がなかったため留置しないことのデメリットが少なく，ドレーンチューブを挿入しないことで患者の手術当日歩行のしやすさや歩行意欲につながるメリットが大きいと判断しているためである．

　高齢者の特徴として，頻尿があり術後歩いてトイレに行けないことを心配する患者は多い．手術当日歩行後の患者は歩行訓練後に車椅子や歩行器での移動を許可しており，手術当日からトイレに行くことができることはそういった頻尿への不安解消にも有用と考える．

　最も大きなメリットは手術当日歩行を行うと，手術により術前の疼痛がとれてよくなった実感をその日から得られるため，患者の満足度や翌日からの歩行訓練の意欲も上がり，ほとんどの患者が翌日からサークル歩行器使用での自立歩行が可能となる．術後 3 日目には杖歩行が自立となる患者も多く，9 割以上の患者が手術翌週の週末までには階段昇降が安定して直接自宅退院となる．

2 手術当日歩行が可能となる3要件

　ここまで手術当日歩行のメリットをみてきたが，ここからは手術当日歩行に必要な要因をみていく．手術当日歩行が困難となる要因として疼痛，悪心，貧血による転倒リスクが報告されている．そこで，手術当日歩行が可能となる3要件である疼痛対策，悪心対策，転倒予防のための貧血対策について説明する．

ⓐ 疼痛対策

　最も大切なのがこの疼痛対策である．従来は術中血圧コントロールや術後鎮痛目的に硬膜外ブロックが行われてきた．手術翌日までの良好な鎮痛作用が得られるが，術後血栓予防薬投与のために1 postoperative day（POD）朝には抜去されることが多い．するとリハビリテーションを開始する午後には鎮痛作用が切れており歩行開始時に疼痛を訴える患者が多い．また筆者の所属施設でも当初硬膜外鎮痛併用での手術当日歩行を行ったが，8割近くの患者が悪心のため歩行困難だった．硬膜外鎮痛薬に含まれる麻薬が悪心の原因の一つと考え鎮痛方法の変更を行った．

　現在は術後鎮痛目的に術中多剤カクテル局所注射をメインとした多角的鎮痛法（図1，表1）を用いている．カクテル局所注射には麻薬は用いず表2の配合で行っている．

　術前から変形性股関節症による下降性疼痛抑制系の活性化目的にトラマール®，リリカ®，サインバルタ®の投与を外来で開始する．また手術当日朝には術前から関節炎抑

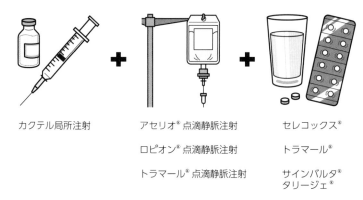

カクテル局所注射　　　アセリオ®点滴静脈注射　　　セレコックス®

　　　　　　　　　　ロピオン®点滴静脈注射　　　トラマール®

　　　　　　　　　　トラマール®点滴静脈注射　　　サインバルタ®
　　　　　　　　　　　　　　　　　　　　　　　　タリージェ®

図1　多角的鎮痛法
できるだけ痛みが少なく，気持ち悪くなりにくい方法を組み合わせて行う方法.

表1　筆者の所属施設における鎮痛方法

・外来から眠前ワントラム®，サインバルタ®，タリージェ®どれか開始
・当日朝からセレコックス®1日4錠，分1極量内服開始
・加刀前カクテル局所注射
・術後アセリオ®極量投与（1,000 mgをmax4回）当日のみ
・術後歩行開始30分前にロピオン®1アンプル＋生理食塩水100 mLを点滴静脈注射またはトラマール®1アンプル＋生理食塩水100 mLを点滴静脈注射

表2　カクテル内容

体重	THA 時の配合	
50 kg 未満	0.75%アナペイン®	20 mL
	＋	
	ボスミン®	0.3 mL
	〔デキサート®	3.3 mg〕
	生理食塩水®	10〜20 mL
50 kg 以上	0.75%アナペイン®	30 mL
	＋	
	ボスミン®	0.3 mL
	〔デキサート®	3.3 mg〕
	生理食塩水	10 mL

DM は HbA1c 7 以上でデキサート®なし.
麻薬は使用しない.

制目的にセレコキシブ極量内服を開始し，術後はアセトアミノフェン極量投与を行う．
当日歩行前に鎮痛が残存する場合はロピオン®，トラマール®，ソセゴン®などの点滴静
脈注射を追加投与することで，95％以上の患者が疼痛自制内か全く痛みのない状態で
歩行可能となる．

ⓑ　悪心対策

　疼痛対策でも述べたが，硬膜外鎮痛から麻薬を使わない多剤カクテル局所注射に変更
することで8割近い悪心抑制効果が得られている．また悪心がある場合も軽度で歩行不
能となる患者は1割未満と非常に少ない．悪心の原因として貧血の影響も考え，出血対
策にも留意している．

ⓒ　転倒予防のための貧血対策

　THAでは術中200〜400 mL，術後300〜500 mLの出血が想定される．80歳以下の患
者に対しては術前に400 mLまたは800 mLの自己血貯血を行い，80歳以上やそれより
若年の貧血患者に対してはインフォームドコンセントのうえで輸血を行っている．手術
当日離床についてはふらつきによる転倒のリスクが危惧されるが，貧血対策と術後管理
で後述する安全な離床基準に準じて行うことで6年間で150例のうち転倒は1例も経験
していない．

3　手術当日歩行のための周術期評価・管理

　手術当日歩行が可能となる3要件に留意したうえで，ここからは安全に手術当日歩行
を行っていくうえでの術前，術中，術後の評価および管理について説明する．

【術前評価・管理】
　手術を受けられる高齢患者の多くは併存症を合併している．
　手術に関してリスクとなるのは，
　①狭心症などの冠動脈疾患や不整脈，②糖尿病やステロイド使用，悪性腫瘍の既往に
よる易感染性，③呼吸器疾患などによる挿管リスク，④抗凝固薬や血液疾患，肝臓疾患
による易出血性，⑤血栓症の既往や未知の血栓症，⑥肝臓，腎臓機能障害などがあげら
れる．それぞれについて，以下に詳しく説明する．

① 狭心症などの冠動脈疾患や不整脈
　心電図と，高齢者では特にルーチンに行う心臓エコー検査を施行する．術中術後発作
のリスクが高い場合などは手術よりも優先的に治療が必要になる．また心疾患の治療を
優先した場合，抗凝固薬を3〜6か月間休薬できないため，手術が延期になる．高齢，
末期変形性関節症の患者はこの期間に残念ながら寝たきりになってしまったり，寝たき
りに伴う内科合併症により全身状態が悪くなる場合がある．

② 糖尿病やステロイド使用，悪性腫瘍の既往による易感染性
　糖尿病に関してはHbA1cが7％以上の場合は感染リスクが3〜5倍になるため，まず
外来で血糖値のコントロールを行う．HbA1cが6％台の場合は，内分泌内科と相談し
て，周術期3週間は血糖値200 mg/dLを超えないようにインスリンを用いて調節する．
必要があれば手術予定日より早めに入院としている．
　その他の易感染性状態については患者とリスクを相談のうえで手術による日常生活活
作（activities of daily living：ADL）改善効果，メリットが大きく上回る場合，患者の希望

で行っている.

③ 呼吸器疾患などによる挿管リスク

THA は通常全身麻酔下に行うが, 人工呼吸器管理により抜管困難となる可能性が高い場合に限っては脊髄くも膜下麻酔や神経ブロックによる手術を検討する.

④ 抗凝固薬や血液疾患, 肝臓疾患による易出血性

THA は体内で最も骨髄量が多い骨盤と大腿骨の双方を削ってインプラントを挿入するため, 骨髄からの出血量が多いという特徴がある. また骨髄からの出血は血管からの出血と異なり術中止血ができない. 人工関節手術は肩や膝などの上下肢関節にも行われているが, そのなかで THA は骨髄からの出血量が最も多い. THA 術後ドレーンを留置していた際, 術後翌朝までの出血量は 200 mL から多いと 500 mL ほど, また 2 日目まで 100〜300 mL ほど出血していた. そのため術後全身状態に最も影響する可能性が高いのが出血である. 抗凝固薬の使用はこの出血を助長するため可能であれば休薬を行うが脳心血管疾患の予防が優先される場合は麻酔科と相談のうえで継薬したままの手術も検討する.

最も出血のリスクとなるのは肝臓機能障害で, Child 分類 type A までは赤血球だけでなく血小板や新鮮凍結血症輸血も追加することで手術可能だがそれでも術中 1,000 mL 以上出血し死亡のリスクがある. 術後集中治療室管理や大量輸血管理の準備も検討する必要がある. Child 分類 type B 以上は出血傾向のため手術は行えない.

⑤ 血栓症の既往や未知の血栓症

血栓症の既往がある患者に対する THA は術後血栓症の最高リスクとなるため, 必ず術前血栓症のチェックを行う. 高齢者で股関節疾患のため術前歩行量が減っている場合は血栓症の既往がなくても DVT ができている可能性がある. 術前には D ダイマー値が 2 µg/mL を超える場合は血栓チェックを行い, 特に膝窩より近位にある近位型 DVT が発見された場合は術中 PE のリスクがあるため血栓溶解療法やフィルター留置（手術を優先する場合）を検討する.

術前血栓症がない場合は術後血栓症の予防を行うが, その予防で最も大切なのが早期離床, 早期歩行訓練である.

⑥ 肝臓, 腎臓機能障害

手術当日歩行訓練で最も大切なのが疼痛コントロールであると前述したが, 肝臓, 腎臓機能障害がある場合は多角的鎮痛法で使用可能な薬剤が制限されるため, 必ず術前に評価が必要である. 軽度の機能障害の場合は鎮痛薬使用量を減量して術後採血経過をみながら慎重に調節していく.

これらの併存症に留意しながら手術安全性の判断を行っている.

【術中評価・管理】

まず加刀前に出血予防のためトランサミン®1,000 mg を静注し, 多剤カクテル局所注射を行っている. トランサミン® は CKD 診療ガイド 2012[4] に従い術前クレアチニンクリアランスによって投与量の調節を行う. カクテル局所注射の際は大腿神経, 坐骨神経の走行に注意して注射を行う. カクテル局所注射は当初は閉創前に行っていたが, 覚醒後疼痛を訴える患者を認めたため, 加刀前に行った. これにより直後の鎮痛はより得られやすく膝立や straight leg raising（SLR）を疼痛なく行える患者が多い.

また術中の血圧コントロールが出血対策に非常に大切となる. 従来の硬膜外鎮痛と比べてカクテル局所注射は大腿骨骨切り操作や股関節を動かした際の血圧が上昇しやすいため, 麻酔科と連携し骨切り操作時はレミフェンタニルなどによる鎮静をやや強めても

コツ

術前の患者教育も大切

　患者心理として手術を受けること自体にも多くの不安があるが，"当日歩行なんて痛いのでは"となおさら心配になる可能性があるため術前からその不安を取り除く必要がある．

　国内で導入されている施設はまだ少ないが，海外の施設によっては全手術患者の8割が日帰り手術が可能となっている．国内でもわずかであるが当日歩行がはじまっている．もちろん早期退院も可能となるが，わが国では保険制度により数日の早期退院に関してメリットと考える患者は高齢者ではほとんどいないと思われる．最も大切なのは，先述の合併症予防効果であり，手術当日から歩行することは安全であることをよく説明している．

　また術前からDVT予防のための足関節運動を自宅で練習してきてもらっている．最大可動域でのゆっくり10回の底背屈運動を外来で指導し，入院時にも確認を行い，術直後から医師，スタッフから声かけをしながら1時間に10回の足関節底背屈運動を行っている（図2）．

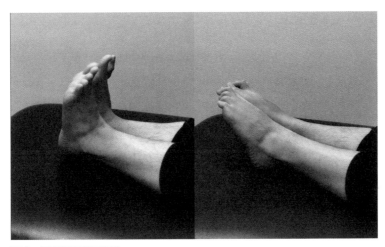

図2　足関節底背屈運動

らうことで収縮期血圧120mmHgを超えないように管理をお願いしている．

　また術野での止血操作ももちろん大切で，特に筋間や関節包周囲の骨頭回旋動脈の分枝，閉鎖動脈の分枝の結紮や焼灼を行うことで血管からの止血を確実に行う必要がある．

　インプラント設置後閉創前に再度止血を確認し，ドレーンを留置せずに閉創を行えることを確認する．

　また術中は尿道カテーテルを留置しているが，覚醒前に抜去する．

【術後評価・管理】

　術後は出血による血圧低下，PEによる酸素飽和度の低下などバイタルサインに注意しながら管理を行う．

　術後の出血量を減らすためにも血圧コントロールが大切である．収縮期血圧が160mmHgを超える場合は持続ニカルジピン静脈内投与によって収縮期血圧120mmHg前後を目標に翌朝まで調節する．

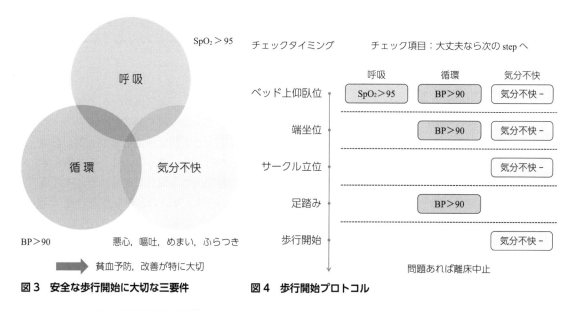

図 3　安全な歩行開始に大切な三要件　　　　**図 4　歩行開始プロトコル**

表 3　当日離床中止基準

中止基準
・新たな Af や頻脈出現
・悪心，気分不快
注意基準
・心筋梗塞，狭心症既往，収縮期血圧 20 mmHg 以上低下に注意
・呼吸器合併症は呼吸苦と SpO_2 チェック
・心大血管既往は収縮期血圧高値に注意
　（術後 BP > 160 はニカルジピン持続投与）
・精神疾患
・凝固能異常

Af：慢性心房細動.

　手術当日歩行訓練開始までの間の DVT 予防については弾性ストッキングを装着し，フットポンプの装着は行わない．代わりに術前から練習している足関節最大可動域運動を 1 時間に 10 回ずつ行うよう医師，スタッフから声かけするようにしている．

　最も大切なのが，安全な離床を行うことであるが，残念ながら THA 手術当日の歩行訓練におけるガイドラインはない．

　安全な手術当日歩行のため筆者の所属施設では集中治療室（intensive care unit：ICU）急性期離床や早期離床の注意点など[5] を参考に離床基準や段階的な離床方法を理学療法士と相談のうえで決めて行っている．

　筆者の所属施設での当日歩行訓練確認の流れは**図 3，4** のプロトコルで行っている．

　当日離床中止基準は**表 3** のように定めている．

　また，手術当日リハビリテーション介入についてはまだ前例が少なく，国内では県によっては手術当日に理学療法士が介入してもリハビリテーションコストが取れないところもあるため，今後改善が期待される．

症 例 人工股関節全置換術例 ··

87 歳女性．左変形性股関節症．

既往歴：心筋梗塞，子宮外妊娠．

既往薬剤：タケルダ®配合錠1日1錠，分1，テルミサルタンOD錠（40 mg）1日1錠，分1，フロセミド錠（20 mg）1日1錠，分1，カルペジロール錠（2.5 mg）1日2錠，分2，アプリンジン塩酸塩カプセル（20 mg）1日2カプセル，分2．

手術内容：人工股関節全置換術 Zimmer Biomet 社 G7® cup Avenir stem.

　腰椎の変形による骨盤後傾が強いため軟骨下脆弱性骨折が基盤となり急激に進行した骨頭圧壊を伴う変形性股関節症症例で，脱臼予防目的に dual mobility cup を用いた．手術中の可動域の確認で，屈曲90°内転20°内旋45°可能，伸展30°外旋45°可能だったため術後内股や胡座，海老反りなどの動作制限はなしとした．手術時間は47分，出血量は235 mL だった．

術前術後単純X線：図5，6

術前管理

　心筋梗塞の既往あり．15年前に心臓カテーテル治療の既往がありタケルダ®を内服中だった．心電図上は洞調律，非特異的心室内伝導遅延，左室肥大の所見．心臓エコー検査では左室駆出率（ejection fraction：EF）45.9%，陳旧性下壁心筋梗塞，左房拡大，中度の僧帽弁逆流症の所見だった．循環器内科にコンサルトし，術前抗凝固薬休薬可能で術前治療介入は不要で周術期に胸部症状が出現した場合は介入予定となった．

　タケルダ®の休薬予定については術前に麻酔科と相談し，手術7日前から休薬し，術後2日目止血確認後より再開予定とした．

　また術前採血でDダイマー4.3 μg/mL と高値のため下肢静脈エコーを行い両総大腿静脈以下にDVTがないことを確認した．

　術前採血で肝臓機能異常なし．HbA1c 5.7% と正常．悪性腫瘍などの免疫不全症の既往なし．感染リスクは通常どおりと判断した．Hb 9.3 g/dL で87歳と高齢，抗凝固薬内服中のため患者に説明し術中術後濃厚赤血球液4単位の輸血を予定した．タケルダ®内服中だが，採血上の凝固系異常はなかった．クレアチニン2.07 mg/dL と高値のため，術後鎮痛として非ステロイド性抗炎症薬（nonsteroid anti-inflammatory drugs：NSAIDs）の使用は控え，入院前からのトラマール®内服および術中カクテル局所注射，アセトアミノフェン極量1日2回投与での鎮痛コントロールを予

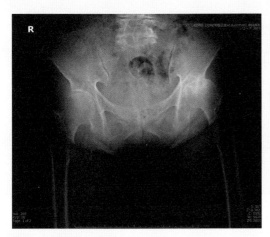

図5　術前単純X線

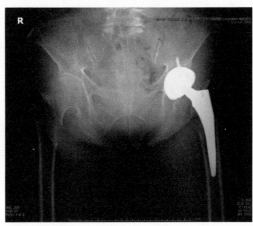

図6　術後単純X線

定した.

　高齢であり軽度腎機能障害もあるため入院時薬剤師介入のうえで投与量の確認を行った.

　家族が高齢であり，術前もほとんど外出ができなかったためリハビリテーション病院転院を希望されていたため，ソーシャルワーカーの介入を行い，転院先の調整を行った.

術後管理

　術中から術後 3 時間までの濃厚赤血球液 4 単位の輸血を行った. 帰室後収縮期血圧 160 mmHg 以上と高値だったため手術翌日までニカルジピン持続静脈注射を開始し，心臓負荷を緩和し出血抑制を行った.

　覚醒直後から疼痛は自制内で足関節運動，膝立，SLR 可能だった. D ダイマー高値だったためしっかり足関節運動を行うようコメディカルと連携をとって声かけを行った.

　帰室後 3 時間後に血中酸素飽和度 99%（酸素 5L マスク），血圧 127/80 mmHg，心電図変化なく，疼痛自制内で胸部症状なし，呼吸苦なしだったためプロトコルに則り当日離床を開始した.

　端坐位での血圧 128/79 mmHg，サークル歩行器使用での立位足踏み自立可能で足踏み後の血圧 135/86 mmHg と低下なし，気分不快なく歩行可能と判断した. サークル歩行器使用での歩行見守りで病棟内 30 m 可能，創部は重だるさがあるが術前の朝より痛くないとのことだった.

　立ち上がり，座り動作も安定しているため夜間は看護師が見守り，車椅子でのトイレを許可した.

術後アセスメント

　手術翌日から理学療法士が介入しサークル歩行器使用での歩行自立が可能となったが，術前は 3 か月間疼痛のため外出もできず筋力低下が強かったため，杖歩行自立，階段昇降可能となったのは術後 12 日目だった.

転機

　創部感染徴候なし，胸部症状出現なし，DVT 症状もなく術後 13 日目にリハビリテーション病院へ転院となった.

その後

　術後 3 か月外来受診時，杖歩行自立，正座可能，爪切り可能となっている. 術前 3 か月非常に強かった疼痛が手術当日から全くなくなったため満足度が非常に高かった.

　併存症の多い後期高齢者でも手術当日歩行により DREAMS が達成できた.

◆文　献 ....

1) Goyal N, et al.: A multicenter, randomized study of outpatient versus inpatient total hip arthroplasty. Clin Orthop Relat Res 2017;475:364-372
2) 日本整形外科学会（監），日本整形外科学会診療ガイドライン委員会，他（編）：症候性静脈血栓塞栓症予防ガイドライン 2017. 南江堂，2017
3) 松原正明：THA の VTE 予防と治療. MB Orthopaedics 2015；28：49-56
4) 日本腎臓学会（編）：CKD 診療ガイド 2012. 東京医学社，2012
5) 日本リハビリテーション医学会ガイドライン策定委員会（編）：リハビリテーション医療における安全管理・推進のためのガイドライン，第 2 版. 診断と治療社，2018

（山内俊之）

F 高齢心臓血管内手術

POINT ≫

- 冠動脈左主幹部／多枝病変の標準治療はバイパス手術である．経皮的冠動脈インターベンション (PCI) は手術リスクの高い患者の代替治療となる．
- 経皮的大動脈弁植込み術 (TAVI) の適応は拡大しており，高齢の大動脈弁狭窄症 (AS) には必ず考慮すべきである．
- 重症僧帽弁閉鎖不全症への経皮的僧帽弁接合不全修復術；MitraClip®，凝固療法中の出血や塞栓への経皮的左心耳閉鎖システム；WATCHMAN も重要な選択肢になりうる．

Question	・高齢者およびハイリスク患者への心臓カテーテル治療とは？ ・心臓弁膜症の治療アルゴリズムは？ ・近年，わが国に登場した心臓カテーテル治療と拡大しているデバイスは？

　わが国は先進国のなかでも類をみないほどの速度で人口高齢化が進んでおり，75～80歳以上の高齢者への外科手術は増加している．昨今の低侵襲化の流れは，循環器領域においても例外ではなく，特に心臓カテーテル治療の発展は目覚ましいものがある．本項では，心臓カテーテル治療を中心に手術前，手術中，および術後に関して，評価と管理について述べる．

1 高齢者における心臓血管内手術

ⓐ 冠動脈疾患

【術前評価，管理】

　安定狭心症においては，まずは至適薬物療法が推奨されるが，複数の狭窄または閉塞を有する多枝疾患 (multivessel disease：MVD) や左主幹部病変 (left main coronary trunk：LMT) の場合は，経皮的冠動脈インターベンション (percutaneous coronary intervention：PCI) や冠動脈バイパス手術 (coronary artery bypass grafting：CABG) といった，血行再建術の効果が大きい．MVD/LMT 病変の標準治療はバイパス手術である (Class I)[1]．しかし PCI も手術リスクの高い患者には代替治療の選択肢となる (Class I～IIb)[1]．

症例 PCI 例

　88 歳男性．繰り返す心不全入院のため筋力が低下し，外来紹介時は杖歩行がやっとであった．慢性心房細動 (atrial fibrillation：Af) を認め，心エコーでは重症僧帽弁閉鎖不全症 (mitral valve regurgitation：MR) があり，左室収縮は左室駆出率 (left ventricular ejection fraction：LVEF) 40% 前

後と低下していた．冠動脈造影（coronary angiography：CAG）では LMT と左前下行枝（left anterior descending artery：LAD），回旋枝（left circumflex artery：LCX）に著しい石灰化を伴う病変があり，SYNTAX スコアからは CABG の適応と判断したが，外科的弁形成術の併用治療が必要であること，低心機能と高齢のため周術期ハイリスク群であること，Clinical Frailty Scale（CFS）[2]（図 1）[3]5 点と身体フレイルも進行していることから，ハートチームではカテーテル治療の方針となった．まず後述の経皮的僧帽弁接合不全修復術（MitraClip®）を全身麻酔で先に行って心不全管理後，PCI を施行した．

術中評価，管理（図 2）

　局所麻酔にて右大腿動脈から穿刺を行い，PCI を開始したが，冠動脈ワイヤー通過のみで容易に血圧低下をきたすため，術中循環補助目的に，左大腿部から大動脈バルーンパンピング（intra-aortic balloon pumping：IABP）を挿入し，ノルアドレナリンの持続静注を開始した．一時ペーシングを右室に留置し，LMT から LCX 方向に高速回転冠動脈アテレクトミー（Rotablator®）を使用し，カッティングバルーンで石灰化病変へ十分な拡張を得た後，最終的には，再狭窄予防に優れた薬剤溶出ステントを使用した．

術後評価，管理

　IABP およびシースは心臓カテーテル室ですべて抜去止血し，一般病棟へ帰室した．術 5 日目に独歩退院した．本例は通常の 2 剤抗血小板薬併用療法（dual antiplatelet therapy：DAPT）（バイアスピリン®，プラビックス®）に，Af による脳塞栓予防目的に直接経口凝固薬（direct oral anticoagulants：DOAC）を加え，合計 3 剤を 1 週間併用した．その後，出血合併症予防のため，2剤（DOAC，プラビックス®）へ減量した．さらにガイドラインに従い 1 年後には，DOAC 単剤とした．

1	**壮健（very fit）** 頑強で活動的であり，精力的で意欲的．一般に定期的に運動し，同世代のなかでは最も健康状態がよい．
2	**健常（well）** 疾患の活動的な症状を有してはいないが，上記のカテゴリ 1 に比べれば頑強ではない．運動の習慣を有している場合もあり，機会があればかなり活発に運動する場合も少なくない．
3	**健康管理しつつ元気な状態を維持（managing well）** 医学的な話題はよく管理されているが，運動は習慣的なウォーキング程度で，それ以上の運動はあまりしない．
4	**脆弱（vulnerable）** 日常生活においては支援を要しないが，症状によって活動が制限されることがある．「動作が遅くなった」とか「日中に疲れやすい」などと訴えることが多い．
5	**軽度のフレイル（mildly frail）** より明らかに動作が緩慢になり，IADL のうち難易度の高い動作（金銭管理，交通機関の利用，負担の重い家事，服薬管理）に支援を要する．典型的には，次第に買い物，単独での外出，食事の準備や家事にも支援を要するようになる．
6	**中等度のフレイル（moderately frail）** 屋外での活動全般および家事において支援を要する．階段の昇降が困難になり，入浴に介助を要する．更衣に関して見守り程度の支援を要する場合もある．
7	**重度のフレイル（severely frail）** 身体面であれ認知面であれ，生活全般において介助を要する．しかし，身体状態は安定していて，（半年以内の）死亡リスクは高くない．
8	**非常に重度のフレイル（very severely frail）** 全介助であり，死期が近づいている．典型的には，軽度の疾患でも回復しない．
9	**疾患の終末期（terminally ill）** 死期が近づいている．生命予後は半年未満だが，それ以外では明らかにフレイルとはいえない．

図 1　Clinical Frailty Scale

〔Geriatric Medicine Research: Clinical Frailty Scale（CFS）. Version 1.2_EN, Dalhousie University, 2020（https://www.dal.ca/sites/gmr/our-tools/ clinical-frailty-scale.html）より改変〕

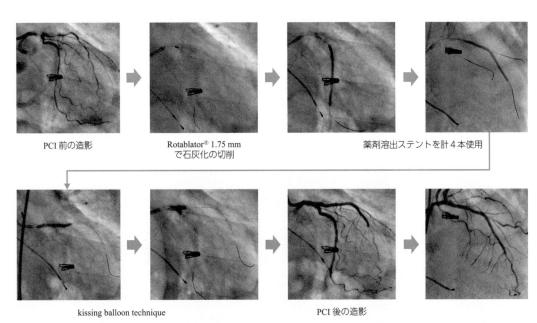

PCI 前の造影　　　　Rotablator® 1.75 mm　　　　　　　　　　薬剤溶出ステントを計 4 本使用
　　　　　　　　　で石灰化の切削

kissing balloon technique　　　　　　　　PCI 後の造影

図 2　心臓手術ハイリスクの重症冠動脈病変と僧帽弁逆流症に対して MitraClip® と PCI を施術した症例

　PCI 後の服薬の自己中断は冠動脈ステント血栓症へつながる．アドヒアランス不良の高齢者は，ハイリスク群ともいえる．高齢者の認知機能低下を考慮すると，本人の理解だけでなく，家族の協力は不可欠であり，薬剤師やソーシャルワーカー，地域開業医との連携も必要となってくる．

ⓑ　心臓弁膜症および非弁膜症性心房細動

　高齢者の開心術においては，米国の STS score，欧州の logistic Euro SCORE，わが国の Japan SCORE-2 のような，臓器障害に焦点を絞った周術期リスクスコアを考慮する[2]．それに加え，認知機能障害と身体フレイルの評価も行う．認知機能障害は術後せん妄に関連し，開心術術後の院内死亡率，有害心イベントを高めることが報告されている[2]．身体フレイルでは，CFS（図 1）[3]が死亡と相関することが示されている[2]．

1）大動脈弁疾患
【術前評価，管理】
　大動脈弁疾患は，大動脈弁狭窄症（aortic stenosis：AS）と大動脈弁逆流症（aortic regurgitation：AR）に分類される．

　AR においては経食道心エコー検査（transesophageal echocardiography：TEE）や multidetector computed tomography（MDCT）などで発生機序の考察を行う．上行大動脈への介入は侵襲度が増すため，高齢者においては十分なリスク評価が必要である．症状の有無，症状がない場合は心エコーによる LVEF と左室径を考慮し方針を決定する[2]．

　一方，AS に関しては経皮的大動脈弁植込み術（transcatheter aortic valve implantation：TAVI）（図 3a）[4]の発展により，ガイドラインは改定されてきている[2]．経大腿動脈アプローチ（transfemoral approach：TF）による TAVI は，比較的若年を含む低リスク AS においてすら，外科的大動脈弁置換術（surgical aortic valve replacement：SAVR）に比較し，有

a　バルーン拡張型 TAVI 弁：Sapien-3

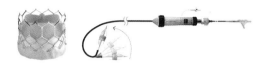

b　経皮的僧帽弁接合不全修復システム：MitraClip®

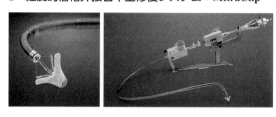

c　経皮的左心耳閉鎖システム：WATCHMAN FLX™

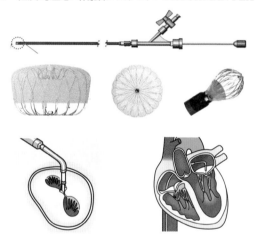

カテーテル療法による edge to edge repair の再現（MitraClip®）

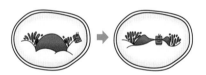

edge to edge repair

図 3　各種心臓疾患へのカテーテル治療デバイス
〔伊藤　浩，編：ザ・ベスト・トリートメント！心臓弁膜症．文光堂，2017〕

意差をもって心血管イベント低減に寄与している（図 4）[5]．わが国のガイドラインでは 80 歳以上は TAVI，75〜80 歳ではハートチームと患者希望で TAVI を考慮に入れてもよく，75 歳以下は SAVR[2] をまず考慮するが，いずれの年代でも，併存疾患から手術ハイリスク群においては TAVI を検討する．ただし TAVI 弁の永続性はまだ不明な点が多く，現時点での若年者への適応は慎重に判断しなければならない．TAVI においては術前 MDCT が必須となる．穿刺部合併症や周術期脳梗塞回避のため，大動脈やアクセスとなる大腿〜腸骨動脈の性状の評価は必須となる．場合によっては alternative アプローチ（鎖骨下動脈，直接大動脈，心尖部，腸骨動脈など）も考慮する．また同時に冠動脈閉塞

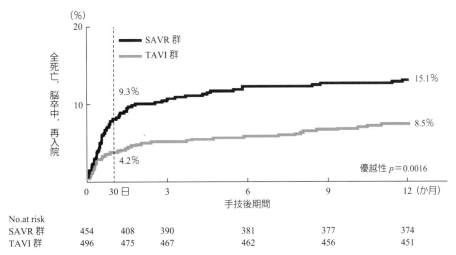

図4　低リスク患者における TAVI の SAVR（外科的弁置換術）に対する優位性－PARTNER-3 試験－

〔Mack MJ, et al.: Transcatheter Aortic-Valve Replacement with a Balloon-Expandable Valve in Low-Risk Patients. N Engl J Med 2019;380:1695-1705〕

や弁輪破裂の予測のため，Valsalva 洞径と高さ，弁尖の石灰化や LMT の高さは MDCT で必ず計測し，適切なサイズの TAVI 弁（サイズおよびバルーン型か自己拡張型か）を選択する．外科的生体弁の変性においては，特に高齢者は再開胸のリスクは高く，かつての外科的生体弁（surgical aortic valve：SAV）の中に経皮的大動脈弁（transcatheter aortic valve：TAV）を挿入する TAV in SAV は低侵襲で有力な治療法の一つである．一方，術前の腎障害は，TAVI 術後の急性腎障害の危険因子であり，その回避のためには造影剤低減がいわれている．造影剤を使用しない zero-contrast TAVI も行われており，腎機能が極めて悪く透析導入が近い症例や造影剤アレルギー歴のある症例に有効である．

 症例　TAVI 例 ··

　92 歳女性．クレアチニンクリアランス 18 mL/ 分であり，zero-contrast TAVI を行った．術前の MDCT は十分な補液の下，少量の造影剤でアクセス血管，大動脈複合体，冠動脈も同時に評価した．MDCT では冠動脈に有意狭窄は認めないものの，LMT の高さは 10 mm 以下と低く，閉塞のリスクもあったため，冠動脈保護も施行することとした．

術中評価，管理（図5）

　造影剤を使用せず，冠動脈保護を行いながら TAVI を施行した症例を提示する．

術後評価，管理

　TAVI の周術期，術後の抗血小板薬は，わが国の導入期は DAPT が基本であったが，その後，抗血小板薬単剤療法（single antiplatelet therapy：SAPT）によるエビデンスから，現在は SAPT が主流であり，Af の併存があれば DOAC という流れとなっている．提示の症例は TAVI 4 日目に独歩退院し，急性腎障害は生じなかった．

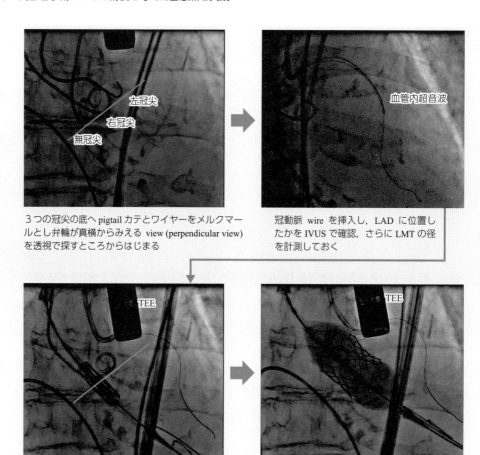

3つの冠尖の底へ pigtail カテとワイヤーをメルクマールとし弁輪が真横からみえる view (perpendicular view) を透視で探すところからはじまる

冠動脈 wire を挿入し，LAD に位置したかを IVUS で確認，さらに LMT の径を計測しておく

記録した view で，右冠尖の pigtail と石灰化をメルクマールに，Sapien-3 23 mm を，造影剤を使用せず rapid pacing 下に留置

図 5　zero-contrast TAVI の 1 例

2) 僧帽弁疾患
【術前評価，管理】

　僧帽弁は僧帽弁狭窄症（mitral valve stenosis：MS）と僧帽弁逆流症（MR）に分かれる．

　MS に関しては，外科手術とカテーテルによる経皮経静脈的僧帽弁交連切開術（percutaneous transseptal mitral commissurotomy：PTMC）は同等の推奨である．①有症状で，②中等度以上の MS があり，③エコーで解剖的に PTMC に向いている，④周術期ハイリスクの高齢者であれば，多くは PTMC の適応になる．

　MR は機序から，弁自体の腱索断裂，逸脱や変性による器質的 MR（degenerative MR：DMR）と，左室，左房拡大による続発性の機能的 MR（functional MR：FMR）の 2 つに分類される．前者を一次性 MR，後者を二次性 MR とよぶ．

　図 6[2]に MR の治療方針決定のフローチャートを示す．

　カテーテル治療である MitraClip® は，"edge to edge repair" という前尖 / 後尖を一緒に縫合するシンプルな外科的弁形成術をカテーテルで再現したものであり，大腿静脈からカテーテルを挿入して心房中隔穿刺で僧帽弁へ到達し，左室へ挿入したクリップで，前尖後尖を把持して MR を減少させる方法である（図 3b）[4]．開胸や人工心肺，造影剤を

a 重症一次性 MR の手術適応

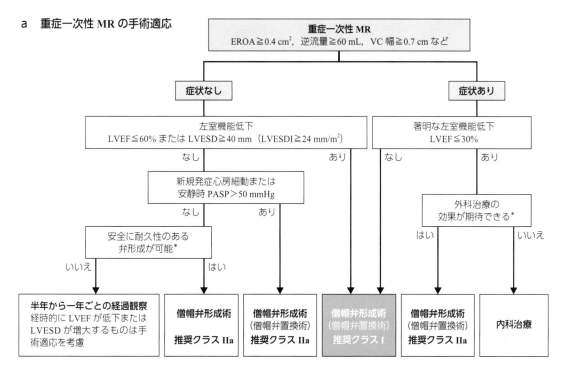

* 弁膜症チームの協議により判断する.
EROA：有効逆流弁口面積，VC：縮流部，LVESDI：左室収縮末期容積指数（＝LVESD/BSA），
LVESD：左室収縮末期径，BSA：体表面積，PASP：肺動脈収縮期圧.

b 左室機能低下を伴う二次性 MR の手術適応

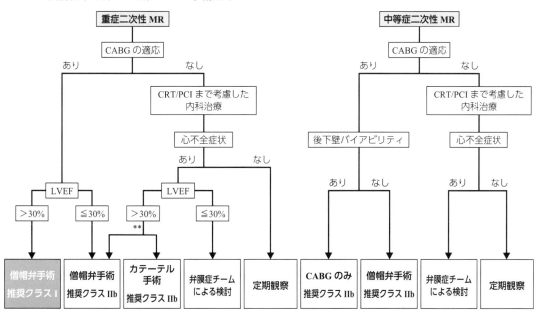

** 年齢，手術リスクに基いて弁膜症チームで決定する.

図 6 僧帽弁逆流症治療のフローチャート
〔日本循環器学会，他：2020 年改訂版弁膜症治療のガイドライン. 2020（https://www.j-circ.or.jp/cms/wp-content/uploads/2020/04/JCS2020_Izumi_Eishi.pdf）をもとに作成〕

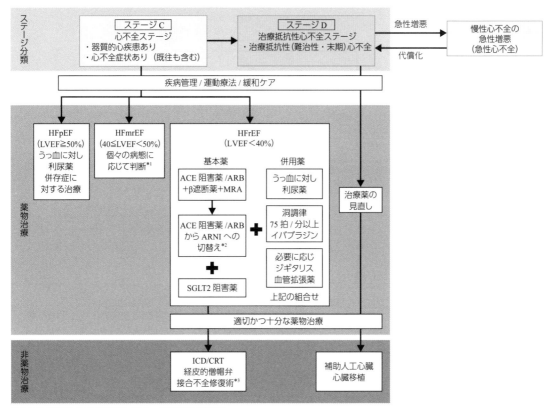

*¹：ACE 阻害薬 /ARB 投与例で ARNI への切替えを考慮可.
*²：ACE 阻害薬 /ARB 未使用で入院例への導入も考慮（ただし，保険適用外）.
*³：機能性，重症僧帽弁逆流，EF ≧20%.
HFpEF：左室駆出率の保たれた心不全，HFmrEF：左室駆出率が軽度低下した心不全，HFrEF：左室駆出率の低下した心不全，ICD：植込み型除細動器.

図 7　心不全治療アルゴリズム
〔日本循環器学会，他：2021 年 JCS/JHFS ガイドライン フォーカスアップデート版 急性・慢性心不全診療. 2021（https://www.j-circ.
or.jp/cms/wp-content/uploads/2021/03/JCS2021_Tsutsui.pdf）をもとに作成〕

使わず，経皮的に低侵襲で施行できるため，左室機能不全に合併した FMR や手術ハイ
リスク DMR に対して，よい適応となる（図 7）⁶⁾．MitraClip® の薬物療法に対する生命予
後改善効果は COAPT 試験で証明されており，最近わが国でも LVEF ≧ 30% から，≧
20% の患者まで適応が拡大されている．心不全管理と血行動態安定のため，PCI や心臓
再同期療法（cardiac resynchronization therapy：CRT）の前に，先に MitraClip® を検討する
場面も出てきている.

3) 左心耳閉鎖
【術前評価，管理】

非弁膜症性心房細動は高齢者に多く，80 歳以上の男性の 100 人に 1〜2 人と推定され
る．特に左心耳は，血栓が形成されやすい部分で，心原性脳梗塞の原因となる．心原性
脳梗塞を発症した場合は，約半数の患者が重度機能障害および死亡する．これを防ぐた
めワルファリンや DOAC といった抗凝固療法を行うが，高齢者は転倒による外傷や消
化管や頭蓋内などの出血の危険を伴っている．また抗凝固療法中でも脳塞栓を生じる場
合もある．経皮的左心耳閉鎖システム（WATCHMAN ™）は大腿静脈からカテーテルを挿
入し，心房中隔穿刺により左房へ達し，左心耳を閉鎖させるデバイスである（図 3c）.

これにより脳梗塞の予防が可能になり，結果として出血原因の抗凝固療法を中止できる.

WATCHMAN™はワルファリンに比して，後遺症を伴う脳梗塞を55%低下させ，出血のリスクを5年間で約30%軽減，死亡率を27%低下させると報告されている. わが国では，非弁膜症性心房細動のうち，以下のいずれか一つがあれば適応となる.

①HAS-BLEDスコア≧3
②転倒に伴う外傷の既往が複数回
③びまん性脳アミロイド血管症の既往
④抗血小板薬2剤以上が長期（1年以上）
⑤BARC type-3に該当する大出血既往

抗凝固療法を有する機械弁や再発性深部静脈血栓症は除外となる.

さらに最近，WATCHMAN FLX™が新しく保険適用になった. WATCHMAN FLX™は展開時の先端が，ボール状で柔らかくなっており（図3c），左心耳の損傷が低下したため手技上の安全性は向上している. しかし左心耳のサイズが31〜32mm以上はWATCHMAN FLX™ 35mmのラインナップでも対応できない場合があり，外科的左心耳クリップも検討する.

 症 例 MitraClip® ＋ WATCHMAN FLX™ 例

86歳. 体重39kgの小柄な高齢女性，AfのためDOAC内服中，狭心症のため抗血小板薬併用である. 心原性脳塞栓歴，慢性腎不全歴，下血歴（憩室出血），転倒による骨折歴がある. CFS 4点，CHADS2スコア5点，HAS-BLEDスコア5点で梗塞と出血の両リスクがあり，心エコーでは左房性重症MRを外来では認められていた. 今回，肺水腫で緊急入院となった. ハートチームで手術高リスクと判断，2回の全身麻酔および中隔穿刺の侵襲を避け，MitraClip®およびWATCHMAN FLX™を同時に施行する方針となった.

 コツ

「薬物療法か，外科手術か，カテーテル治療か」適応に関しては自身や施設の経験だけでなく，ガイドラインや臨床研究結果に基づいて患者に提示する. しかし日常臨床では，臨床試験よりハイリスクで併存疾患を多く抱えた患者も少なくなく，あくまで高齢者の残された生命年数と真の治療目的〔予後改善か，生活の質（quality of life：QOL）改善か〕を主眼におき，決して完璧な治療に拘泥すべきではない.

周術期合併症リスク，社会状況や家庭環境，認知症の程度と病状理解，服薬状況，フレイルなど総合的に判断し，多職種によるハートチームにより議論を重ねて決定することが大切である. TAVIなどのカテーテル治療を選択肢に入れることで，外科的治療成績も向上させることが国内外から報告されている. 常に治療選択肢は多く，そして安全に，院内多職種チーム全体で患者中心の治療に取り組むべきである.

術中評価，管理（図 8）

a　左心耳造影

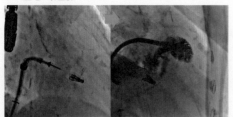 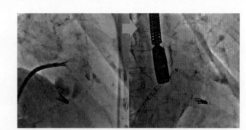

中隔穿刺後，シースを左房内に挿入し，TEE ガイド下に
A2-P2 を把持し，MitraClip® をまず留置した.

WATCHMAN FLX™ ボールを左心耳へ誘導，留置した.

b　WATCHMAN FLX™ 留置後の TEE

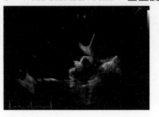

c　経胸壁心エコー

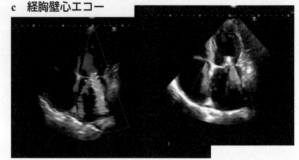

術前（MR-3 度）　　　　　　術後（MR-1 度）

図 8　MitraClip® と WATCHMAN™ の同時手術

　全身麻酔にて TEE ガイド下にカテーテル手技を施行した.

術後評価，管理

　原則，WATCHMAN ™施行後は，45 日目の TEE までは抗凝固療法にアスピリンを併用し，デバイス関連血栓症（device related thrombosis：DRT）の防止に努める. 問題なければ DAPT へ変更し 6 か月間内服後，SAPT へステップダウンする. DAPT 期間は患者個々の出血リスクにより欧州のように 3 か月に短縮したり，DRT ハイリスク症例は低用量 DOAC も検討する.

◆文　献 ‥‥

1）日本循環器学会，他：安定冠動脈疾患の血行再建ガイドライン（2018 年改訂版）. 2019
　https://www.j-circ.or.jp/cms/wp-content/uploads/2018/09/JCS2018_nakamura_yaku.pdf
2）日本循環器学会，他：2020 年改訂版弁膜症治療のガイドライン. 2020
　https://www.j-circ.or.jp/cms/wp-content/uploads/2020/04/JCS2020_Izumi_Eishi.pdf
3）Geriatric Medicine Research: Clinical Frailty Scale（CFS）. Version 1.2_EN, Dalhousie University, 2020
　https://www.dal.ca/sites/gmr/our-tools/ clinical-frailty-scale.html
4）伊藤　浩，編：ザ・ベスト・トリートメント！心臓弁膜症. 文光堂，2017
5）Mack MJ, et al.: Transcatheter Aortic-Valve Replacement with a Balloon-Expandable Valve in Low-Risk Patients. N Engl J Med 2019;380:1695-1705
6）日本循環器学会，他：2021 年 JCS/JHFS ガイドライン フォーカスアップデート版 急性・慢性心不全診療. 2021
　https://www.j-circ.or.jp/cms/wp-content/uploads/2021/03/JCS2021_Tsutsui.pdf

（山脇理弘）

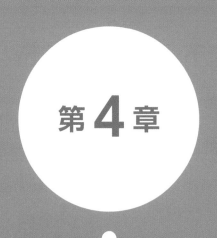

第 **4** 章

並存疾患や問題を抱える
高齢患者の手術へ向けた準備

A　ADL 低下，運動機能低下，聴力低下

POINT ≫

●術前の高齢者総合機能評価は，患者全体像の把握のみならず術後合併症や予後予測にも有用である．
●術前の日常生活動作（ADL）低下は予後や術後の ADL 回復に影響する．
●術前の運動能力の低下は術後合併症や予後に影響する．

Question	・ADL 低下は術後合併症や予後に影響する？
	・運動機能低下は術後合併症や予後に影響する？
	・聴力低下は術後合併症や予後に影響する？

1　術前評価としての高齢者総合機能評価

　　高齢者は容易に多疾患併存状態（multimorbidity）になるが，それぞれの疾患を完治させることは現実的には難しい場合が多い．各疾患の完治を目的としてしまうと，多剤併用による有害事象や頻回の通院などにより患者自身の生活の質を悪化させかねない．高齢患者に対して行われた調査結果からも，高齢患者は単に生きながらえることではなく，生活機能や身体機能が維持されていること，すなわち健康寿命の維持を望んでいる[1]．以上から高齢者医療においては，「高齢者がもつ疾患」ではなく「疾患をもつ高齢者」を診療することの重要性を認識しなければならない．よって外科手術においても，それを受ける高齢者の全体像を把握しておくことが必要である．そのため，従来の臓器機能評価に重点が置かれた術前評価に加え，生活機能や心身の状態といった高齢者機能評価を行うことが求められる．

　　高齢者総合機能評価（Comprehensive Geriatric Assessment：CGA）は基本的日常生活動作（basic activity of daily living：BADL），手段的日常生活動作（instrumental activity of daily living：IADL），認知機能，気分・情緒・幸福度，社会的要素・家庭環境などを，確立された評価手技を用いて測定・評価するツールで，疾病を含めた高齢者個人の全体像を把握することを目的としたものであり，認知症や老年期うつといった老年症候群の早期発見，支援や介護の必要性の判断，生活習慣病などの治療目標の決定に至るまで，広く用いられている．

　　術前に CGA を行う意義については，これまでに臨床研究として検討されてきた．65歳以上の待機消化器外科手術例を対象に老年医学的指標の術後予後に対する有用性を検討した報告において，CGA の各評価が基準以下であること，フレイルであること，術後せん妄発症リスクのうち 3 つ以上を有することは，独立した術後予後悪化の予測因子であることが示されている[2]．筆者らもがんと診断されかつ手術適応のある高齢患者を対象に CGA の術前評価としての有用性を検討してきた．約 500 例の 70 歳以上の高齢消化器がん待機手術患者に対象とした検討では，術後せん妄が約 24% に認められ，IADL，認知機能評価（Mini-Mental State Examination：MMSE），老年期うつ病評価尺度

517 人の高齢消化器がん患者を対象（75 歳以上，平均 79.3 歳）
術前に CGA として基本的 ADL（BADL），意欲（VI），認知機能（MMSE），手段的 ADL（IADL），
うつ状態（GDS 15）を評価し，術後せん妄との関連を検討

＜術後せん妄が生じた日数を目的変数としたときの術前 CGA 各要素の影響＞

	BADL	VI	MMSE	IADL	GDS
オッズ比	1.20	1.19	1.29	1.46	0.88
95% 信頼区間	1.03-1.44	0.80-1.82	1.21-1.39	1.22-1.77	0.82-0.94

（性，年齢，術式，手術時間，麻酔方法，輸血の有無，BMI，血清 Alb 濃度，Hb，血清クレアチニン濃度，PS で調整）

術後せん妄の発症リスクは，基本的 ADL が 10 点低下するごとに 1.2 倍，MMSE が 1 点低下するごとに 1.29 倍，手段的 ADL が 1 点低下するごとに 1.46 倍，GDS 15 が 1 点低下するごとに 0.88 倍になることが示された．

図 1　高齢者総合機能評価（CGA）と術後せん妄との関連

〔Maekawa Y, et al.: Comprehensive Geriatric Assessment is a useful predictive tool for postoperative delirium after gastrointestinal surgery in old-old adults. Geriatr Gerontol Int 2016;16:1036-1042 より改変〕

表 1　高齢外科手術患者に対して推奨される術前チェック項目

・認知機能評価（手術に対する理解能力の有無）
・うつのスクリーニング
・せん妄既往の有無
・アルコールや薬物乱用の既往の有無
・心機能評価
・呼吸機能評価
・身体機能障害，転倒既往の有無
・フレイル評価
・栄養評価と栄養介入の状況
・服薬既往，多剤併用の有無
・治療ゴールと見込みの推定
・家族または社会的サポートの有無
・診断のための検査が適切にオーダーされているか

〔Feng MA, et al.: Geriatric assessment in surgical oncology: a systematic review. J Surg Res 2015;193:265-272〕

（Geriatric Depression Scale 15：GDS 15）が Performance Status（PS）と独立して術後せん妄発症に関連していることが示された（図 1）[3]．また長期予後については，CGA の 5 指標〔BADL，IADL，MMSE，GDS，意欲（Vitality Index）〕のうち 2 項目以上が基準値以下であることをフレイルと定義したところ，フレイルは年齢，がん種，ステージ，PS，BMI と独立した長期予後悪化因子であった[4]．以上から，高齢者は外科術前に CGA を施行することにより術後合併症や長期予後悪化リスクが高い状態にあるかを知ることができ，それに基づき周術期から必要な介入を実施することが可能となる．海外では術前の機能評価の重要性はわが国より多く検討されており，推奨される高齢外科手術患者に対する術前チェック項目も提示されており，認知機能評価，身体機能評価，フレイル評価も含まれている（表 1）[5]．

2　日常生活動作の低下

　高齢者の日常生活動作（activities of daily living：ADL）は，前述のように基本的 ADL（BADL）と手段的 ADL（IADL）により評価する（図 2）．BADL の評価法には Barthel

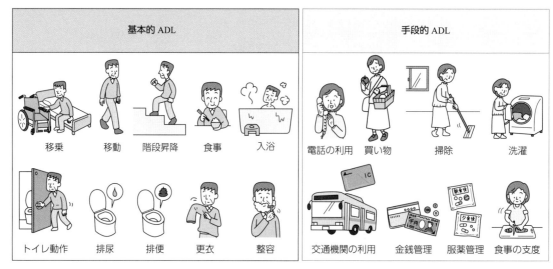

図 2　基本的 ADL と手段的 ADL

Index や Katz Index があるが，わが国では Barthel Index を使用することが多い．Barthel Index は整容，食事，排便，排尿，トイレの使用，起居移乗，移動，更衣，階段，入浴の 10 項目を 100 点満点で評価し[6]，BADL の低下は要介護状態であることを意味する．一方，IADL は Lawton の尺度[7]が一般に用いられる．Lawton の尺度は電話をする能力，買い物，食事の準備，家事，洗濯，移動の形式，服薬管理，金銭管理の項目からなり，8 点満点で評価し，IADL の低下は独居生活ができないことを意味する．例えば，ADL はほぼ自立しているが，ときどき失禁がみられ階段昇降には見守りが必要，買い物は同居の娘がしており一人で公共交通機関が利用できない，という症例であれば，BADL は 90 点，IADL は 6 点と判定する．

　前述のように，術前の ADL 低下の存在は，特に高齢者において手術成績を低下させる重要な危険因子である[8]．麻酔や術後疼痛などにより不活動期間が延長するとさらに ADL 低下のリスクが高まる．ほとんどの症例で一時的な術後の ADL 低下はみられるものの，高齢者の場合は術後の ADL 回復は長期化することが多く，術後せん妄などの術後合併症が生じた場合はさらに長期化する．術前の ADL 低下は大手術後の死亡率の独立した危険因子であることが報告されている〔オッズ比（odds ratio：OR）1.75，95% 信頼区間（confidence interval：CI）：1.57-1.98〕[9]．また腹部大手術後の症例では，ADL の回復に 6 か月，術後せん妄を発症した場合は 18 か月かかると報告されている[10]．以上から，術前に BADL および IADL を評価することは患者の ADL に関する情報を共有できるだけでなく，術後の ADL 回復や周術期のケアの必要性，自宅退院可能か転院が必要かなど方針決定について多職種でディスカッションする際に有益かつ重要な情報となる．

3　運動機能低下

　高齢患者において術前に運動能力の低下がある場合，歩行補助具を使用している場合を含め，歩行障害やバランス障害のために，術後早期の歩行可能性や術後の転倒リスク

に大きく影響する[11].

　身体機能評価の一つである Timed Up and Go テスト（TUG）は，椅子から立ち上がって3 メートル先まで歩き，向きを変えて歩いて椅子に戻って座るまでの時間を測定するもの（歩行補助具の使用でも可）であるが，TUG の完了に 12 秒以上要すると転倒のリスクが高いことが知られている[12]. この TUG と，重篤な術後合併症〔肺炎，急性腎不全（acute kidney injury：AKI），静脈血栓塞栓症（venous thromboembolism：VTE），創部感染または損傷・崩壊，敗血症，予定外の気管挿管，尿路感染症など〕の 30 日以内の発生および 1 年後の死亡率との関係を検討した報告では，TUG が 15 秒以上であることが重篤な術後合併症の増加と 1 年後の死亡率に関連し[13]，大腸・肛門外科手術・心臓手術例においても同様に，術後合併症の増加と 1 年後の死亡率の増加に関連していた[14]. さらに高齢消化器・泌尿器・婦人科がんの待機手術患者を対象にした前向き研究では，術前の ADL 低下（Barthel Index 100 点未満または Lawton の尺度 8 点未満）かつ TUG 10 秒以上であることが 1 年後の死亡率の増加と関連した（OR 4.5，95%CI：1.210-18.250）[15]. 1,100 例以上の胃がん手術患者を対象に，術前の骨格筋量，握力，歩行速度と術後合併症や生存率との関連を検討した報告では，骨格筋量低下，握力低下，歩行速度低下（0.8 m/ 秒未満）はすべて術後合併症と関連したが，歩行速度低下の影響が最も大きく（OR 2.132，95%CI：1.597-2.846），歩行速度低下は術後生存率とも関連した（OR 1.360，95%CI：1.018-1.816）[16].

　以上から，術前に運動能力を評価することは，患者の移動能力に関する情報が得られるだけでなく，術後合併症発症や予後不良の高リスク患者を特定し，予防策，退院計画を立てるうえで有益な情報となる. 術前の運動能力の低下は，歩行訓練やバランス訓練などの術前ハビリテーションを行うことで緩和される可能性があるが，まだエビデンスは不足している.

4　聴力低下

　高齢者における聴力低下は，認知機能低下や認知症，うつ，社会的孤立，転倒，身体機能低下，そして死亡リスクに関連し，入院や職に就けないなどの医療経済面にも影響する[17]. また聴力低下は視力低下とともに，せん妄発症のリスク因子であることも知られている[18]. 高齢者の体組成や身体機能の変化に関する前向きコホート研究である Health, Aging and Body Composition（Health ABC）study において，聴力低下が大きいほど身体機能低下のリスクが 31% 増加[19]し，死亡リスクも 20% 増加[20]することが示されている.

　70 歳以上の外科手術を受けた患者のうち術後に機能低下が生じた 266 例を対象に，機能回復とそれにかかわる要因を検討した前向き研究では，6 か月の経過で 65.4% の患者で機能回復がみられたが，機能回復が得られなかったことにかかわる因子として退院後 1 か月間の機能低下の進行，教育歴とともに聴力低下が抽出された[21].

　以上から，聴力低下のある高齢者が手術を受ける場合，補聴器などの補助具の使用がなければ，心身の機能低下により外科手術後の機能回復に影響する可能性があるためその同定が重要と考えられるが，まだエビデンスは十分ではない.

5 術前における機能評価の意義

　　外科手術が必要な高齢者において，術前にADL，運動機能，聴力といった機能評価を行うことは，術後合併症や生存率を予測するうえで有用であることが明らかにされてきている．しかし，これらの機能評価をルーチンとして手術を受ける高齢者に行うことは，多職種の協力なしには困難であることを筆者らは経験している．今回取り上げたADL，運動機能，聴力の評価は，外科手術を受ける高齢者に限らず通常の高齢者診療においても必要な要素であり，かつ簡便に評価できる点で有用性が高い．どの要素をどの程度まで評価するのか，またその評価に基づいた対策や介入をどのように実施していくのか，といったことをガイドライン化することが急務である．

◆文　献

1）Akishita M, et al.: Priorities of health care outcomes for the elderly. J Am Med Dir Assoc 2013;14:479-484

2）Chen CC-H, et al.: Pre-surgical geriatric syndrome, frailty and risks for postoperative delirium in older patients undergoing gastrointestinal surgery: prevalence and red flags. J Gastrointest Surg 2015;19:927-934

3）Maekawa Y, et al.: Comprehensive Geriatric Assessment is a useful predictive tool for postoperative delirium after gastrointestinal surgery in old-old adults. Geriatr Gerontol Int 2016;16:1036-1042

4）Yamasaki M, et al.: Development of a Geriatric Prognostic Scoring System for Predicting Survival After Surgery for Elderly Patients with Gastrointestinal Cancer. Ann Surg Oncol 2019;26:3644-3651

5）Feng MA, et al.: Geriatric assessment in surgical oncology: a systematic review. J Surg Res 2015;193:265-272

6）Mahoney FI, et al.: Functional evaluation: The Barthel Index. Md State Med J 1965;14:61-65

7）Lawton MP, et al.: Assessment of older people: Selfmaintaining and instrumental activities of daily living. Gerontologist 1969;9:179-186

8）Berian JR, et al.: Optimizing surgical quality datasets to care for older adults: Lessons from the American College of Surgeons NSQIP geriatric surgery pilot. J Am Coll Surg 2017;225:702-712.e1

9）Scarborough JE, et al.: The impact of functional dependency on outcomes after complex general and vascular surgery. Ann Surg 2015;261:432-437

10）Lawrence VA, et al.: Functional independence after major abdominal surgery in the elderly. J Am Coll Surg 2004;199:762-772

11）Basse L, et al.: Accelerated postoperative recovery programme after colonic resection improves physical performance, pulmonary function and body composition. Br J Surg 2002;89:446-453

12）CDC, Injury Center: Assessment Timed Up & Go（TUG），a STEADI resource. Last reviewed: 2021 https://www.cdc.gov/steadi/pdf/steadi-assessment-tug-508.pdf.

13）Hshieh TT, et al.: Trajectory of functional recovery after postoperative delirium in elective surgery. Ann Surg 2017;265:647-653

14）Robinson TN, et al.: Slower walking speed forecasts increased postoperative morbidity and 1-year mortality across surgical specialties. Ann Surg 2013;258:582-588; discussion 588-590

15）Schmidt M, et al.: Functional impairment prior to major non-cardiac surgery is associated with mortality within one year in elderly patients with gastrointestinal, gynaecological and urogenital cancer: A prospective observational cohort study. J Geriatr Oncol 2018;9:53-59

16）Dong Q-T, et al.: Influence of body composition, muscle strength, and physical performance on the postoperative complications and survival after radical gastrectomy for gastric cancer: A comprehensive analysis from a large-scale prospective study. Clin Nutr 2021;40:3360-3369

17）Contrera KJ, et al.: Hearing loss health care for older adults. J Am Board Fam Med 2016;29:394-403

18）Inouye SK, et al.: Delirium in elderly people. Lancet 2014; 383: 911-922

19）Chen DS, et al.: Association of hearing impairment with decline in physical function and the risk of disability in older adults. J Gerontol A Biol Sci Med Sci 2015;70:654-661

20）Genther DJ, et al.: Association of hearing impairment and mortality in older aduts. J Gerontol A Biol Sci Med Sci 2015;70:85-90

21）Becher RD, et al.: Factors associated with functional recovery among older survivors of major surgery. Ann Surg 2020;272:92-98

（杉本　研）

B 認知機能障害・精神疾患

POINT ≫

● 高齢者は，術後の認知機能低下や精神症状を防ぐため，術前に身体の精査とともに認知機能や内服薬の評価が必要である．
● 術後せん妄の発症予防には，身体・精神の両面に対して多職種協働によるチーム医療と包括的なケアが重要である．
● 長期的な認知機能や日常生活動作（ADL）の維持を意識した治療が肝要である．

Question	・加齢によるもの忘れと認知症の鑑別は？
	・術後せん妄と認知症の鑑別は？
	・術後せん妄を防ぐことはできる？

　人口の高齢化に伴い，高齢者の手術件数も増加しており，手術対象の年齢層も上昇している．現在，90代が手術を受けることもまれではない．高齢者は併存疾患も多く，加齢が最たる危険因子である認知症者が手術を受ける機会も少なくない．

　手術や麻酔を受けた高齢患者が，術後に脳の器質的障害がないにもかかわらず記憶や注意機能の低下が生じる病態が明らかになってきた．

　入院や手術など環境の変化が誘因となり，認知機能障害が顕著となる場合もあり，高齢者の周術期は慎重な経過観察を要する．

1 認知機能とは

　感覚，知覚，運動・動作，言語，感情・情動，注意・集中・意識，記憶・想起，理解・思考・推論，意思・動機づけ，パターン認識，表象・概念形成，創造・想像，自意識に関する機能など広範にわたる[1]．

　認知機能は，おもに認知症における障害の程度を表す場合に用いられる．認知症では，記憶障害のほか，判断・計算・理解・学習・思考・言語などを含む脳の高次機能に障害がみられ，認知症の中核症状をなす．認知機能の低下は，日常生活に多大な影響を及ぼす．また認知機能障害の進行に伴い，意欲低下（アパシー），妄想，幻覚，徘徊，脱抑制などの認知症の行動・心理症状（behavioral psychological symptoms of dementia：BPSD）が出現するため，適切な認知症診療が必要である．認知機能を維持することにより，BPSDの発現を抑えることができると考えられるようになってきた．

　入院や手術などにより高齢者の環境に変化がある場合，日常生活に支障をきたすような認知機能障害がない症例でも，手術による急性ストレス反応が起こる場合がある．全身麻酔や手術による侵襲により認知機能低下をきたす可能性があるとの報告[2]があり，幻覚や妄想などが出現することがあるため，術前の認知機能の評価が重要である．認知症が疑われる場合は，日常生活動作（activities of daily living：ADL），認知機能，自律神経障害，BPSD，身体合併症の有無を評価する．

表1　加齢による健忘と認知症の鑑別

	加齢による健忘	認知症（病的健忘）
もの忘れの範囲	体験の一部を忘れる	体験の全体，行為そのものを忘れる
もの忘れの内容	記憶障害のみ	記憶障害に加え，判断力の障害や実行機能障害，失算，失書などほかの症状もみられる
再認	ヒントにより思い出すことが多い	ヒントによっても思い出すことが少ない
見当識障害	（－）	（＋）
さがし物	努力して見つけようとする	誰かが盗ったと言うことがある
作話	（－）	作話や取り繕い，質問時振り返り現象がみられる
自覚	（＋）	進行とともに自覚に乏しくなる（病識低下）
学習能力	保たれている	新しいことを覚えられない
進行	極めて徐々にしか進行しない 最近1～2年間で変化がない	進行性である 最近1～2年で記憶障害の頻度が増加している
感情・意欲	保たれている	易怒性，意欲低下（アパシー）
日常生活	支障なし	支障がある

2　加齢による健忘と認知症の鑑別（表1）

　　まず認知症では，生活に支障が生じていることが前提であり，エピソードの全体を忘れる．例えば家族で食事に行き，レストランの名前を思い出さないことは，まだ認知症に至ってない可能性が高いが，食事に行ったことを全く覚えていない，全体を忘れているのが認知症である．二大認知症の特徴を記す．

ⓐ　Alzheimer 病

　　認知症のなかで最多の Alzheimer 病（Alzheimer disease：AD）は早期より，記憶障害に加え，遅延再生障害，見当識障害，構成障害が生じる．初期症状は，「何度も同じことを言う」「さがし物が多い」「以前より怒りっぽくなった」などであり，女性ではしばしば「物盗られ妄想」がみられる．

　　AD の早期スクリーニングとして，日常診療において2～3分で行える「もの忘れスクリーニング」（図1）[3] を示す．AD で早期から障害される見当識，遅延再生，視空間認知により判定するもので，15点満点で12点以下であれば，AD など認知症を疑う（感度96%，特異度97%）[3]．AD では，初期から頭頂葉の機能低下を反映し，構成障害が起こり，立方体の模写が困難となる．

ⓑ　Lewy 小体型認知症

　　第二の認知症といわれる Lewy 小体型認知症（dementia with Lewy bodies：DLB）は，はじまりの多くが記憶障害以外の症状である．認知機能の変動があり，注意障害が顕著であり，時にボーッとしていることがある．夜中に夢をみてうなされたり，暴れたりする．rapid eye movement（REM）睡眠行動異常症やパーキンソニズムを伴うことがある．また若い頃からの頑固な便秘や浮動性めまい，起立性低血圧，失神，転倒などの自律神経障害が症状として前景に現れることも多い．DLB の臨床診断基準を示す（図2）．

3　せん妄とは

　　意識障害による急性の精神症状で，おもに注意機能の障害である．集中力や注意力が

これから言う3つの言葉を言ってみてください. あとでまた聞きますからよく覚えておいてください. (以下の系列のいずれか1つで,採用した系列に○印をつけておく) 1:a) 桜 b) 猫 c) 電車 2:a) 梅 b) 犬 c) 自動車		a: 0 1 b: 0 1 c: 0 1
今日は何年の何月何日ですか 何曜日ですか (年月日,曜日が正確でそれぞれ1点ずつ)	年 月 日 曜日	0 1 0 1 0 1 0 1
先ほど覚えてもらった言葉をもう一度言ってみてください. (自発的に回答があれば各2点,もし回答がない場合は以下のヒントを与えて正解であれば1点) a) 植物 b) 動物 c) 乗り物		a: 0 1 2 b: 0 1 2 c: 0 1 2
立方体の模写 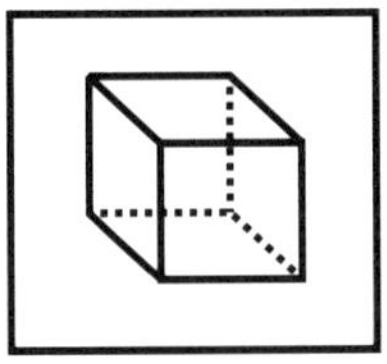 見本　　　左の図形と同じものを,ここに書き写して下さい.		立方体を正しく描ける　　2点 正確ではないが,一部描ける　1点 全く描けない　　　　　0点

図1 日常の診療でできる簡易スクリーニング法

〔浦上克哉:痴呆症の治療意義と適切なケアについて―主治医意見書のポイントを含めて―. 癌と化学療法 2003;30(suppl 1):49-53〕

進行性の認知機能低下により,生活に支障をきたしている方で
*記憶障害(もの忘れ)は病初期には必ずしも起こらない場合がある

認知機能の変動	□	はっきりしているときとボーっとしているときがある
幻視	□	実際にそこにない物が見えたり,いない人が見えることがある
パーキンソニズム	□	体を動かしにくい,手足がふるえる,歩きづらいといった症状がある
レム期睡眠行動異常症	□	睡眠時に大きな声の寝言や異常な行動がある

2項目以上あれば probable DLB
(ほぼ確実)

(監修:横浜市立大学名誉教授　小阪憲司)

図2 Lewy 小体型認知症の臨床診断基準チェックシート

第4章 並存疾患や問題を抱える高齢患者の手術へ向けた準備

表 2　せん妄の診断基準 (DSM-5)

A.　注意の障害 (すなわち，注意の方向づけ，集中，維持，転倒する能力の低下) および意識の障害 (環境に対する見当識の低下)
B.　その障害は短期間のうちに出現し (通常数時間 - 数日)，もととなる注意および意識水準からの変化を示し，さらに 1 日の経過中で重症度が変化する傾向がある
C.　さらに認知の障害を伴う (例：記憶欠損，失見当識，言語，視空間認知，知覚)
D.　基準 A および C に示す障害は，ほかの既存の，確定した，または進行中の神経認知障害ではうまく説明されず，覚醒水準の著しい低下という状況下で起こるものではない
E.　病歴，身体診察，臨床検査所見から，その障害がほかの医学的疾患，物質中毒，または離脱 (すなわち，乱用薬物や医薬品によるもの)，または毒物への曝露，または複数の病因による直接的な生物学的結果により引き起こされたという証拠がある

〔American Psychiatric Association (著)，日本精神神経学会 (日本語版用語監修)，高橋三郎，大野　裕 (監訳)：DSM-5：精神疾患の診断・統計マニュアル．医学書院，2014 より作成〕

欠如するなど転導性が亢進すると周囲の刺激に即座に反応し，精神運動活動の増加または減少が起こり，一貫した行動や思考が不可能となった状態である．睡眠覚醒リズムの障害が生じ，不穏，易刺激性，暴言，幻覚 (特に幻視)，錯視，妄想などが一過性に出現し，理解力や判断力が低下する．身体疾患や環境の変化，薬剤による影響が誘因となる．

せん妄は，国際疾病分類 (International Statistical Classification of Disease and Related Health Problems：ICD) に記載され，米国精神医学会の精神疾患の診断・統計マニュアル (Diagnostic and Statistical Manual of Mental Disorders：DSM) -5 に診断基準が記載されている (表 2)[4]．注意障害，思考回路障害，サーカディアンリズム (概日リズム) 障害を評価し判定する．

発症 24 時間以内に認める活動型 (過活動性，活動性の制御消失，不穏，徘徊)，低活動型 (活動量の低下，行動速度の低下，状況認識の低下，会話速度の低下，無気力，覚醒の低下，引きこもり)，および両者の症状が認められる混合型に分類され，集中治療室 (intensive care unit：ICU) での発生率はそれぞれ 2%，40%，60% との報告[5]がある．

活動型せん妄では，認知症と同様に幻覚，妄想，不安，不穏，精神運動興奮などが出現する．低活動型は見落とされがちである．混合型せん妄は，活発型と不活発型を繰り返し，昼間に傾眠傾向を示し，夜間興奮状態となる．

認知症にせん妄を伴うことがある．夕方になると焦燥，興奮，徘徊などの症状が出現する「夕暮れ症候群」があり，その根底には不安感があるとされている．認知症の人への対応としては，否定せず受容的な態度で安心感が得られるようにする．顔なじみのケア職員にする，トイレの場所がわかるような工夫をする，昼夜逆転しないよう日中は覚醒を促し規則正しい生活を送る，脱水・便秘・睡眠障害を起こさないように留意する，介護者は傾聴，環境を整える，感謝の態度で接することでせん妄による BPSD を防ぐことができる場合がある．

4　せん妄の診断

注意障害，記憶障害，見当識障害を確認する．術後 Confusion Assessment Method (CAM)[6] (表 3) などを用い，早期に診断する．CAM は，医療スタッフがベッドサイドにて数分で行える簡易スクリーニングである．注意障害は「フジノヤマ」の逆唱や 100 から 7 を引いていく計算で確認する．記憶障害や見当識障害の評価などは改訂長谷川式簡易知能評価スケールや Mini-Mental State Examination (MMSE) をあわせて行う．

表3　Confusion Assessment Method

1. 急性発症で変化する経過
2. 注意力散漫
3. 支離滅裂な思考
4. 意識レベルの変化

1, 2は必須
3または4を満たせばせん妄と診断する.

表4　せん妄と認知症の鑑別

	せん妄	認知症
発症	急激	緩徐
初発症状	錯覚, 幻覚, 妄想, 興奮	記憶力低下
日内変動	夜間や夕刻に悪化	変化に乏しい
持続	数日～数週間	永続的
身体疾患	合併していることが多い	時にあり
薬剤の関与	しばしばあり	なし
環境の関与	関与することが多い	なし

〔日本神経学会(監), 「認知症疾患治療ガイドライン」作成合同委員会(編):認知症疾患治療ガイドライン2010. 医学書院, 2010より作成〕

表5　せん妄を起こす可能性のある薬剤

- 抗コリン薬
  アトロピン, 三環系抗うつ薬, トリヘキシフェニジル, ジフェンヒドラミン
  点眼薬(アトロピン), 抗けいれん薬, フェニトイン
- 降圧薬
  カプトプリル, クロニジン, メチルドパ, レセルピン
- ドパミン作動薬
  アマンタジン, ブロモクルプチン, レボドパ
- β遮断薬
  プロプラノロール, チモロール
- H₂受容体拮抗薬
  シメチジン, ラニチジン, ファモチジン, ジソピラミド
  リドカイン, メキシレチン, プロカインアミド
- 抗菌薬
  アミノグリコシド系, アムホテリシンB, セフェム系, クロラムフェニコール
  イソニアジド, リファンピシン, テトラサイクリン系, バンコマイシン
  メトロニダゾール
- 抗ウイルス薬
  アシクロビル, インターフェロン系, ガンシクロビル
- 麻薬性鎮痛薬
  モルヒネ, フェンタニル, オキシコドン, ペンタゾシン

〔日本総合病院精神医学会せん妄指針改訂班(編):せん妄の臨床指針—せん妄の治療指針, 第2版(日本総合病院精神医学会治療指針1). 星和書店, 2015:22-23より作成〕

　せん妄では, 前向性健忘, 逆行性健忘ともに起こり, 特に時間・場所の見当識が障害される. これらの認知機能障害や精神症状が変動している. 睡眠覚醒リズムの障害により, 夜間せん妄をきたし, 日中ぼんやりしていることが多い.

　症状の類似点からレストレスレッグス症候群や胃薬や制吐薬によるアカシジア, Parkinson症候群, うつ状態などとの鑑別も必要となる.

5 せん妄と認知症の鑑別(表4)[7]

　せん妄は, 比較的急激に発症し, 認知機能が変動する. 精神症状としては, 幻視や錯視の頻度が高い. 認知機能の変動や幻覚などの症状が生じた場合, DLBとの鑑別が困難な場合もあるが, せん妄は, 一過性で可逆性であることが特徴である.

6 せん妄をきたす可能性のある薬剤(表5)[8]

　高齢者の患者に認知機能障害やせん妄をきたしやすい薬として, 三環系抗うつ薬, Parkinson病治療薬(抗コリン薬), オキシブチニン(経口), ヒスタミンH₁受容体拮抗薬(第一世代), ヒスタミンH₂受容体拮抗薬, ベンゾジアゼピン系睡眠薬, 抗不安薬があげられ, 可能な限り使用を控える. 使用する場合最低必要量をできるだけ短期間使用に限る[9]との警告がある.

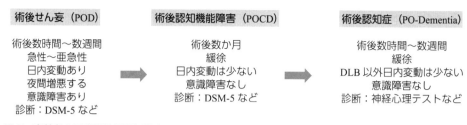

図 3　高齢者の周術期神経認知障害

〔青山　文，他：周術期への対応．中島健二，他（編）：認知症ハンドブック，第 2 版．医学書院，2020：376 より作成〕

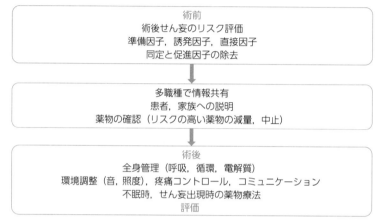

図 4　術後せん妄の低減に向けた対応

7　周術期神経認知障害（PND）（図 3）[10]

　手術は高齢者の認知機能に影響を及ぼすことが報告[11]されている．

　また術後の認知機能障害は，その後の治療やリハビリの進行の支障となり，周術期神経認知障害（perioperative neurocognitive disorder：PND）が生じると退院後に家族の介護負担が増大する．

　前述の DSM-5 では，術後せん妄（postoperative delirium：POD）と術後認知機能障害（postoperative cognitive dysfunction：POCD）とを包括的に PND とよび，急性期 POD，術後 30 日 以 内 を delayed neurocognitive recovery，術 後 30 日 〜1 年 の postoperative neurocognitive disorder に分類される．これらは連鎖し発症することが報告[12]されている．

ⓐ　術後せん妄（POD）

　術後数時間〜数週間（急性〜亜急性）に起こる．可逆性の意識障害であり，日内変動がある．POD は，欧州麻酔科学会によるガイドライン[13]がある．

　高齢者の認知機能障害は POD 発症と関連性が高いと報告[14]されている．その他の危険因子としては，感染，電解質異常，貧血など生理的な因子とともに高齢であること，長時間の手術による侵襲，また集中治療室は，モニター音や雑音，照明なども見当識障害を起こしやすいなど多数の促進因子が様々に影響し合い発症する（図 4）．

　AD では，POD の発症により，退院後 1 年の認知機能低下が約 2.2 倍増加すると報告[15]されている．POD は脳に影響を与える直接的な器質因子の軽減とともに改善することが多い[16]．

表6　DRS-R-98 SCORE

名前：＿＿＿＿＿＿＿＿＿＿＿＿＿＿＿＿＿＿＿＿＿＿　日付：＿＿＿＿＿＿　時間：＿＿＿＿＿＿＿

評価者：＿＿＿＿＿＿＿＿＿＿＿＿＿＿＿＿＿＿＿＿＿

重症度得点合計：＿＿＿＿＿＿＿＿＿＿＿＿＿＿＿＿　DRS-R-98 スコア合計：＿＿＿＿＿＿＿＿＿

重症度項目	得点	その他の情報
睡眠覚醒サイクル	0 1 2 3	□昼寝　□夜間の障害のみ □昼夜逆転
知覚障害	0 1 2 3	錯覚，幻覚のタイプ □聴覚　□視覚　□嗅覚　□触覚 錯覚，幻覚の体裁 □単純　□複雑
妄想	0 1 2 3	妄想のタイプ □被害型　□誇大型　□身体型 性質 □系統だっていない　□体系づいている
情動の変容	0 1 2 3	タイプ □怒り　□不安　□不機嫌 □高揚　□いらだち
言語	0 1 2 3	挿管，無言等の場合ここにチェック　□
思考過程	0 1 2 3	挿管，無言等の場合ここにチェック　□
運動性焦燥	0 1 2 3	身体拘束されている場合ここにチェック　□ 身体拘束の方法：
運動制止	0 1 2 3	身体拘束されている場合ここにチェック　□ 身体拘束の方法：
見当識	0 1 2 3	日付： 場所： 人物：
注意	0 1 2 3	
短期記憶	0 1 2 3	項目を記銘するまでの試行回数 □カテゴリーのヒントを与えた場合チェック
長期記憶	0 1 2 3	□カテゴリーのヒントを与えた場合チェック
視空間能力	0 1 2 3	□手指が使えない場合ここにチェック
短期間での症状発症	0 1 2 3	□症状がその他の精神症状に重複している場合チェック
症状重症度の変動性	0 1 2 3	□夜間のみに症状が出現している場合チェック
身体の障害	0 1 2 3	関係している症状

〔Trzepacz PT, et al.: Validation of the Delirium Rating Scale-reveised-98: comparison with the delirium rating scale and the cognitive test for delirium. J Neuropsychiatry Clin Neurosci 13:229-242 より作成〕

　せん妄の診断に用いられるスケールとして，Delirium Rating Scale, Revised 98（DRS-R-98）[17] がある（表6）．13 項目の重症度スコアと診断に関する項目による合計スコアで評価する．せん妄診断のカットオフ値は，重症度スコア 10.0 点，合計スコア 14.5 点である．日本語版[18]の信頼性も検討[19]されている．使用する際は，承諾が必要である．

ⓑ 術後認知機能障害（POCD）

　麻酔・手術後に術前より認知機能が低下した状態である．1955 年に周術期の認知機能異常としてはじめて報告された．

　術後には，注意機能や記憶，言語機能，遂行機能（実行機能）が障害されることが多い．遂行機能障害は，術後 ADL を著しく低下させる．高齢者（60 歳以上）では，術後に 3 か月以上 POCD が 10〜15% 存在し，患者の生活の質（quality of life：QOL）の低下や死亡率に影響を与えるとの報告[20]がある．

POCD の大半は，症状が改善しないことが特徴であり，意識障害がなく，注意障害などの認知機能の変動がない点が POD と異なる．POCD は診断基準がなく，神経心理テスト MMSE などを用いて評価を行う．POCD の評価は，麻酔，手術侵襲，疼痛，睡眠・覚醒リズムの変調など POD を含めた術後因子に影響されない術後1週間以後に行う．

ⓒ postoperative cognitive improvement

内頸動脈内膜剝離術など脳代謝が改善する症例などで，術後に認知機能や運動機能の改善がみられる症例がある．

心疾患術後の postoperative cognitive improvement（POCI）症例では，教育歴が長いこと，術前の MMSE のスコアが高く6週目のスコアの低下が少ない．ADL が自立しているとの報告[21]がある．

8 POD を防ぐ周術期管理

①まず術前に認知機能を評価する．さらに高齢者では，感染，貧血，カリウムやナトリウムなどの電解質異常，糖尿病や高血圧症などの生活習慣病などが POD 発症の危険因子となるため，身体機能とあわせて評価する．特に認知症が疑われる場合は，訴えがはっきりせず，痛みや便秘，不眠，脱水などによる身体の不調が BPSD の原因となることがあるので，本人への問診や診察とともに家族や介護者からの日常生活情報が不可欠である．患者本人へ丁寧に説明を行うことも大切なことである．

② POD の原因となるベンゾジアゼピン系抗不安薬，抗コリン薬などは中止を考慮する．

③ POD の持続時間が長いと予後が悪くなる[22]ことが知られ，術後早期に認知機能，せん妄の評価を行い対処することが要用である．

9 せん妄の発症予防的介入

ⓐ せん妄の発症要因（図5）

治療を検討するうえで3種類に整理される．
①準備因子：脳自体に機能低下を生じやすい状態が用意されている
②誘発因子：直接せん妄は生じさせないが，脳に負荷をかけ，機能的な破綻を誘導する．
③直接因子：直接せん妄は生じさせないが，脳の機能的な破綻を引き起こす．
早期に原因を同定し，各要因に対して速やかに対応することが大切である．

ⓑ 非薬物的介入

診断後は鎮痛管理を徹底し，多職種協働で非薬物的介入を行うことが推奨される．

特に看護師など医療従事者への教育を行い，術前情報を共有することがよいとされている．

誘発因子として，環境的要因（入院，手術，騒音，照度），身体的要因（疼痛，脱水，便秘，排尿障害，貧血，低栄養，身体拘束，点滴のチューブなどライン類），感覚的要因（視力低下，聴力低下），睡眠要因（不眠，睡眠リズムの乱れ）などに対する非薬物的介入を行う．

高齢者に対する多職種によるせん妄への介入プログラムとして米国における Hospital

準備因子

高齢（70 歳以上），認知症，脳器質疾患（脳梗塞，神経変性疾患）

誘発因子

環境の変化，感覚遮断（視力障害，聴力障害）
夜間の照明，睡眠覚醒リズムの障害
ベッド上安静による不動化，強制的な安静臥床，拘束
不快な身体症状（疼痛，呼吸困難，便秘，排尿障害）
心理的ストレス（不安，緊張）

直接因子

脱水，薬物，アルコール，電解質異常（高カルシウム血症，低ナトリウム血症），代謝性障害（肝・腎），
心不全，感染症，呼吸障害，低酸素血症，敗血症，外傷，熱傷，甲状腺疾患，低血糖，貧血，ビタミン B 群欠乏

せん妄

図5　せん妄の発症要因

Elder Life Program（HELP），National Institute for Health and Care Excellence（NICE）による
ものがある.

1) Hospital Elder Life Program (HELP)[21]

①見当識や認知機能への刺激，②早期からの運動，③視力補正，④聴力補正，⑤脱水
補正，⑥睡眠の補助.

2) National Institute for Health and Care Excellence (NICE)[23]

①認知機能障害，②脱水・便秘，③低酸素，④感染，⑤不動化，⑥疼痛，⑦多剤服
用，⑧低栄養，⑨感覚障害，⑩睡眠.

2010 年に発表された NICE によるガイドラインにより，医療スタッフチームが非薬

コツ

1. せん妄の直接因子の除去

早期に原因を同定し，速やかに対処する.

2. せん妄の誘発因子への対応

・身体状態の安定化：全身管理として呼吸，循環，電解質，ビタミン類などを調整する.
・環境調整：感覚遮断を減らし，良眠を妨げない心地よい環境づくりと規則正しい生活を心掛
ける.
・苦痛を緩和する：疼痛のコントロールが必要である. NSAIDs やオピオイドはせん妄の原因
になることがある. 身体的拘束は避ける.
・不安の軽減：身体に対する医療のみならず，精神的なケアも求められる. 周術期は術前から
高齢患者や認知症の人が蔑ろにされることなく，丁寧に説明を行い，理解を得るなど，良好
なコミュニケーションが必要である.
・多職種協働：高齢者は，個人差があるため，患者本人を主体とした医療チームによる個を慮
るかかわり方が大切である.
DREAMS 達成には多職種の力が必須である.

物的介入を行った結果，有意にせん妄の発症が少なく，せん妄の罹患期間が短かったと報告され，せん妄発症のリスクを個々に取り除く重点的ケアが，術後せん妄を防ぐことが明らかになった．

ⓒ 薬物的介入

高齢者の手術患者を対象としたハロペリドールやリスペリドンなど抗精神病薬を対象とした無作為化比較研究は行われているが，有効という結果は出ていない[24,25]．

睡眠障害が，せん妄や幻覚，妄想などの引き金になることから，不眠を改善させる治療が必要である．「睡眠薬の適正な使用と休薬のための診療ガイドライン」[26]によると，せん妄の予防には，夜間睡眠の確保と睡眠・覚醒リズムの正常化が重要であり，ベンゾジアゼピン系薬を単独で使用することは積極的には推奨されないとされている．

せん妄に対して有効性が示されたものとしてメラトニン・アゴニストであるramelteon[27]やオレキシン受容体拮抗薬[28]が推奨されている．ramelteon のせん妄に対する65 歳以上の入院患者を対象とした多施設共同の評価者盲検プラセボ対照ランダム化比較試験では，内服後せん妄の出現頻度が ramelteon 群 3%，プラセボ群 32% であり，オッズ比は，0.07 と有意に低下したとの報告がある．

10　せん妄発症時の介入

ⓐ 非薬物的介入

まずは，誘因，出現時間，環境などの情報を共有し，医療従事者で改善策を検討する．

身体拘束は，本人の身体的・精神的苦痛のみならず，家族にも心痛をもたらすものである．身体拘束により，せん妄の発症リスクが 2.9 倍高まった[29]という報告があり，現在では望ましくないという認識になりつつある．

当初から，時計やカレンダーなど日時がわかるものの設置，積極的なコミュニケーション，視覚・聴覚障害の補正，騒音や夜間照明の軽減，不必要なカテーテルを避ける，早期離床とリハビリテーション，早期よりの栄養開始など環境の整備が推奨されている．入院中は，人や場所など環境が大きく変化するため，家族が付き添うことは，せん妄の軽減となるが，COVID-19 感染が蔓延する現在は不可能であろう．入院時に普段使用している茶碗などの慣れ親しんだ日用品や家族写真などで環境の変化による不安を取り除く工夫は有効である．

ⓑ 薬物的介入

認知症者のみならず，高齢者に対する抗精神病薬の投与は，非薬物療法を十分行ったうえで，必要と判断した場合に行われるべきである．

せん妄に対し抗精神病薬は適応外であるが，2011 年に厚生労働省は，クエチアピン，ハロペリドール，ペロスピロン，リスペリドンの 4 剤は，せん妄・精神運動興奮状態，易怒性に対する適応外処方を認可した．しかしながら抗精神病薬は，死亡率を 1.4 倍増加させるという米国食品医薬品局（Food and Drug Administration：FDA）の報告[29]もあり，使用する際は，効果や副作用を本人，家族に十分な説明を行い，同意を得る必要がある．

せん妄に対する臨床試験により，リスペリドン（1.7～2.2 mg/ 日），オランザピン（平均 8.2 mg/ 日），クエチアピン（平均 44.9 mg/ 日），ペロスピロン（5.5～8.0 mg/ 日）が有効

であり，重篤な副作用はなかったと報告[30]されている．オランザピンとクエチアピンは糖尿病では禁忌である，アリピプラゾールは慎重投与とされている．

　抗精神病薬の使用により，せん妄の重症度や持続期間は，対照群に比して改善しないという報告が多数ある．臨床的に抗精神病薬の投与を必要と判断した場合は，特に高齢者は少量から開始し，短期間頓用が望ましい．

◆文 献 ··

1) 山内俊雄：認知機能とは何か．精神医学 2002；44：818-820

2) Schlte PJ, et al.: Association between exposure to anaesthesia and surgery and long-term cognitive trajectories in older adults: report from the Mayo Clinic Study of Aging. Br J Anaesth 2018;121:398-405

3) 浦上克哉：痴呆症の治療意義と適切なケアについて―主治医意見書のポイントを含めて―．癌と化学療法 2003；30（suppl 1）：49-53

4) American Psychiatric Association（著），日本精神神経学会（日本語版用語監修），高橋三郎，大野　裕（監訳）：DSM-5：精神疾患の診断・統計マニュアル．医学書院，2014

5) 岸　泰宏：術後せん妄の診断と対応．Cardiovascular Anesthesia 2013；17：9-16

6) Inouye SK, et al.: Clarifying confusion: The confusion assessment method.A new method for detection of delirium. Ann Intern Med 1990;113:941-948

7) 日本神経学会（監），「認知症疾患治療ガイドライン」作成合同委員会（編）：認知症疾患治療ガイドライン 2010．医学書院，2010

8) 日本総合病院精神医学会せん妄指針改訂班（編）：せん妄の臨床指針―せん妄の治療指針，第 2 版（日本総合病院精神医学会治療指針 1）．星和書店，2015：22-23

9) 日本医師会，他：超高齢社会におけるかかりつけ医のための適正処方の手引き　1 安全な薬物療法．日本医師会，2018：1-12

10) 青山　文，他：周術期への対応．中島健二，他（編）：認知症ハンドブック，第 2 版．医学書院，2020：374-377

11) Hole A, et al.: Psychological alterations after anesthesia and surgery. Reg Anesth 1982;7（suppl 4）:141-143

12) Lingehall HC, et al.: Preoperative Cognitive Performance and Postoperative Delirium are Independently Associated With Future Dementia in Older People Who Have Undergone Cardia Surgery.A Longitudinal Cohort Study. Crit Care Med 2017;45:1295-1303

13) Aldecoa C, et al.: Europian Society of Anaesthesiology evidence-based and consensus-based guideline on postoperative delirium. Eur J Anaesthesiol 2017;34:192-214

14) Hallady CW, et al.: Performance of Electronic Prediction Rules for Prevalent Delirium at Hospital Admission. JAMA Netw Open 2018;1:e181405

15) Gross AL, et al.: Delirium and Long-term Cognitive Trajectory Among Persons With Dementia. Arch Intern Med 2012;172:1324-1331

16) 石田和慶，他：術後せん妄・認知機能障害の評価と危険因子・危険症例の予測．麻酔 2020；69：484-495

17) Trzepacz PT, et al.: Validation of the Delirium Rating Scale-reveised-98: comparison with the delirium rating scale and the cognitive test for delirium. J Neuropsychiatry Clin Neurosci 13:229-242

18) Trzepacz PT, 他：日本語版せん妄評価尺度 98 年改訂版．精神医学 2001;43:1365-1371

19) Kato M, et al.: Japanese version of the Delirium Rating Scale, Revised-98（DRS-R-98-J）reliability and validity. Psychosomatics 2010;51:425-431

20) 立岩浩規：基礎研究からみた術後認知機能障害の予防戦略．日本臨床麻酔学会誌 2018：38：374-378

21) Inouye SK, et al.: A multicomponent intervention to prevent delirium in hospitalized older patients. N Engl Med 1999;340:669-676

22) O'Mahony R, et al.: Synopsis of the National Institute for Health and Clinical Excellence guideline for prevention of delirium. Ann Intern Med 2011;154:746-751

23) National Institute for Health and Care Excellence: Delirium: prevention, diagnosis, and management. 2010
https://www.nice.org.uk/guidance/cg103

24) Hakim SM, et al.: Early treatment with risperidone for subsyndromal delirium after on-pump cardiac surgery in the elderly: a randomized trial. Anesthesiology 2012;116:987-997

25) Wang W, et al.: Haloperidol prophylaxis decreases delirium incident in elderly patients after cardiac surgery: a randomiced controlled trial. Crit Care Med 2012;40:731-739

26) 厚生労働科学研究・障害者対策総合研究事業「睡眠薬の適正使用及び減量・中止のための診療ガイドラインに関する研究班」，他（編）：睡眠薬の適正な使用と休薬のための診療ガイドライン―出口を見据えた不眠医療マニュアル―．2013
http://www.jssr.jp/data/pdf/suiminyaku-guideline.pdf

27) Hatta K, et al.: Preventive effects of ramelteon on delirium: a randomized placebo-controlled trial. JAMA Psychiatry 2014;71:297-403

28) Hatta K, et al.: Preventive effects of suvorexant on delirium: a randomized placebo-controlled trial. J Clin Psychiatry 2017;78:e970-e979

29) US Food and Drug Administration: FDA public Health Advisory: Deaths with Antipsychotics in Elderly Patients with Behavioral Disturbances. 2005
http://psychrights.org/drugs/FDAantipsychotics4elderlywarning.htm

30) 工藤　喬，他：高齢者における抗精神病薬の使い方．大内尉義（編）：高齢者の薬の使い方．メジカルレビュー社，2005：149-194

（吉岩あおい）

第4章　並存疾患や問題を抱える高齢患者の手術へ向けた準備

C　サルコペニア・フレイル

POINT ≫

● サルコペニアやフレイルに該当しそうな対象者を早期に発見する.
● サルコペニアやフレイルを合併すると術後転帰に悪影響を及ぼす.
● 原因を評価し，術前より早期に適切な評価に基づいた運動と栄養の介入が重要である.

Question	・サルコペニアやフレイルはどのように早く見つけるか？
	・サルコペニアとフレイルの関連はどのようなものか？
	・サルコペニアとフレイルの治療はどのように行われるか？

1　サルコペニア・フレイルを取り巻く近年の状況

　近年，わが国の平均寿命は増加の一途であり，手術患者も高齢化しつつある．重複疾患を有する高齢者が増え，サルコペニアやフレイルへの臨床的・研究的関心が高まっている.

　併存疾患としてのサルコペニア・フレイルを取り巻く近年の状況について概説する.

ⓐ　サルコペニア・フレイルとは

1) フレイルの概念・定義

　フレイル（frail）は，「加齢に伴う予備能力が低下した状態」と，Fried らが提唱した高齢者における frailty の日本語訳として日本老年医学会が提唱した用語である.

　厚生労働科学研究特別研究報告書[1] からは，加齢とともに，運動機能や認知機能などが低下し，複数の慢性疾患の影響もあり，心身の脆弱化が出現した状態とある．一方で適切な介入・支援により，生活機能の維持向上が可能な状態像と説明されている（図1）[1].

　フレイルは，「身体的要因」に加え，気分障害や認知機能低下などの「精神・心理的要因」，孤独・閉じこもりなどの「社会的要因」など，多要因を含む状態として認識されつつある．フレイルとは，①健康と要介護状態の「中間的な状態」であり，②様々な側面・要因をもった「多面性」があり，③介入により改善可能という「可逆性」が包含された概念である.

2) サルコペニアの概念・定義

　サルコペニア（sarcopenia）は，Rosenberg が加齢に伴う筋肉の変化をとらえる学術用語の必要性から，ギリシャ語で筋肉を意味する「sarx」と喪失を意味する「penia」を組み合わせた造語・概念である．当初は骨格筋量のみが注目されていたが，近年では骨格筋量減少に伴う筋力や身体機能の低下を含めた定義へと変遷している.

　2018 年の高齢者サルコペニアに関する欧州ワーキンググループ（European Working Group on Sarcopenia in Older People 2：EWGSOP2）では，「転倒，骨折，身体機能障害および死亡などの転帰不良の増加に関連する進行性および全身性に生じる骨格筋疾患」と

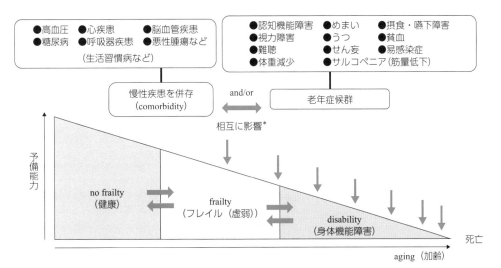

図1　フレイルの概念
*現時点では慢性疾患のフレイルへのかかわりが十分なエビデンスの基に構築されているわけではないことに留意
　が必要.
〔平成27年度厚生労働科学研究費補助金厚生労働科学特別研究事業「後期高齢者の保健事業のあり方に関する研究」
班（班長　鈴木隆雄）：「後期高齢者の保健事業のあり方に関する研究」（ポイント）（鈴木隆雄委員提出資料）．第
58回社会保障審議会介護保険部会，2016〕

表1　日本版 CHS 基準（J-CHS 基準）2020 年改訂版

項目	評価基準
体重減少	6か月で，2 kg 以上の意図しない体重減少
筋力低下	握力：男性＜ 28 kg，女性＜ 18 kg
疲労感	この2週間で，理由もなく疲れを感じたことがある
歩行速度低下	通常歩行速度＜ 1.0 m/ 秒
身体活動の低下	a) 健康を目的とした適度な運動やスポーツをしているか？ b) 健康を目的とした軽い運動を行っているか？ 上記の2つのいずれも「週に1度も行っていない」と回答

〔Satake S, et al.: The revised Japanese version of the Cardiovascular Health Study criteria（revised J-CHS criteria）. Geriatr
Gerontol Int 2020;20:992-993 より改変〕

定義した[2]．

　アジア人を対象とした 2014 年および 2019 年のアジアサルコペニアワーキンググルー
プ（Asian Working Group for Sarcopenia：AWGS）では，「加齢に関連した低骨格筋量に加
えて，低筋力および / または低身体機能」と定義された[3]．

ⓑ サルコペニア・フレイルの診断アルゴリズムと診断基準

1）フレイルの診断基準

　身体的フレイルの評価に用いられるツールとして代表的なものに Fried 基準〔または
Cardiovascular Health Study（CHS）基準〕がある．この基準は，CHS によって，表出され
る徴候を表現型モデルとしてまとめ，体重減少，筋力低下，疲労感，歩行速度低下，身
体活動の低下の5項目が検討項目である．わが国でも原法を修正した日本版 CHS 基準
（J-CHS 基準）が提唱され，2020 年に改訂版が発表された（表1）[4]．そこでは，従来の
J-CHS 基準と同様に上記5項目のうち，3項目以上に該当でフレイル，1〜2項目該当で
プレフレイル，いずれにも該当しないものを健常としている．

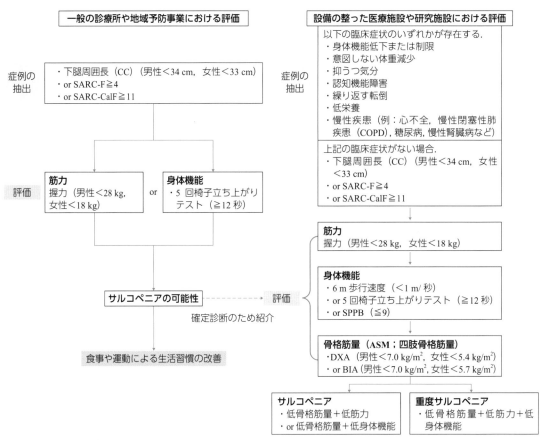

図 2　AWGS2019 によるサルコペニアの診断アルゴニズム

〔Chen LK, et al.: Asian Working Group for Sarcopenia: 2019 Consensus Update on Sarcopenia Diagnosis and Treatment. J Am Med Dir Assoc 2020;21:300-307.e2（https://www.jamda.com/article/S1525-8610（19）30872-2/fulltext）より改変〕

表 2　SARC-F

内容	質問	スコア
握力 (**S**trength)	4〜5 kg のものを 持ち上げて運ぶのが どのくらい大変ですか	全く大変ではない＝ 0 少し大変＝ 1 とても大変，または全くできない＝ 2
歩行 (**A**ssistance in walking)	部屋のなかを歩くのが どのくらい大変ですか	全く大変ではない＝ 0 少し大変＝ 1 とても大変，補助具を使えば歩ける，または全く歩けない＝ 2
椅子から立ち上がる (**R**ise from a chair)	椅子やベッドから移動するのが どのくらい大変ですか	全く大変ではない＝ 0 少し大変＝ 1 とても大変，または助けてもらわないと移動できない＝ 2
階段を昇る (**C**limb stairs)	階段を 10 段昇るのが どのくらい大変ですか	全く大変ではない＝ 0 少し大変＝ 1 とても大変，または昇れない＝ 2
転倒 (**F**alls)	この 1 年で 何回転倒しましたか	なし＝ 0 1〜3 回＝ 1 4 回以上＝ 2

〔サルコペニア診療ガイドライン作成委員会（編）：サルコペニア診療ガイドライン 2017 年版一部改訂．ライフサイエンス出版，2020 より作成〕

2) サルコペニアの診断アルゴリズムと基準

　　2010 年の EWGSOP より評価には，骨格筋量と運動機能（筋力や歩行速度）を組み合わ

表 3　サルコペニアの要因と分類

一次性サルコペニア	加齢	・加齢による筋肉喪失
二次性サルコペニア	疾患	・炎症性疾患(例：臓器不全，悪性腫瘍)
		・骨関節炎，変形性関節症
		・神経学的障害
	不活動	・坐位中心の習慣(例：身体の不自由や寝たきり)
		・運動不足
	栄養不良	・低栄養または吸収不良
		・服薬による食欲不振
		・過剰栄養 / 肥満

〔Cruz-Jentoft AJ, et al.: Sarcopenia: revised European consensus on definition and diagnosis. Age Ageing 2019;48:16-31 より改変〕

せた基準が発表されている．診断方法についてわが国では，2017 年版のサルコペニア診療ガイドライン[5]において，日常診療においては AWGS の診断基準を用いることを推奨している．AWGS はサルコペニア診断基準の改訂版を AWGS2019 として発表した(図 2)[3].

　AWGS2019 では，地域と設備の整った医療施設のセッティングで別々のアルゴリズムを提唱している．このアルゴリズムでは，下腿周囲長(男性 34 cm 未満，女性 33 cm 未満)，自己記入式質問票 SARC-F(スコア 4 以上)，SARC-F と下腿周囲長を組み合わせた SARC-Calf(スコア 11 以上)のいずれかのスクリーニング(対象者の発見)からはじめられる．また，筋力低下もしくは身体機能低下による「サルコペニアの可能性」と診断する考え方が導入された．このプロトコルからサルコペニアのリスクがある対象者を早期に特定し，早期に必要な介入を促す方針がうかがえる．SARC-F を**表 2**[6]に示す．

ⓒ　サルコペニアの要因・分類とフレイルとの関連性

　EWGSOP2 ではサルコペニアを，加齢以外に明らかな原因がない一次性サルコペニア，加齢以外(または加齢に加えて)の疾患，不活動，栄養不良によって引き起こされる二次性サルコペニアに大別している(**表 3**)[2].

　フレイルを提唱した Fried は「フレイルサイクル」についても提示している(図 3)[7].フレイルサイクルでは，加齢に伴う骨格筋の変化や疾患が起因となり筋量の低下(サルコペニア)が生じると，筋力の低下や基礎代謝量の低下を招く．筋力の低下は歩行速度の低下や活動性の低下に影響を及ぼし，総エネルギー消費量の低下へとつながる．加齢に伴う食欲不振が加わると慢性的な栄養不良状態が生じ，サルコペニアの進行が加速される．この悪循環がさらに進むと身体機能の低下や要介護状態を招くこととなる．

ⓓ　サルコペニアの予後，転帰

　Shen らは，2017 年に，胃切除術を受けた高齢患者におけるフレイルおよびサルコペニアの術後成績への影響について報告している[8].フレイルは病院での死亡と，サルコペニアは術後転帰と関連していたことから，サルコペニアとフレイルは術後転帰の発生に重大な悪影響を及ぼすとされている．

　サルコペニア診療ガイドラインにおいても，サルコペニアを生じると，転倒，骨折，フレイルとなるリスクが高く，がん患者の生存率が低下し，手術の死亡リスクが高くなるとされている[6].

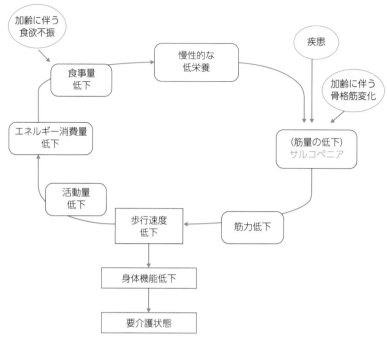

図 3　フレイルサイクル
〔Fried LP, et al.: Frailty in older adults: evidence for a phenotype. J Gerontol A Biol Sci Med Sci 2001;56:M146-M156 より改変〕

2　手術へ向けた準備―サルコペニア・フレイルの予防と治療

　　前述のフレイルサイクルの悪循環を早期に適切な介入で断ち切ることが，フレイル予防や改善（治療）を図るポイントとなる．

ⓐ サルコペニア・フレイルの治療

　　サルコペニアの診断基準を満たしていた場合，一次性・二次性のどの要因に該当するのか判断し，原因に見合った治療を行う．
　　①加齢のみなら運動と栄養，②活動不足なら不要な安静や閉じこもりがちな生活を避け，離床の励行や身体活動量の増加，③栄養不良なら適切な栄養管理，が必要となる．そして④疾患では，がんや臓器障害などにおいてはまず治療が行われ，運動によるリスクや不都合が生じないよう適切にコントロールされている必要がある．臨床の患者では重複している場合が多いので，適切な評価のうえでの介入が求められる．
　　Yoshimura らは，2017 年に，サルコペニアへの治療介入について報告している[9]．エビデンスの質は低かったものの，高齢者のサルコペニア治療に対する運動と栄養の介入はある程度のプラスの効果がある．

ⓑ サルコペニア・フレイルの予防

　　Oliveira らは，2020 年に，高齢者における身体活動とフレイルおよびサルコペニアの予防に関するエビデンスについて報告している[10]．身体活動は 65 歳以上の高齢者のフレイルをおそらく予防するとされている．

ⓒ 手術へ向けて

　近年，高リスク患者に対するがん治療の完遂と，高リスク治療を受けたがんサバイバーの予後改善を共通目的に，新しい学際領域連携として腫瘍循環器学（cardio-oncology）がある．2019 年に米国心臓協会（American Heart Association：AHA）から「腫瘍循環器リハビリテーション（cardio-oncology rehabilitation：CORE）」が提唱され，2021年改訂版心血管疾患におけるリハビリテーションに関するガイドライン[11]にも新たに掲載された．CORE では，従来のがんリハビリテーションに心臓リハビリテーションの要素を加えることにより，がんサバイバーの心肺持久力向上や心血管疾患リスクの軽減が期待されている[11]．

　また，術前環境を適正化することを目的に，わが国でも術前から多職種で介入する「プレハビリテーション」が取り組まれている[12]．

　サルコペニアやフレイルを有する高齢手術患者の術後早期の DREAMS 達成には，適切な評価に基づいた運動と栄養の介入を CORE やプレハビリテーションとして介入することがポイントとなろう（p.199 参照）．

◆文　献

1) 平成 27 年度厚生労働科学研究費補助金厚生労働科学特別研究事業「後期高齢者の保健事業のあり方に関する研究」班（班長鈴木隆雄）：「後期高齢者の保健事業のあり方に関する研究」（ポイント）（鈴木隆雄委員提出資料）．第 58 回社会保障審議会介護保険部会，2016

2) Cruz-Jentoft AJ, et al.: Sarcopenia:revised European consensus on definition and diagnosis. Age Ageing 2019;48:16-31

3) Chen LK, et al.: Asian Working Group for Sarcopenia: 2019 Consensus Update on Sarcopenia Diagnosis and Treatment. J Am Med Dir Assoc 2020;21:300-307.e2
https://www.jamda.com/article/S1525-8610（19）30872-2/fulltext

4) Satake S, et al.: The revised Japanese version of the Cardiovascular Health Study criteria（revised J-CHS criteria）. Geriatr Gerontol Int 2020;20:992-993

5) サルコペニア診療ガイドライン作成委員会（編）：サルコペニア診療ガイドライン 2017 年版．ライフサイエンス出版，2017

6) サルコペニア診療ガイドライン作成委員会（編）：サルコペニア診療ガイドライン 2017 年版一部改訂．ライフサイエンス出版，2020

7) Fried LP, et al.: Frailty in older adults: evidence for a phenotype. J Gerontol A Biol Sci Med Sci 2001;56:M146-M156

8) Shen Y, et al.: The impact of frailty and sarcopenia on postoperative outcomes in older patients undergoing gastrectomy surgery: a systematic review and meta-analysis. BMC Geriatr 2017;17:188

9) Yoshimura Y, et al.: Interventions for Treating Sarcopenia: A Systematic Review and Meta-Analysis of Randomized Controlled Studies. J Am Med Dir Assoc 2017;18:553.e1-553.e16

10) Oliveira JS, et al.: Evidence on Physical Activity and the Prevention of Frailty and Sarcopenia Among Older People: A Systematic Review to Inform the World Health Organization Physical Activity Guidelines. J Phys Act Health 2020 ;17:1247-1258

11) 日本循環器学会，他（編）：2021 年改訂版心血管疾患におけるリハビリテーションに関するガイドライン．2021
https://www.j-circ.or.jp/cms/wp-content/uploads/2021/03/JCS2021_Makita.pdf

12) 筧　慎吾，他：プレハビリテーション介入による術前環境の適正化．外科と代謝・栄養 2021：55：170-174

（相川　智，若林秀隆）

D 肥満がある高齢の手術患者

POINT ≫

● 日本人（アジア人）の肥満は低い BMI でもメタボリックシンドロームなどの質的合併症を生じやすい．あわせて変形性関節症などの量的合併症をもつ．

● 高齢肥満者は運動習慣が少なく，サルコペニア肥満やフレイルになりやすい．

● 高齢肥満者に減量を行う場合は，サルコペニアや栄養欠乏症に注意しながら，摂取エネルギーの制限と運動療法を行う．

● 周術期を通して，食事量を減らしながら蛋白質の摂取を維持することが重要で，1.0 g/kg（目標体重）/ 日以上の確保が目安である．

● 高齢者肥満の周術期管理に ERAS はよい適応となる．

Question	・高齢肥満者の特徴は？
	・高齢肥満者の栄養管理の注意点は？
	・高齢肥満者にどのように運動させるか？

1 高齢肥満者の概要

ⓐ 肥満症とは

　世界保健機関（World Health Organization：WHO）では，肥満を体格指数（body mass index：BMI，体重［kg］/ 身長［m^2］）$\geqq 30$（kg/m^2）と定めている．しかしわが国においてはより低い BMI でも合併症を生じやすく，肥満診療ガイドライン 2016 では，肥満を「脂肪組織に脂肪が過剰に蓄積した状態で，BMI が 25 以上のもの」と定義し，また「肥満に起因ないし関連する健康障害を合併するか，その合併が予測される場合で，医学的に減量を必要とする病態」を肥満症と定めている[1]．この肥満症診療ガイドライン 2016 では BMI $\geqq 35$（kg/m^2）を高度肥満という呼称で統一し，高度肥満症が内科的治療のみで困難な場合に，肥満外科的治療がオプションとなっている．肥満外科的治療は，bariatric surgery とよばれるが，腹腔鏡下袖状胃切除術がおもな術式で，わが国でも少しずつ増加し，現在，年間 700 件超の手術が行われている．肥満患者に合併する疾患を，脂肪細胞の質的異常と量的異常に分けて表 1 に示す．また肥満が高度なほど精神心理や社会面に問題を抱えていることも特徴である．一般的に肥満者の健康被害は代謝異常（メタボリックシンドローム）に基づく合併症によるところが大きいが，特に高齢肥満者においては，加えて，変形性膝関節症や股関節症などの量的異常として運動器障害など整形外科的問題が深刻となり，身体能力に及ぼす影響も大きい．

　欧米諸国に比べるとわが国ではまだ肥満は大きな問題ではないように思うかもしれないが，実は欧米諸国より深刻な側面をもつ．なぜなら日本人を含むアジア人においては，肥満度が低くても，糖尿病を代表とするメタボリックシンドロームなどの合併症を生じやすく，肥満そのものよりも，肥満による健康被害が大きいからである．2019 年

表1　肥満関連合併症

脂肪細胞の質的異常	脂肪細胞の量的異常
高血圧 耐糖能異常 脂質異常症，高尿酸血症 非アルコール性脂肪性肝疾患，月経異常 肥満関連腎症	整形外科的疾患 （変形性関節症，腰痛症） 閉塞性睡眠時無呼吸症候群 尿失禁，腹壁ヘルニア 逆流性食道炎

の国民健康・栄養報告では，肥満者（BMI $\geqq$ 25 kg/m^2）の割合は男性33.0%，女性22.3%であり，この10年間でみると，女性では有意な増減はみられないが，男性では2013年から2019年の間に有意に増加していると報告している[2]．

ⓑ 高齢肥満者の代謝異常

　日本人は古来より「農耕民族」で，米や芋など穀類を中心とした低脂肪の食事をしてきた．しかしその食事は次第に欧米化され，食生活や生活習慣が激変した結果，日本人の肥満と2型糖尿病は急増している．「狩猟民族」といわれ肉類を多く摂取してきた欧米人と比較し，日本人のインスリン分泌能は低い．また過栄養を皮下脂肪として蓄えることができないのが日本人の特徴であり，余分なエネルギーを肝臓，骨格筋，血管，心筋，膵臓など，本来はエネルギーを備蓄すべき場所ではない臓器へ異所性に蓄積せざるをえず，内臓脂肪優位の肥満となりやすい．内臓脂肪の蓄積によるインスリン抵抗性の増大は，日本人の糖尿病の原因の一つであるが，現在，2型糖尿病患者におけるBMIの平均は，欧米人で31，日本人では25といわれる．

　内臓脂肪の過剰蓄積を判断するには，腹部CT法を用い，臍レベルでスキャンし，腹腔内の脂肪部分の面積を測定するのがよい．100 cm^{2}以上であれば内臓脂肪型肥満と判定される．内臓脂肪面積/皮下脂肪面積の比〔V/S（visceral/subcutaneous）比〕は最も正確な評価方法であるが，0.4以上を内臓脂肪型肥満，0.4未満を皮下脂肪型肥満，と定義している．簡便なスクリーニング法としてはウエスト周囲長の測定が用いられており，男性で85 cm以上，女性で90 cm以上であれば，内臓脂肪面積が100 cm^{2}以上に相当すると推測され，内臓脂肪の過剰蓄積の目安となる．内臓脂肪型肥満は，特に日本人（アジア人）男性に多く，図1のように通称「リンゴ型肥満」とよぶ．一方，皮下脂肪型肥満を「洋ナシ型肥満」とよび，欧米人にはこちらが多いのが特徴で，一般的にはメタボリックシンドロームの合併が少ない．高齢者は加齢によってウエスト周囲長が増加し，内臓脂肪蓄積によるメタボリックシンドロームの健康被害が問題となる．同時に高齢肥満者はサルコペニア肥満となりやすく（サルコペニアの詳細は**本章 -C サルコペニア・フレイル**を参照），これは腹部への脂肪蓄積と筋肉量の減少という体組成の変化がおもな要因であるが，若年肥満症と比べて運動器障害によって手段的**日常生活動作** (activities of daily living：ADL)[*1]の低下，転倒，死亡リスクなどに直結する可能性がある．一般的にBMIは65歳までには加齢とともに増加するが，その後は減少する．

＊1　日常生活動作（activities of daily living：ADL）とは
　人が生活を送るために行う活動の能力のことである．手段的ADLとはより高度なADLを指し，買い物，食事の準備，服薬管理，金銭管理，交通機関を使うなど複雑で高度な日常生活活動度である．基本的ADLとは移動，階段昇降，入浴，トイレの使用，食事，着衣，排泄などの基本的な日常生活活動度を示す．

- 内臓脂肪面積 ≧100 cm^2
- ウエスト周囲長　　男性≧85 cm　　女性≧90 cm
- V/S 比　　内臓脂肪 / 皮下脂肪（面積比）≧0.4 内臓脂肪型肥満
　　　　　　　　　　　　　　　　　　　＜0.4 皮下脂肪型肥満

内臓脂肪型肥満＝リンゴ型肥満　（アジア人男性に多い）　　　皮下脂肪型肥満＝洋ナシ型肥満　（欧米人に多い）
　メタボリックシンドローム，心血管疾患のハイリスク　　　　　　併存合併症は少ないことが多い

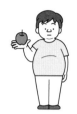
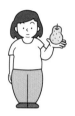

脂肪の分布から，内臓脂肪型肥満，皮下脂肪型肥満を把握することで術前のリスクを評価する.
日本人（アジア人）男性に多いリンゴ型肥満は，メタボリックシンドロームなどの合併症を生じやすい.

図 1　内臓脂肪型肥満の評価

内臓脂肪は加齢とともに増加し，筋肉量は加齢とともに減る.

ⓒ obesity paradox

　肥満は心血管病変の大きなリスクで，Calle らは，肥満者（BMI > 35）は非肥満者（BMI：18.5〜24.9）に比べて心血管系イベントでの死亡率が 2〜3 倍高くなると報告している[3]. しかしその一方で“肥満があると死亡率や合併症発症率が低くなる”という報告も数多くあり，これを obesity paradox とよんでいる. レプチンなどのホルモンが保護的に作用しているのではないか，脂肪の蓄積が栄養管理面で有利なのではないかなどと考察されている. 多くの報告では，過体重（BMI 25〜29.9）において死亡率は最も低くなり，低体重（BMI < 18.5）や病的肥満（BMI > 35）の患者においては死亡のリスクは高くなる. つまり，死亡率は U 字型カーブを示すといわれている.

2　肥満患者の周術期管理

ⓐ 高齢でない肥満患者の周術期管理

　肥満患者の手術は着実に増えている. それは，肥満患者そのものが増加しているだけでなく，胃を袖状に切除して食事の摂取量を制限することによって体重を減らし，糖尿病などの合併症を治癒させる肥満外科手術が日本でも少しずつ増えていることが理由であろう. 2016 年の World Journal of Surgery では肥満患者の術後回復強化プログラム（Enhanced Recovery After Surgery：ERAS）ガイドラインが提唱され，肥満患者の術後回復促進のために ERAS プロトコルの有効性が報告された[4]. ERAS の「手術侵襲を最小限にして身体機能を維持する」手法は，肥満患者には合理的な概念である. なぜならば，肥満患者の医療介入の困難性は，単純にその重量による物理的なものだけでなく，呼吸，循環，代謝や薬剤投与など全身管理面に大きく影響するからである. 介入すればするほど身体の把握が困難になり，逆に悪化させてしまう危険性をもっている. 意識を

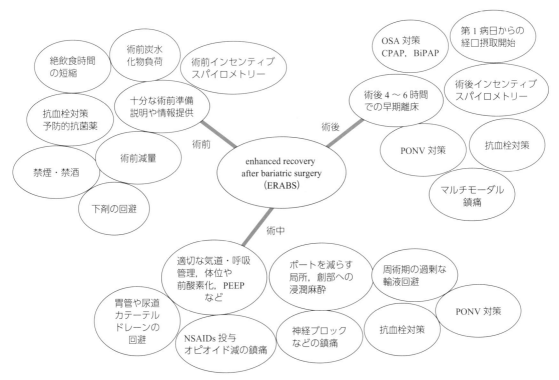

図2 ERABS プロトコル

OSA：閉塞性睡眠時無呼吸症候群，CPAP：持続陽圧呼吸療法，NSAIDs：非ステロイド性抗炎症薬，PONV：術後悪心嘔吐.
〔Thorell A, et al.: Guidelines for Perioperative Care in Bariatric Surgery: Enhanced Recovery After Surgery（ERAS）Society Recommendations. World J Surg 2016;40:2065-2083 より改変〕

清明にして，身体の回復はできるだけ患者自身の機能に委ねる，自らの生理機能で適正化することは最も確実な方法であろう．ERAS プロトコルを肥満患者に，特に肥満外科手術における ERAS プロトコルを enhanced recovery after bariatric surgery（ERABS）とよんでいる．術前，術中，術後の推奨プログラムを一覧にまとめたものを**図2**[4]に示す．また主要な項目を下記にあげる．

1) 術前診察

術前診察においては，特に気道評価を厳密に行いたい．肥満患者は，顔が大きい，咽頭の軟部組織が多い，頸部が太いなどの理由で困難気道となりやすく，そのためのデバイスとして，体位の適正化＝ ramp 体位（外耳道と胸骨を水平にするよう，上半身を持ち上げる体位）の枕を術前に準備する必要がある．また閉塞性睡眠時無呼吸症候群（obstructive sleep apnea：OSA）のスクリーニングを術前に行う．

2) 睡眠時無呼吸症候群の評価と治療

STOPBANG の評価項目（S：いびきはかきますか，T：疲れやすいですか，O：家族や友人に「寝ている間に呼吸が止まっている」と言われたことはありますか，P：高血圧はありますか，B：BMI は 35 より大きいですか，A：年齢は 50 歳を超えていますか，N：首の周りは 40cm 以上ありますか，G：男性ですか）の Yes を 1 点，No を 0 点としてカウントし，合計 3 点以上で睡眠時無呼吸の可能性が高いと評価する．3 点以上の場合は，精密ポリソムノグラフィー（polysomnography：PSG）検査を行い，必要に応じて持続陽圧呼吸療法（continuous positive airway pressure：CPAP）を術前に導入する．術前の

CPAP 導入は，呼吸の安定化や換気応答の改善だけでなく，血圧や脈拍，ヘモグロビン（Hb）値，心血管イベントの低減にも効果がある．

3) プレハビリテーション（術前運動，呼吸訓練など）

　術前に身体機能を強化することで，術後合併症の減少や早期の身体機能回復を目指す介入を「プレハビリテーション（prehabilitation）」とよぶ．運動療法だけでなく，栄養管理やメンタルケアなども包括される．適切な運動や呼吸訓練（インセンティブスパイロメトリーなど）を行う．

4) 禁煙・禁酒

　呼吸器合併症，組織への酸素不足（創感染），凝固能亢進などのリスクなどから，4週間前からの禁煙が推奨される．また，肺炎，敗血症，創感染などのリスクから，4週間前から禁酒することもすすめられる．

5) 術前減量

　肥満患者に対する術前減量は，術前管理として，ほかにはないプロトコルである．手術の前に2〜4週間の低カロリー食の投与を行うことが推奨されている．これによって肝臓の容積が16〜20%減少し，術野を確保でき，手術がより安全なものとなることが数多く報告されている．術前体重の5%程度の減量が望ましい．また2020年，米国の肥満外科手術患者 480,075 症例の術後30日の死亡率に関する調査において，術前減量を行った場合，有意に死亡率が低下するという研究結果が報告された[5]．

6) グルココルチコイドの投与

　グルココルチコイドとしてデキサメタゾンは手術患者への抗炎症作用，また術後悪心嘔吐（postoperative nausea and vomiting：PONV）予防目的としてその有効性が多く報告されている．2.5〜8 mg が推奨されるが，血糖値の上昇には注意が必要である．

7) 絶飲食時間の短縮

　肥満患者であっても，非肥満患者と同様に，清澄水は2時間前まで，固形物は6時間前までが適用可能と考えられている．ただし自律神経障害を伴う糖尿病や逆流性食道炎のある患者には誤嚥に注意が必要である．

8) 代謝環境の適正化：炭水化物負荷

　非肥満患者同様に，術前の炭水化物負荷が推奨される．これは患者の不安感の低減とインスリン抵抗性の改善がおもな目的で，2時間前までの摂取が許容される．

9) 抗血栓薬の予防投与

　腹部の大手術においては，術前に抗血栓薬（低分子ヘパリンやエノキサパリン）を予防投与することで周術期の血栓を予防することができる．弾性ストッキングやエアマッサージャーも使用することが望ましい．ただしこれらの抗血栓薬の予防投与は肥満外科手術においてはまだコンセンサスが得られておらず，また日本人にも必要かどうかは議論がある．

10) 下剤の使用

　術前腸管前処置は避けたい．

11) 抗菌薬の予防投与

　感染予防のために抗菌薬を予防投与することが推奨されている．

ⓑ 高齢肥満者の周術期管理

　高齢肥満者の手術における術前，術中，術後管理は，基本的には若年肥満者と同様であるが，高齢肥満者はメタボリックシンドローム，特に高血圧や糖尿病を合併すること

表2　高齢肥満者の減量におけるリスクとベネフィット

リスク	ベネフィット
死亡率上昇リスク 筋肉量低下(サルコペニア) 骨密度低下，骨粗鬆症，骨折 蛋白質とビタミンの欠乏 胆石発作(急激な体重減少時のみ)	2型糖尿病の改善 脂質異常症の改善 心血管病変のリスク低減 呼吸機能，OSAの改善 日常生活の機能改善 うつ症状の改善，生活の質の向上

OSA：閉塞性睡眠時無呼吸症候群.

が多く，併存合併症をコントロールしておく必要がある．また過体重による医療介入の困難性は高齢肥満者には顕著で，身体機能を早期に回復させ，早期に離床や飲食を自ら行えるようにすることは重要である．

　高齢肥満者において，非高齢肥満者と同様に術前や術後に体重を減らすことは必要なのだろうか．2005年にAmerican Society for Nutrition and NAASO, The Obesity Societyは，高齢肥満者の減量について，身体機能や生活の質（quality of life：QOL）を改善し，肥満に伴う合併症を減らす効果があることをステートメントとして公表した[6]．しかし身体機能を維持しながら減量することは高齢者にとってチャレンジであり，一つ間違えばサルコペニアを加速させてしまう危険性がある．サルコペニア肥満という言葉は2000年にRoubenoffによって提唱された[7]が，高齢者における主要な肥満形態である．加齢に伴い筋量と筋力が低下し，脂肪量，特に内臓脂肪が増加した状態，つまりサルコペニア（内臓）肥満が合併すると，相乗効果となって身体障害や疾病罹患を助長する．高齢肥満者における減量は，リスクとベネフィットのバランスを考慮しながら行う必要がある（表2）．サルコペニアを予防し，身体能力と除脂肪量（骨や筋肉）を維持しながら減量するためには，栄養管理（蛋白質と必要栄養素を十分に摂取しながらエネルギー制限）と，運動療法（エアロビクストレーニングとレジスタンストレーニングの組み合わせ）が2つの柱となる．詳細は**本項2-d，e**で述べる．

ⓒ 高齢者への肥満外科手術

　肥満による健康被害を改善させる手術として，2016年よりわが国において腹腔鏡下袖状胃切除術が保険診療で可能となった[*2]．現在，肥満外科手術はわが国全体で年間約700件超まで増加している．年齢は65歳までが手術適応とされており，筆者の施設においても実施されている．高齢肥満者のアウトカムデータは多くないが，Giordanoらは，60歳以上の高齢者8,146人を対象とした26施設のメタアナリシスにおいて，30日の死亡率が0.01%，全体の合併症は14.7%で若年者と有意差はなく，また糖尿病や高

📋 ＊2　腹腔鏡下袖状胃切除術の保険算定要件

ア　6か月以上の内科的治療によっても十分な効果が得られないBMIが35以上の肥満症の患者であって，糖尿病，高血圧症，脂質異常症または閉塞性睡眠時無呼吸症候群のうち1つ以上を合併しているもの．

イ　6か月以上の内科的治療によっても十分な効果が得られないBMIが32.5〜34.9の肥満症およびHbA1cが8.4%以上（NGSP値）の糖尿病の患者であって，高血圧症〔6か月以上，降圧薬による薬物治療を行っても管理が困難（収縮期血圧160 mmHg以上）なものに限る〕，脂質異常症〔6か月以上，スタチン製剤などによる薬物治療を行っても管理が困難（LDLコレステロール140 mg/dL以上またはnon-HDLコレステロール170 m/dL以上）なものに限る〕，または閉塞性睡眠時無呼吸症候群（AHI≧30の重症のものに限る）のうち1つ以上を合併しているもの．

表3　筆者の所属施設における肥満外科手術クリニカルパス

術前 （術前日入院）	食事：前日19時まで 水分：午前7時まで（経口補水液推奨） 術前輸液なし
術当日	9時手術室入室 腹腔鏡下袖状胃切除術（約2〜3時間） 術後飲水開始：4時間（水のみ） 術後離床：3時間 ivPCA，末梢神経ブロックによる術後疼痛対策
第1病日	酸素投与終了，尿道カテーテル抜去（8時30分） 歩行の練習開始 昼食より流動食開始（Stage I*）
第2/3病日	消化管の通過障害に注意しながら流動食の摂取をすすめる 血糖コントロール良好であることの確認 DVTに注意，CPK上昇に注意 管理栄養士による退院後の栄養指導（流動食のまま退院） 看護師による退院後の生活指導
第4病日	午前退院

* Stage I：砂糖と脂肪を含まない液体のみの流動食，ひと口10 mL程度を3分かけて摂取するよう指導．1日2L以上の水分摂取を目標，プロテインドリンク・サプリメントあり，術後15日目より半固形物摂取開始
ivPCA：経静脈患者管理鎮痛法，DVT：深部静脈血栓症，CPK：クレアチンホスホキナーゼ．

血圧などの合併疾患の寛解率においても若年者と同様であることを報告している．日本の肥満外科手術全体における糖尿病の寛解率は78%，高血圧は68%と報告されている．特に糖尿病の寛解は，関連合併症の悪化予防，インスリンからの離脱，腎症による透析導入も減らすことができる可能性があり，意義が大きい．また膝や股関節の体重負荷が軽減されることによって身体能力やQOLを改善できる．今後さらに高齢者の肥満外科治療のアウトカムの報告が待たれる（表3）．

ⓓ 高齢肥満者の周術期栄養管理

1）高齢肥満者の栄養状態

一般的に肥満者は栄養過多と思われがちだが，実は栄養欠乏症が問題で，肥満度と血清アルブミン値や微量元素値は逆相関する．すなわち肥満度が高くなるほど栄養欠乏症になることが報告されている[8]．その原因としては，加工品の摂取量が多い，新鮮な野菜や果物の摂取量が少ないことに加えて，肥満者の食行動としてよくある，菓子類や砂糖入り清涼飲料水，アルコールの多量摂取も関連し，内臓脂肪の増加や微量元素の不足につながると考えられている．また一度にドカ食いという特徴も，蛋白質や微量元素の吸収効率を低下させる一因となる．2019年の国民健康・栄養調査報告[2]によると，高齢になるほど健康食品や野菜・果物の摂取が増える傾向にあり，一見，食事のバランスはよくなるように思えるが，筆者が実際に栄養指導を行っていると，高齢肥満者はその傾向とは若干異なり，若年層の肥満者と変わらない食習慣をもつことが多いと感じる．栄養状態の指標になるビタミンD（血中25OHビタミンD）は，筆者の所属施設で手術を受けた60歳以上の高度肥満者の術前平均値が14.9 ng/mLと低く（若年と高齢で有意差なし），年齢に関係なく肥満者には栄養欠乏症が潜在していると思われる．

2）肥満外科手術における術前栄養管理

米国肥満代謝外科学会は肥満外科手術の前に減量と栄養状態の是正を推奨している．肥満者の腹腔鏡手術では，過剰な内臓脂肪と肝腫大によって腹腔内の視野が確保困難になりやすいこと，そして術前の栄養欠乏症が術後の骨格筋量の低下，貧血や骨粗鬆症の

重症化につながることが理由であり，現体重の5%程度の減量が望ましいといわれる[9]．術前に栄養状態を是正しながら減量を行うためには，エネルギー量を20〜25 kcal/（目標体重）kg/日程度に制限し（1日1,500 kcal程度），蛋白質は1.0 g（目標体重）kg/日以上確保することを目標とするのがよいであろう．具体的には，1日1食以上の**フォーミュラ食品**[*3] による食事療法が実践しやすく効果的である[10]．

3) 肥満外科手術における術後栄養管理

肥満外科手術後は体重減少のために食事量を減らす一方で，十分な蛋白質を確保する必要がある．しかし，エネルギー制限下では蛋白質利用率は低下し，さらに高齢者は筋蛋白合成反応が減弱し，若年者と同量の蛋白質（アミノ酸）量を摂取しても筋蛋白は蓄積されにくい．また，一般的に高齢になると肉類や脂質を好まなくなり，糖質や野菜類に偏る傾向が多いため，蛋白質や脂溶性ビタミンの欠乏症リスクが高まる．加えて肥満外科手術後は嗜好の変化が起こるため，食事が偏りやすく，より注意が必要になる．必要な蛋白質量に関して，日本人に対するエビデンスはまだ十分ではないが，日本老年学会の高齢者肥満症診療ガイドライン[11]に準じて，1.0 g/（目標体重）kg/日以上の蛋白質摂取を目標として摂取するべきであろう．手術後は定期的な栄養モニタリングを怠ると栄養欠乏症に陥りやすいため，体重減少効果のみにとらわれず，1〜3か月ごとの身体検査，2週間〜1か月ごとの食事内容のモニタリングを行うことが重要である．蛋白異化を予防し，少ない食事量でも必要栄養素を十分に摂取できるよう，アミノ酸スコアの高いプロテインドリンクや術後に不足しやすいビタミン B_1，ビタミン B_{12}，ビタミン D，カルシウム，鉄，亜鉛を強化したサプリメントの併用を勧めたい．

4) 肥満外科手術後の実際

筆者の所属施設で肥満外科手術を受けた60歳以上の高齢肥満者15人の術後1年のデータを集計したところ，胃の容量減少に伴い，摂取エネルギー量は術前平均約2,500 kcal/日から，術後平均約1,200 kcal/日程度まで低下していた．平均体重は93.2 kgから73.1 kg（−約20 kg），平均BMIは35.9 kg/m² から28.3 kg/m² まで減少が認められたが，平均ビタミンD値は14.9 ng/mLから21.7 ng/mLに上昇し，平均骨密度（大腿骨%/YAM）は術前術後，ともに121%と低下することなく維持されていた．

1年以降，摂取エネルギー量は1,500 kcal/日程度まで増加し，長期間その量を維持している．体重，血清アルブミン値，ビタミンD，骨密度は基準値内で変化はなく，1年以降も栄養状態は維持されている．60歳以上でも肥満外科手術によって栄養状態の維持，すなわちサルコペニアを予防しつつ減量ができているのは，術前からフォーミュラ食品を用いていること，術後はサプリメント摂取を必須としていること，さらに手術をきっかけに食生活の見直しができたことも要因かもしれない．

ⓔ 高齢肥満者の周術期運動療法

1) 高齢肥満者の活動量の実態

高齢者におけるサルコペニア肥満は，普段の運動習慣の減少，加齢とともに増加する内臓脂肪，そして筋肉量の減少という体組成の変化によってもたらされる．これは肥満

📝 **＊3　フォーミュラ食品とは**

1食で約180 kcal，蛋白質22 g，1食分（1/3日分）の微量元素の摂取ができ，日本人の摂取基準に基づくフォーミュラ食品〔マイクロダイエット®（サニーヘルス）もしくはオベキュア®（ユーエスキュア）〕の利用が推奨されている．

そのものや肥満関連の合併症であるメタボリックシンドローム，心血管病変などによる質的な健康被害だけでなく，運動機能障害も悪化させ，ADL の低下，フレイル，転倒・骨折，歩行障害などのリスクにつながる．

　筆者の所属施設で肥満外科手術を受けた 60〜65 歳の患者（平均 BMI 男性 36.9 ± 6.1 kg/m^2，女性 39.8 ± 7.1 kg/m^2）を集計したところ，術前の平均歩数（男性 1,830 歩 / 日，女性 3,056 歩 / 日）は，同年代の日本人（男性 6,744 歩 / 日，女性 5,841 歩 / 日）と比べると大幅に少なかった．膝や腰の痛み（変形性関節症），息切れ，転倒の恐怖，周囲の目線が気になるなどの理由で，運動量が確保できないことが大きな原因である．しかし，運動習慣をつけるために，非肥満者と同様の標準的な運動療法をさせると，変形性関節症や心肺機能をかえって悪化させたり，運動に対する拒否反応を増強させる可能性があり，より慎重できめ細かな介入が必要である．

2）肥満外科手術後の運動療法実施例

　高齢肥満者は年齢に加え，肥満による心機能や呼吸機能の低下をあわせもつことが多く，廃用症候群，無気肺，肺炎，低酸素血症，深部静脈血栓症，肺塞栓症などの術後合併症を常に念頭におかなければならない．臥床したままであることは，これらの合併症を高めるリスクがあるため，早期離床，早期運動開始を積極的に進めたい．筆者の所属施設では，肥満外科手術後において術後約 3 時間での離床を目標としているが，過体重による動作障害や転倒リスクがあるため，医師や理学療法士，看護師らで協力して慎重に離床させ，術後合併症の予防に心がけている．

　筆者の所属施設の肥満外科術後の運動療法のメニューを**表 4** に示す．術後 1 か月までは合併症を予防しながら身体の変化に慣れる時期として，高強度の運動負荷ではなく，日常生活で臥床時間や坐位時間の減少を目標とする．1 か月後からは本格的な減量とサルコペニア予防を目的とした運動療法として，身体および関節への負担が少ない**レジスタンストレーニング**[*4] やストレッチングを中心に行い少しずつ活動量を増やし，骨格筋の維持に努める．変形性関節症による痛みがある場合は，体幹，股関節，膝関節や足関節周囲のレジスタンストレーニングを行い関節の安定を図りたい．Nicklas らは，高齢者肥満において，食事制限下であってもレジスタンストレーニングを併用することで身体機能を維持することができ，筋内脂肪の減少と握力の増加を認めたと，その効果の高さを報告している[12]．**エアロビクストレーニング**[*5] もあわせて行えればより効果的であるが，長距離歩行などの関節負荷の高い運動は減量には効果的である一方で，痛みの増強や転倒の一因になりうることや，心肺機能への負荷が大きいため，高齢者に取り入れることは実際には難しく，運動メニューの作成は簡単ではない．筋肉量の評価は CT や骨密度検査〔dual-energy X-ray absorptiometry（DEXA）法〕，あるいは生体電気インピーダンス（bioelectrical impedance analysis：BIA）法を用いる．筋力の評価は握力測定が

📋 ＊4　レジスタンストレーニング（筋力トレーニング）

　筋肉に負荷をかけて行うトレーニングで，筋肉量の増加や筋力増強，筋持久力アップを目的としてアスリートから高齢者まで幅広く行われている．自分の体重やゴムチューブ，ダンベルなどを使って負荷量を調整しながら行うことができる．レジスタンス運動によって，筋蛋白の合成を活発化し，骨ミネラル濃度の低下抑制，高齢者には生活習慣病の改善も期待できる．

📋 ＊5　エアロビクストレーニング（有酸素運動）

　身体の大きな筋肉を使い，心拍数を最大心拍数の 50〜90％ 程度に上げるトレーニング（早足でのウォーキング，ランニング，ダンスなど継続的でリズミカルな運動）．

表4　筆者の所属施設における肥満外科術後の運動療法　（個々の身体状況にあわせて実施）

術後経過	チェック項目	注意点・対応	介入・指導・内容
術直後 術後3時間〜退院 （離床） （合併症予防）	肥満合併症の確認 □既往 □併存合併症 □胸部・膝X線	転倒 過体重により介助が困難であり，転倒の恐怖心が活動量減少につながる．手すりを使用したり，車椅子や椅子をそばに置いてすぐに座れるようにする．	ADL動作指導 寝返り，起き上がり，立ち上がり動作 坐位でできる運動 肩甲骨まわりや上下肢を使った体操，ストレッチング，腹式呼吸の練習 廊下歩行 100m×2往復×2セット以上 帰宅後に予測される不安動作の確認 階段昇降など
	バイタルサイン確認 □血圧　□体温 □SpO₂ □睡眠時間 □表情　□顔色	疼痛 脂肪による動作時制限から，反動による起き上がりになりやすく，それが痛みにつながるため，寝返り，起き上がり時に最大創部を上にした側臥位を経由させる．痛み記憶が活動量減少につながらないように注意する．	
	ベッドサイド身体機能確認 □関節可動域 □立位保持 □足踏み	立ちくらみ 食事の大幅な減少により起こりやすいため，何かにつかまりながら，頭の高さを急に低い位置から高い位置に変えないように，ゆっくりと動作を行う．	
		肥満による合併症 関節痛，呼吸苦など，運動療法の妨げになる要因の聞き取りを十分に行う．	・退院後1か月までの運動注意事項について資料を用いて説明
退院 〜 術後1か月 （身体に慣れる）	バイタルサイン確認 □血圧　□脈拍 □体温 □睡眠時間	深部静脈血栓症 長時間の臥床や坐位時間を減らす．	坐位でできる運動 座りながらできる上下肢を使っての運動や体操 活動量の確認 万歩計を使用して日常の活動量を把握し評価
		脱水 十分な水分補給を心がける．	
		転倒 同上，介助器具の配備．	
	全身状態の確認 □関節痛 □創部の確認	立ち眩み 同上，激しい運動は禁止する．	
		創部ヘルニア 腹圧をかける動作を避ける．	

可能な運動強度

術後経過	チェック項目	可能な運動強度	注意点・対応	介入・指導・内容
術後 1か月以降 （サルコペニア予防） （リバウンド予防）	バイタルサイン確認 □血圧　□脈拍 □体温 □睡眠時間 全身状態の確認 □関節痛 □インボディ検査 （BIA方法）	低強度 日常生活 車椅子 杖歩行 もしくは OA重症	転倒 関節痛の悪化 不活動時間の延長 筋肉量の低下 体重増加	【頻度】週5日以上 【時間】10分/日程度 【種類】メイン⇒椅子に座ってできる運動 レジスタンストレーニング 大腿四頭筋の筋力増強運動を中心にハムストリングス，股関節，足関節周囲筋の筋力強化（レッグエクステンション，レッグカール） エアロビクストレーニング 自転車漕ぎ，水中運動，ラジオ体操 その他 ストレッチング，自宅のなかで自分のことはなるべく自分で行う
1〜2か月ごとに評価し，各運動徐々に強度や時間を徐々に増やしていく		中強度 日常生活 自立 もしくは OA軽症	転倒 関節痛の悪化 筋肉量の低下 体重増加 過負荷（運動強度や頻度を上げすぎて身体を傷めないように注意する）	【頻度】週5日以上 【時間】20〜30分/日程度 【種類】メイン⇒活動量を少しずつ増やしていく レジスタンストレーニング 大腿四頭筋の筋力増強運動を中心にハムストリングス，股関節，足関節周囲筋の筋力強化（スクワット，ヒップリフト） エアロビクストレーニング ウォーキング（目標値＋1,000歩/月），自転車漕ぎ，水中運動，ラジオ体操 その他 ストレッチング

BIA：生体電気インピーダンス，OA：変形性股関節症，ADL：日常生活動作．

簡便である.

　筆者の所属施設で肥満外科手術を受けた 60〜65 歳の患者 20 人の術前後の体組成の変化をみると（BIA 法）,平均体重は 1 年で 99.6 kg から 78.3 kg へと減量され,肥満そのもの,そして肥満関連の合併疾患の改善が認められた. かつ同時に,平均骨格筋率は術前 30.3% から術後 1 年で 35.6% と,術前に比し体重に占める骨格筋量は上がっているという結果が得られており,高齢であっても減量と筋肉量維持の両立や身体機能の改善は実現可能と考えている.

　高齢者に対しては,若年層に比べ低強度の運動を指導することが多いが,身体状況は個人差が大きく,運動習慣が少ない理由も様々である. 一人ひとりに十分な評価を行い,個人に合った運動療法を提案することが,運動習慣の定着と,サルコペニア予防につながると思われる. 運動量の強度,頻度のみならず,個々の身体状況や嗜好にあわせた運動メニューを取り入れ,楽しみを感じてもらうことも長期的に継続するためのコツであろう.

◆文　献
1）日本肥満学会（編）：肥満症診療ガイドライン 2016. ライフサイエンス出版,2016
2）厚生労働省：令和元年国民健康・栄養調査報告. 2020
　　https://www.mhlw.go.jp/content/000710991.pdf
3）Calle EE, et al.: Body-mass index and mortality in a prospective cohort of U.S. adults. N Engl J Med 1999;341:1097-1105
4）Thorell A, et al.: Guidelines for Perioperative Care in Bariatric Surgery: Enhanced Recovery After Surgery（ERAS）Society Recommendations. World J Surg 2016;40:2065-2083
5）Sun Y, et al.: Association of preoperative body weight and weight loss with risk of death after bariatric surgery. JAMA Netw Open 2020;3:e204803
6）Villareal DT, et al., American Society for Nutrition; NAASO, The Obesity Society: Obesity in older adults: technical review and position statement of the American Society for Nutrition and NAASO, The Obesity Society. Am J Clin Nutr 2005;82:923-934
7）Roubenoff R: Sarcopenic obesity: does muscle loss cause fat gain? Lessons from rheumatoid arthritis and osteoarthritis. Ann N Y Acad Sci 2000;904:553-557
8）Ernst B, et al.: Evidence for the necessity to systematically assess micronutrient status prior to bariatric surgery. Obes Surg 2009;19: 66-73
9）Edholm D, et al.: Preoperative 4-week low-calorie diet reduces liver volume and intrahepatic fat, and facilitates laparoscopic gastric bypass in morbidly obese. Obes Surg 2011;21:345-350
10）日本人の肥満 2 型糖尿病患者に対する減量・代謝改善手術の適応基準に関する 3 学会合同委員会：周術期管理とフォローアップ体制. 日本肥満症治療学会, 他（編）：日本人の肥満 2 型糖尿病患者に対する減量・代謝改善手術に関するコンセンサスステートメント. コンパス出版局,2021：56-57
11）日本老年医学会：高齢者肥満症診療ガイドライン 2018. 日本老年医学会雑誌 2018：55；464-538
12）Nicklas BJ, et al.: Effects of resistance training with and without caloric restriction on physical function and mobility in overweight and obese older adults: a randomized controlled trial. Am J Clin Nutr 2015;101:991-999

（白石としえ,吉川絵梨,武澤歩惟）

E 抗凝固薬，抗血小板薬服用中（休薬，継続など）

POINT ≫

● 手術前にサプリメントを含めた常用薬を正確に確認し，休薬・継続対象薬剤を明確にする．
● 高齢手術患者では，薬剤師をはじめとした多職種が協力して術前休薬などの周術期薬剤管理を行うことで DREAM が達成できる．

Question	・高齢手術患者の常用薬を把握する際の注意事項とは？ ・抗血栓薬の周術期休薬期間設定に関する現状とは？

　ロボット支援手術など低侵襲手術の拡大により，高齢患者や様々な合併症を有する患者への手術が可能となっている．その結果，多種多様な常用薬を服用している患者が増え，安全に手術に臨むために適切な周術期の薬剤管理が求められる．特に抗血栓薬[*1]は脳・循環器疾患患者に頻用されているが，「高齢」という要素が出血性イベントと血栓性イベントのどちらにも寄与していることから，周術期に継続する場合も，休薬する場合も，それぞれにリスクを伴う[1]．本項では，筆者の所属施設における手術準備外来に携わる病院薬剤師の視点より，抗血栓薬を服用している高齢手術患者が DREAM を達成するためのベストプラクティスについて概説する．

1 周術期患者に対するかかわり

ⓐ 高齢手術患者への術前介入のポイント

1）手術前に常用薬を正確に把握する

　服薬アドヒアランスが低い患者，複数の医療機関を受診している患者，既往歴が多く複数種類の常用薬を服用しているポリファーマシー[*2]患者は高齢者で多くみられる．口頭確認やお薬手帳に記載されている情報だけではなく，必要に応じて実薬の確認，かかりつけ医療機関への診療情報提供依頼，処方が交付された薬局への問い合わせなど，様々な方法で常用薬を確実に把握する．

📋 *1　抗血栓薬とは

　血小板の作用を抑制して脳梗塞，心筋梗塞，末梢動脈血栓症などの動脈血栓症の治療や予防に用いられる抗血小板薬と，凝固因子の作用を抑制して深部静脈血栓症，肺血栓塞栓症，心房細動に伴う脳梗塞などの静脈血栓症の治療や予防に用いられる抗凝固薬に大別される．

📋 *2　ポリファーマシーとは

　単に服用する薬剤数が多いのみならず，それに関連して薬物有害事象のリスク増加，服用過誤，服薬アドヒアランス低下などの問題につながる状態のことをいう．

2) 手術前の休薬を確実に行う

　患者のみでなく服薬支援者に対しても，写真や実薬を用いて休止対象薬および休薬期間の説明を行い，必要に応じてかかりつけ薬局と連携し，さらに休薬前日に患者へ電話連絡し休薬をリマインドする，といった様々な対応を組み合わせて行うことにより，休薬不遵守による手術延期がないよう指導を徹底する．

3) 手術前にポリファーマシーを見直す

　昨今，高齢者におけるポリファーマシーがしばしば話題となるが，手術を受けるタイミングで処方内容の見直しを行い，服用目的が不明な抗血栓薬は「中止の可否」という視点で主治医やかかりつけ医とともに評価することも重要である[2]．

ⓑ 薬剤師は手術前から薬剤管理に携わろう

　2017 年 6 月 27 日，日本病院薬剤師会より「根拠に基づいた周術期患者への薬学的管理ならびに手術室における薬剤師業務のチェックリスト」[3] が公表され，薬剤師は手術前より休止・継続対象薬の管理にかかわることが明文化されている．さらに，厚生労働省医政局は 2021 年 9 月 30 日付で「現行制度の下で実施可能な範囲におけるタスク・シフト / シェアの推進について」[4] を発出し，医師からほかの医療関係職種へタスク・シフト / シェアが可能な業務内容を通知した．この通知のなかで，手術前における患者の服用中の薬剤，アレルギー歴および副作用歴などの確認，術前休止対象薬の患者への説明といった手術前の薬学的管理に関しても薬剤師を積極的に活用することが推奨されている．

　術前休止・継続対象薬は抗血栓薬に留まらず，エストロゲン・プロゲステロン製剤，選択的エストロゲン受容体調整薬，経口血糖降下薬など多岐にわたる．そして，サプリメントなどに含まれているエイコサペンタエン酸（eicosapentaenoic acid：EPA）などの成分も術前休止対象となるため，薬剤師が手術前にサプリメントを含めた常用薬を確認することは，手術関連リスクを正しく評価するために重要である．また，術前休止・継続対象薬の休止 / 継続による出血リスクと血栓リスクについて，患者が十分に理解したうえで同意しているかについても薬剤師が確認することは，より確実な周術期薬剤管理にもつながり効果的である．

2　周術期の抗血栓薬管理

ⓐ 抗血栓薬の周術期休薬期間設定に関する現状

　各薬剤の添付文書や様々なガイドラインにおいて推奨される休薬期間が一定ではなく，また各症例の患者背景や術式，麻酔方式などで個別判断されるため，一律での設定は困難とされている．そのため，各症例において手術前から主治医，麻酔科医師，循環器内科医師，薬剤師をはじめとした多職種でリスク管理を行い，症例ごとに最適な手術実施時期や休薬期間を設定することが肝要である．

ⓑ 周術期の抗血栓薬に関する国内ガイドライン

　非心臓手術の術式別出血リスクを三段階に分類（表 1）[1] し，患者の周術期血栓リスクなどにより休薬 / 継続方針が異なる「2020 年 JCS ガイドライン フォーカスアップデート版 冠動脈疾患患者における抗血栓療法」[1]（以下，循環器 GL[1]）と，麻酔手技ごとに出

表1　非心臓手術・処置の出血リスク

出血リスク	低	中	高
消化管内視鏡	上部消化管内視鏡，下部消化管内視鏡，生検を伴わない超音波内視鏡，カプセル内視鏡，内視鏡的逆行性胆管膵管造影（ERCP），内視鏡的粘膜生検（超音波内視鏡下穿刺吸引術を除く），バルーン内視鏡，マーキング（クリップ，高周波，点墨など），消化管・膵管・胆管ステント留置法（事前の切開手技を伴わない），内視鏡的乳頭バルーン拡張術	ポリペクトミー（ポリープ切除術），充実性病変に対する超音波内視鏡下穿刺吸引術，内視鏡的消化管拡張術，内視鏡的粘膜焼灼術，経皮内視鏡的胃瘻造設術，内視鏡的食道・胃静脈瘤治療	アカラシアにおける内視鏡的消化管拡張術，内視鏡的粘膜切除術，内視鏡的粘膜下層剥離術，内視鏡的乳頭括約筋切開術，膵嚢胞病変に対する超音波内視鏡下穿刺吸引術
一般外科領域	ヘルニア形成術，瘢痕ヘルニア形成外科手術，胆嚢摘出術，虫垂・結腸切除術，胃・小腸部分切除術，乳房手術，体表手術（膿瘍切開，皮膚小切開手術）	痔核切除術，脾臓摘出術，胃切除術，肥満手術，直腸切除術，甲状腺切除術	肝切除術，膵頭十二指腸切除術
胸部外科領域	肺楔状切除術，診断目的の胸腔鏡，胸壁切除術	肺葉切除術，肺全摘術，縦隔鏡検査，胸骨切開，縦隔腫瘍切除術	食道切除術，胸膜肺切除術，肺剥皮術
泌尿器科領域	膀胱鏡，尿管カテーテル，尿管鏡	前立腺生検，精巣摘除術，包皮環状切除術	根治的腎摘除，腎部分切除，経皮的腎瘻増設術，経皮的砕石術，膀胱切除術，根治的前立腺切除術，経尿道的前立腺切除術（TURP），経尿道的膀胱腫瘍切除術（TURBT），陰茎切除術，部分精巣摘除術
整形外科領域	手の手術，肩・膝の関節鏡，軽度の脊椎手術	人工肩関節手術，主要な脊椎手術，膝手術（前十字靭帯，骨切り術），足の手術	主要な人工関節手術（股関節，膝関節），主要な外傷手術（骨盤，長骨），高齢者の近位大腿骨骨折手術
血管外科領域	頸動脈内膜剥離術，下肢動脈バイパス術，下肢動脈内剥離術，胸部・腹部ステントグラフト内挿術（TEVAR・EVAR），四肢切断術	開腹による腹部大動脈手術	開胸による胸部・胸腹部手術
その他	歯科処置（抜歯，歯周外科手術，膿瘍切開，インプラント挿入），白内障手術，気管支鏡など	気管支生検，経気管支的針吸引など	脊椎または硬膜外麻酔，腰椎穿刺，脊髄手術，頭蓋内手術，後眼房手術など

〔日本循環器学会，他：2020年JCSガイドライン フォーカスアップデート版 冠動脈疾患患者における抗血栓療法．2020（https://www.j-circ.or.jp/cms/wp-content/uploads/2020/04/JCS2020_Kimura_Nakamura.pdf）より作成〕

表2　区域麻酔，神経ブロック手技に際する，出血リスク分類

低リスク群	中リスク群	高リスク群
体表面の神経ブロック	硬膜外麻酔	血小板数低下時における硬膜外麻酔
	脊髄くも膜下麻酔	出血性素因を有する患者への硬膜外麻酔
	深部神経ブロック	血小板数低下時における脊髄くも膜下麻酔
	血小板数低下時における体表面の神経ブロック	出血性素因を有する患者への脊髄くも膜下麻酔
	出血性素因を有する患者への体表面の神経ブロック	出血性素因を有する患者への深部神経ブロック

〔日本ペインクリニック学会，他：抗血栓療法中の区域麻酔・神経ブロックガイドライン．2016（https://anesth.or.jp/files/pdf/guideline_kouketsusen.pdf）／日本ペインクリニック学会，他：抗血栓療法中の区域麻酔・神経ブロックガイドライン追補版．2017（https://anesth.or.jp/files/pdf/guideline_kouketsusen_tsuiho.pdf）より作成〕

血リスクを三段階に分類（**表2**）[5,6]した「抗血栓療法中の区域麻酔・神経ブロックガイドライン」[5]，および「抗血栓療法中の区域麻酔・神経ブロックガイドライン追補版」[6]（以下，麻酔GL[5,6]）が代表的である．

ⓒ 周術期における抗血小板薬・抗凝固薬の取り扱い

1）抗血小板薬

抗血小板薬にはアスピリン，$P2Y_{12}$受容体拮抗薬（クロピドグレル，プラスグレル）な

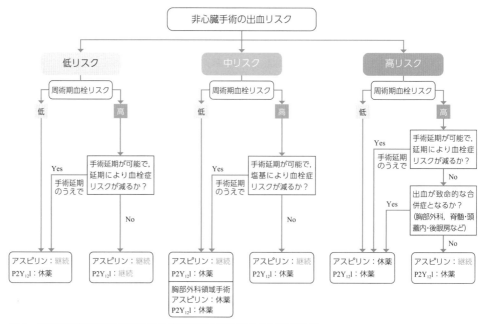

図 1　冠動脈疾患患者における非心臓手術施行時の抗血小板薬の休薬

$P2Y_{12}I$：$P2Y_{12}I$ 受容体拮抗薬.
手術の出血リスクに加え，患者の出血リスクも考慮したうえで判断する.
〔日本循環器学会，他：2020 年 JCS ガイドライン フォーカスアップデート版 冠動脈疾患患者における抗血栓療法.
2020（https://www.j-circ.or.jp/cms/wp-content/uploads/2020/04/JCS2020_Kimura_Nakamura.pdf）をもとに作成〕

表 3　抗血小板薬の取り扱い

薬物名	商品名	休薬期間			カテーテル抜去から薬物再開までの時間
		低リスク群	中リスク群	高リスク群	
アスピリン	バイアスピリン®, アスピリン®	なし	TBD*	7 日（5 日）	術後早期より
クロピドグレル	プラビックス®	なし	7 日（5 日）	7 日（5 日）	抜去後より
プラスグレル	エフィエント®	なし	7〜10 日（5 日）	7〜10 日（5 日）	抜去後より

* TBD（to be discussed）：中リスク群の出血リスクに分類されるブロック手技では，アスピリンの休薬設定に関しては施行ブロック手技により異なるため，症例ごとに決定する.
冠動脈ステント留置患者や血栓塞栓症の二次予防などの理由で服用している場合には，5 日間程度の短い休薬期間も考慮される.
〔日本ペインクリニック学会，他：抗血栓療法中の区域麻酔・神経ブロックガイドライン. 2016
（https://anesth.or.jp/files/pdf/guideline_kouketsusen.pdf）／日本ペインクリニック学会，他：抗血栓療法中の区域麻酔・神経ブロックガイドライン追補版. 2017（https://anesth.or.jp/files/pdf/guideline_kouketsusen_tsuiho.pdf）をもとに作成〕

どがある. そのほかに抗血小板作用がある薬剤として EPA なども含まれるが，本項では上記 3 剤を抗血小板薬とする.

a) 循環器 GL[1]における抗血小板薬の取り扱い

　冠動脈疾患患者における非心臓手術の「出血リスク」を低・中・高と 3 つに分類（表 1)[1] し，次に患者個々の「周術期血栓リスク」，「手術延期が可能で延期により血栓症リスクが減るか」，「出血が致命的な合併症となるか」を考慮した抗血小板療法を提唱している（図 1)[1]. アスピリンは基本的に継続可能だが，一部症例で休薬が必要となる. 一方，$P2Y_{12}$ 受容体拮抗薬は基本的に休薬が必要だが，一部症例のみ継続が推奨される.

b) 麻酔 GL[5,6]における抗血小板薬の取り扱い

　区域麻酔・神経ブロック手技別の出血リスク分類（**表 2**）[5]において，低リスク群はアスピリンおよび P2Y$_{12}$ 受容体拮抗薬ともに休薬不要である．一方，中・高リスク群は基本的に休薬が必要であるが，中リスク群の硬膜外鎮痛および脊髄くも膜下麻酔ではアスピリン継続が禁忌とはなっておらず，アスピリンであれば継続可能である（**表 3**）[5,6]．

c) 手術に向けた抗血小板薬の変更

　循環器 GL[1] および麻酔 GL[5,6] のどちらのガイドラインにおいても，アスピリンは P2Y$_{12}$ 受容体拮抗薬に比べて周術期に継続可能な症例が多いため，周術期に抗血小板薬の休薬が難しい症例においては P2Y$_{12}$ 受容体拮抗薬をアスピリンに切り替えて継続する，という一案もあるが，まだ十分なエビデンスが集積していない．

d) 手術前に休薬した P2Y$_{12}$ 受容体拮抗薬再開時の注意点

　手術前に P2Y$_{12}$ 受容体拮抗薬を休薬した場合，負荷投与を行わずに維持量で再開してしまうと抗血小板作用が発揮されるまで数日かかってしまうため，再開時には負荷投与が必要である．また，血栓リスクが高い患者の場合，手術後 24〜72 時間以内に P2Y$_{12}$ 受容体拮抗薬の再開が推奨されているため，再開時期についても注意が必要である[1]．

2) 抗凝固薬

　抗凝固薬は直接経口抗凝固薬（direct oral anticoagulant：DOAC）とワルファリンに大別される．DOAC にはダビガトラン，リバーロキサバン，アピキサバン，エドキサバンの 4 剤がある．

a) 循環器 GL[1]における抗凝固薬の取り扱い

　出血リスクの極めて低い（あるいは止血が容易に行える）手術を受ける場合，抗凝固薬は中断しないことが推奨される．その他の手術に関しては，出血リスク（**表 1**）[1]や腎機能を考慮したうえで休薬が推奨されている（**表 4**）[1]．

b) 麻酔 GL[5,6]における抗凝固薬の取り扱い

　区域麻酔・神経ブロック手技別の出血リスク分類（**表 2**）[5,6]において，中・高リスク群は周術期の抗凝固薬は基本的に休薬が推奨されているが，低リスク群では患者個々に応じた判断が必要である（**表 5**）[5,6]．

表4　待機的手術における抗凝固薬の術前の休薬期間と術後の再開時期

出血リスクが極めて低いまたは止血が容易である手術（抜歯，体表手術など）

	5日前	4日前	3日前	2日前	1日前	手術日（術後）	1日後	2日後	3日後
ワルファリン	○	○	○	○	○	△ 術後24時間以内	○	○	○
直接経口抗凝固薬	○	○	○	○	△ (≧12時間)	△ 術後6～8時間以降	○	○	○

出血リスクの低い手術

		5日前	4日前	3日前	2日前	1日前	手術日（術後）	1日後	2日後	3日後
ワルファリン		△ (>3～5日)	△ (>3～5日)	×*	×*	×*	△* 術後24時間以内	○*	○*	○*
ダビガトラン	CCr≧80 mL/分	○	○	○	○	△ (≧24時間)	△ 術後6～8時間以降	○	○	○
	CCr50～79 mL/分	○	○	○	△ (≧36時間)	×*		○	○	○
	CCr30～49 mL/分	○	○	○	△ (≧48時間)	×*		○	○	○
リバーロキサバン	CCr≧30 mL/分	○	○	○	○	△ (≧24時間)		○	○	○
アピキサバン エドキサバン	CCr15～29 mL/分	○	○	○	△ (≧36時間)	×*		○	○	○

出血リスクが中等度から高度の手術

		5日前	4日前	3日前	2日前	1日前	手術日（術後）	1日後	2日後	3日後
ワルファリン		△ (>3～5日)	△ (>3～5日)	×*	×*	×*	△* 術後24時間以内	○*	○*	○*
ダビガトラン	CCr≧80 mL/分	○	○	○	△ (≧48時間)	×*	△* 術後の出血の状況に応じて，可能な限り早期（術後6～8時間以降）	△* 術後出血が問題となる場合は48～72時間以降を考慮		
	CCr50～79 mL/分	○	○	△ (≧72時間)	×*	×*				
	CCr30～49 mL/分	○	△ (≧96時間)	×*	×*	×*				
リバーロキサバン アピキサバン エドキサバン		○	○	○	△ (≧48時間)	×*				

○：服用，△：手術の施行時間や患者の症状などもふまえ内服の可否を決定．術前のカッコ内は推奨される最終服薬のタイミングを表す，×：休薬.

*周術期のヘパリン代替療法は原則として推奨されない．ただし，人工弁置換術などで確実な抗凝固療法の継続が必要とされる患者では，周術期のヘパリン代替療法は考慮される可能性がある．また，術後の出血が問題となる場合には，術後の血栓塞栓症予防と容易な出血の管理を目的としてヘパリン投与が考慮される可能性はある.

〔日本循環器学会，他：2020年 JCS ガイドライン フォーカスアップデート版 冠動脈疾患患者における抗血栓療法．2020（https://www.j-circ.or.jp/cms/wp-content/uploads/2020/04/JCS2020_Kimura_Nakamura.pdf）をもとに作成〕

表5　抗凝固薬の取り扱い

薬物名	商品名	排泄経路	半減期	休薬期間			カテーテル抜去から投薬再開までの時間
				高リスク群	中リスク群	低リスク群	
ワルファリン	ワーファリン®	肝臓 [CYP2C9]	4〜5日	5日*¹	5日*¹	TBD*²	抜去後に再開
ダビガトラン	プラザキサ®	腎臓 (80%)*³	CrCl ≧ 60：14時間，30 < CrCl < 60：18時間	4日(CrCl ≧ 60)，5日 (30 < CrCl < 60)	4日(CrCl ≧ 60)，5日 (30 < CrCl < 60)	TBD*²	6時間
リバーロキサバン	イグザレルト®	腎臓 (36％：活性体)*³	5〜9時間	2日	2日	TBD*²	6時間
アピキサバン	エリキュース®	腎臓 (27%)*³	8〜15時間	3日	3日	TBD*²	6時間
エドキサバン	リクシアナ®	腎臓 (50%)*³	6〜11時間	2日	2日	TBD*²	6時間

*¹ 穿刺手技前に，PT-INR（prothrombin time-international normalized ratio）≦ 1.2 を確認する．
*² TBD（to be discussed）：低リスク群に分類される手技における薬剤中断の判断は，ブロック手技による出血と休薬に伴う血栓症を考慮して，患者の利害得失に応じたリスク層別のもとに個別に決定する．出血時には圧迫による止血対応が可能であることから，仮に休薬する場合には，休薬期間を半減期の 2 倍程度（2 × $t_{1/2}$ 時間）に留めることが合理的である．
*³ 腎排泄率を示す．
〔日本ペインクリニック学会，他：抗血栓療法中の区域麻酔・神経ブロックガイドライン．2016（https://anesth.or.jp/files/pdf/guideline_kouketsusen.pdf）／日本ペインクリニック学会，他：抗血栓療法中の区域麻酔・神経ブロックガイドライン追補版．2017（https://anesth.or.jp/files/pdf/guideline_kouketsusen_tsuiho.pdf）をもとに作成〕

◆文　献

1）日本循環器学会，他：2020 年 JCS ガイドライン フォーカスアップデート版 冠動脈疾患患者における抗血栓療法．2020
　https://www.j-circ.or.jp/cms/wp-content/uploads/2020/04/JCS2020_Kimura_Nakamura.pdf
2）厚生労働省：高齢者の医薬品適正使用の指針（総論編）．2018
3）日本病院薬剤師会学術委員会平成 28 年度学術第 3 小委員会：根拠に基づいた周術期患者への薬学的管理ならびに手術室における薬剤師業務のチェックリスト．2017
　https://jshp.or.jp/cont/17/0629-1-1.pdf
4）厚生労働省医政局長：現行制度の下で実施可能な範囲におけるタスク・シフト / シェアの推進について．2021
　https://www.jshp.or.jp/cont/21/1004-2.pdf
5）日本ペインクリニック学会，他：抗血栓療法中の区域麻酔・神経ブロックガイドライン．2016
　https://anesth.or.jp/files/pdf/guideline_kouketsusen.pdf
6）日本ペインクリニック学会，他：抗血栓療法中の区域麻酔・神経ブロックガイドライン追補版．2017
　https://anesth.or.jp/files/pdf/guideline_kouketsusen_tsuiho.pdf

（木幡雄至）

第4章　並存疾患や問題を抱える高齢患者の手術へ向けた準備

第 **5** 章

各領域・職種における
周術期の管理と支援

A 看護師
①術前の身体および社会背景に対する管理

POINT ≫

〈患者情報の収集〉
● 高齢者の特徴および患者の個別性を踏まえた情報収集をする.
● 身体的機能や理解力などを観察する.
● 患者の情報収集は,静かで落ち着いて話せる環境で行う.
〈術前指導〉
● 患者の理解度や生活環境に適した指導を提案する.
● 多職種の専門性を発揮する.
〈退院支援〉
● 入院前より退院支援が必要な患者を把握する.

Question	・術前問診で把握する情報とは？
	・術後合併症予防をするための術前指導とは？
	・入院前からのせん妄予防とは？

　高齢者の特徴として身体機能・認知機能・感覚器機能など多面的に機能の低下がみられてくる. これらの特徴は,生活習慣や環境が影響し個人差は大きいといわれている. また,高齢者は身体機能低下などに加え複数の疾患をもっていることが多く,術後合併症を起こしやすく重症化することがある. 術後合併症の発症により長期臥床となり,それに伴う筋力低下や転倒・転落,せん妄症状の発症などの悪循環に陥ることで入院期間の延長につながることがある. そのため,高齢者の特徴を理解したうえで,個別性を踏まえた生活環境の情報を収集することが必要である. 多職種がそれぞれの専門的な立場から多角的にリスク評価を行い連携することで,早期に術後合併症を予防する. また,術前オリエンテーションの実施と指導を行うことで術後の回復イメージにつなげ,患者自身も術前準備できるよう促していく. そして,術後は早期回復を目指し退院後は住み慣れた地域での生活や,患者・家族が望む場所に戻れるよう入院前より支援することが求められている.

1 患者情報の収集

　患者情報などは事前にカルテから収集することに加え,不足の情報を明らかにする.
　問診を行う際,歩容・容姿・表情・話し方・声の大きさ・認知機能などを把握し個々に応じた対応を実施する. また,家族の付き添いがある際は同席してもらい,家族からも情報収集を行うことや患者と家族の関係性なども把握することが大切である.

ⓐ 問診（表1）

　高齢者は複数の疾患をもっていることが多いことから手術リスクが高くなる. そのた

表 1　周術期のリスクとなる疾患や病態がないか把握する

循環器 （心筋梗塞，狭心症，不整脈，弁膜症など）	治療歴，心機能検査，冠動脈ステント，ペースメーカー，ICD 挿入の有無，抗血栓，凝固薬の有無，身体状況を確認. 術前に抗血栓薬・抗凝固薬の中止が可能なのか確認する.
呼吸器 （気管支喘息，COPD など）	治療歴，内服薬，気管支喘息の最終発作の確認，呼吸状態，運動制限があるのか確認. 病状がコントロールされているか把握し必要に応じて術前治療と呼吸リハビリテーション，術後のリスクについて十分に検討する.
内分泌 （糖尿病，甲状腺疾患など）	治療歴，内服薬，病状のコントロールがされているのか確認. 手術での侵襲が加わると血糖値が高い状態となり，感染症や創部治癒遅延などのリスクが高まるため必要に応じて術前治療強化が必要になる.
腎機能，肝臓機 （慢性腎臓病，肝機能障害など）	治療歴，内服薬，透析の有無，腎・肝機能低下で薬物の代謝と排泄が遅延するリスクとなり周術期に負担とならないか確認.
脳神経 （脳梗塞，脳出血，てんかんなど）	麻痺など後遺症の有無，内服薬，てんかん発作の有無の確認.
過去の手術歴 （手術方法，麻酔方法，PONV，術後経過など）	いつ受けた手術か，麻酔方法，PONV 有無，術後経過などを確認.
骨粗鬆症，低用量ピルの内服	骨粗鬆症治療薬・低用量ピルは静脈血栓症のリスクとなるため内服していないか確認.
アレルギー情報 （薬品，ラテックス，食品，金属，医療用テープなどアレルギーの有無）	アレルギー原因物質の確認，アレルギー症状などを確認.

ICD：植込み型除細動器，COPD：慢性閉塞性肺疾患，PONV：術後悪心嘔吐.

め，リスクとなる現病歴や既往歴について詳細に確認することが必要である．しかし，日帰り手術のことや骨折や虫垂炎など過去に受けた手術などを忘れていることがある．患者に「盲腸の手術をしたことはないですか？」など，具体的にわかりやすい言葉で聞くと思い出すことができ，既往歴の理解につながり多くの情報が確認できることがある．また，使用している医薬品は重要な情報源となる．そのなかでも特に内服薬について，内服に至った経緯やいつ，どのような治療を受けたのか現在の状態や治療状況をあわせて確認する．認知症や認知機能の低下が疑われる場合は，家族や患者を知る関係者からも情報を確認していくことが必要である．

ⓑ 視聴覚機能

高齢者の視聴覚機能は，個人差はあるが徐々に低下する．診察室に入る呼び出しが聞こえていないことや，大きな声で話すなど難聴を疑うことがある．そのため，どのくらいの声で聞こえているのか，左右差はあるのか，補聴器使用の有無や補聴器を使用しない場合はどの程度聞こえるのかを確認する必要がある．そして，音は聞こえるが，意味の理解が悪くなるということがある[1]ため，個々の反応にあわせてゆっくりと短い文章で話し，理解できているか確認しながら話すことが大切である．

視覚的に周術期のイメージがもてるよう，クリニカルパスやパンフレットなどを利用した術前オリエンテーションや患者指導を行っている．しかし，視力低下の影響でクリニカルパスの字が小さいと読めずに情報が伝わらないことがある．視力低下のある患者には字が大きいものを選択し個々のニーズにあった資料を使用していく．また，高齢者は色覚も変わってみえる特徴があるため資料作成の際は色使いにも配慮し，“コントラストをはっきりとさせ協調させたい部分は下線などがあるとわかりやすい”[2]といわれている．

表2　日常生活動作(ADL)は評価指標を利用して評価することができる

基本的日常生活動作(basic activities of daily living：BADL)
身体的自立の評価，身の回り動作(食事，更衣，整容，トイレ，入浴など) 評価指標：Barthel Index，FIM，Katz Index，DASC-21 など
手段的日常生活動作(instrumental activities of daily living：IADL)
ADL よりも複雑で高いレベルの動作について自立した日常生活を送る能力(電話の使用，買い物，調理，洗濯，移動，服薬管理，金銭管理など) 評価指標：Lawton の尺度，老研活動能力指標，DASC-21 など

ADL：日常生活動作.

ⓒ 日常生活動作

　高齢者の特徴から，入院生活に伴う活動量の低下や術後安静による活動制限で日常生活動作(activities of daily living：ADL)が低下する可能性が高いといわれている．ADL が低下すると入院前の生活が送れず，治療が終了しても退院できないことがある．入院前は ADL の維持とできる限り自立した日常生活を送るよう説明していく．また，入院中の ADL 低下を予防するために，入院前のできることとできないことを確認することが必要である(表2)．そして，術後はできない部分を医療者が補いながら早期離床を促していくことが大切である．

ⓓ 認知機能

　高齢者の認知機能は，入院環境の影響で認知機能の低下や悪化が起こりやすいといわれている．また，手術による身体的負荷が加わることで容易にせん妄を発症するといわれている．せん妄を発症すると認知機能の低下が促進することがある．入院前に認知機能を把握し個々の状態にあった対応をしていくことが必要である．また，認知症の診断はないが認知機能低下を疑う場面は少なくない．外来受診時の様子や家族からの聴取，手段的日常生活動作(instrumental activities of daily living：IADL)などの情報を把握する．認知機能の低下があっても患者の価値観を尊重したかかわりをすることが大切である．また，専門チームがある場合は情報提供し入院時より専門的にケアすることが必要である．

ⓔ 意思決定支援

　患者は，術前に医師より治療についてインフォームドコンセント(informed consent：IC)があり，患者はどのような治療を受けるのか十分に理解したうえで治療を選択し意思決定をしていく必要がある．患者が意思決定するうえで，医療者のサポートは重要である．医師からの説明後には説明内容は理解できたのか・わかりにくいところはなかったかなど確認する．また，いつでも相談できることを案内していくことが大切である．そして，意思は変化することを念頭におき，一度の確認で終わらせず，状況の変化に応じて確認していくことも欠かせない[3]．IC が終了した後でも，意思決定のために情報が必要な際には再度医師との調整をしていく．

2　術前指導

ⓐ　術後呼吸器合併症の予防

　高齢者の身体的特徴から術後合併症を発症しやすい．合併症のなかでも特に呼吸器合併症を起こしやすいといわれている．術前検査や喫煙の有無を確認してリスク評価を行うことが必要である．筆者の所属施設では，手術侵襲にもよるが呼吸筋ストレッチの方法・呼吸方法・呼吸訓練補助器具を利用した呼吸訓練・術後の排痰方法・呼吸方法について指導を行っている（図1）[4]．また，連携している外部のメディカルフィットネス（医療法第42条で認められた疾病予防のための運動施設）に行くことを推奨している．

ⓑ　口腔機能管理

　高齢者は口腔機能も低下することから，口腔内の細菌が増加し感染症を起こしやすくなる．口腔細菌が原因となる誤嚥性肺炎や手術中の歯牙脱落・破折などのリスクを評価し，術前から口腔管理を実施し予防することが必要である．また，高齢者の多くは義歯を装着している．義歯は汚染しやすく，手入れを怠ると細菌やカビが繁殖する原因となるため，1日1回外して洗浄するよう指導する．そして，失った歯の代わりとなる義歯は栄養摂取するためには必要である．かみ合わせがあっているか，会話中に義歯が外れたりしないか，食事がとりにくくないかなど確認する．高齢者のなかには，義歯を外してティッシュペーパーなどに包んで保管していることがある．そのまま放置することで乾燥し義歯が変形する原因となるため義歯用洗浄剤に浸しておくなどの保管方法について指導することが大切である．筆者の所属施設では口腔内の評価や指導は歯科衛生士が行っているが，必要に応じてかかりつけ歯科と連携し口腔管理を実施する必要がある．

呼吸のリハビリテーションについて
　手術後は，全身麻酔の影響の傷の痛みなどで呼吸が浅くなり肺炎を起こしやすくなります．肺炎などの合併症予防のために，手術前から呼吸訓練を行いましょう．

＜リハビリの前のストレッチ＞
　呼吸筋のストレッチをすることで，胸が広がりやすくなり楽に呼吸ができるようになります．
・肩をすぼめる運動
・両手を上にあげる運動
・体を横に倒す運動
・体をひねる運動

＜呼吸方法について＞
1. 口すぼめ呼吸
　口笛を吹くようにして息を吐く呼吸です．
　呼吸を繰り返すことで，気道を広げ息を吐きやすくします．
　方法：①鼻から息を吸います．　　『1．2…』
　　　　②唇を軽く閉じて口からゆっくりと吐き出します．　　『1．2．3．4…』
　　　　※お腹の力を使い，口をすぼめてゆっくり息を吐きましょう．

2. 腹式呼吸
　横隔膜をゆっくり動かし，酸素を十分に取り入れることで，楽に呼吸ができます．
　方法：①軽く膝を曲げて立て，手を胸とお腹に置きます．
　　　　②鼻から息を吸い込み，お腹が膨らむのを手で確認します．

図1　呼吸リハビリテーションの指導
〔済生会横浜市東部病院患者支援センター：私のかいふく日記．2019 より一部改変〕

せん妄予防と対策について

　せん妄とは，病気や手術，治療の影響により引き起こされる意識障害の一つで，精神状態や行動に変化を起こします．回復が遅れ，入院を長引かせるため，予防が大切です．

＜せん妄の症状＞
・日付，時間，自分がいる場所などがわかりにくくなる．
・夜間の不眠，昼夜逆転になる．
・つじつまの合わない会話，何度も同じことを聞く．
・誰もいないのに「人が見える」という．
・落ち着きがない，点滴やチューブを知らずに抜いてしまうなど．

1．予防〜入院前より心がけていただきたいこと〜
・規則正しい生活
・禁酒・禁煙
　習慣的にアルコールを多く摂取している方は，急激にやめるとせん妄を起こす可能性があります．主治医に減量や禁酒についてご相談ください．
・不安や心配なことは遠慮なく医療者に聞き，ゆったりとした気持ちで過ごしましょう．
・睡眠薬や抗不安薬は，種類によってせん妄を起こす可能性があります．医師や薬剤師に必ず飲んでいる薬の名前をお伝えいただき，変更や中止の必要性について相談しましょう．

2．対策
・朝から日光を取り込んで，部屋を明るくしましょう．
・時計やカレンダーを近くに置き，生活リズムがつくように，日時の確認をしましょう．
・普段使用されている眼鏡，補聴器を入院中も使用しましょう．
・テレビ，音楽・ラジオ，新聞・本・雑誌などで気分転換をして過ごしましょう．
・リハビリは積極的に行いましょう．

＜ご家族の方へ＞
・せん妄は早期の発見が大切です．
　入院や手術後，ご家族が患者さんをみて「何かいつもと違う」と感じた場合は，遠慮なくスタッフにお声をかけてください．
・つじつまの合わない会話であっても否定せず，お話を聞いてください．
　その後，安心できるような言葉かけをしていきましょう．
・体調が安定していたら，患者さんと院内を散歩し，一緒に気分転換をしましょう．

図 2　せん妄についての説明と指導
〔済生会横浜市東部病院患者支援センター：私のかいふく日記．2019 より一部改変〕

ⓒ　せん妄

　せん妄予防は入院前からリスク評価を行い継続したケアを提供していくことが大切である．

　筆者の所属施設ではパンフレットを用いた説明や指導を行っている（図 2）[4]．

ⓓ　禁煙指導

　高齢者の喫煙者の多くは呼吸機能の低下があり，呼吸器合併症のリスクは高いといわれている．喫煙は呼吸器合併症を引き起こすだけではなく，創傷治癒遅延の原因など様々な悪影響があるため術前 4 週間以上の禁煙が必要である[5]．また，禁煙による効果は禁煙直後から身体の改善効果がみられるため，できるだけ早期に禁煙を開始することが重要である．家族や周囲に喫煙者がいる場合，受動喫煙となり循環器や呼吸器などの疾患を引き起こす可能性があるといわれている．家族とともに禁煙するよう指導することも必要である．可能な限り禁煙外来を受診し確実に禁煙していくことを奨め，生涯禁煙となるよう支援することが大切である．禁煙指導の際には，禁煙の意義や目的を説明することや禁煙することをはっきりと伝えること，禁煙することが最優先であると指導することがポイントである．

表 3　転倒予防策

> ・視力障害がある場合は適切な眼鏡の使用
> ・患者の状態にあった歩行補助器具や杖の使用
> ・スリッパやサンダルではなく，履きなれた運動靴を使用

ⓔ 転倒・転落予防と対策

　転倒の要因は，高齢者の特徴である身体機能低下と術後の長期臥床による筋力低下や薬物の影響，少しの段差やスリッパ・サンダルでつまずくなど様々なリスク因子がある．また，1 年以内に 1 回でも転倒歴があると再転倒しやすいといわれているため，歩行能力や立位時のバランスなどの身体機能を確認し転倒リスク評価を行う．術前から転倒を予防するためには要因を改善することが必要である（表 3）．

3　退院支援

　入院前より患者が望む治療後の状態や生活の質を確保していくために生活状況，住環境や経済面など含めて情報収集を行う．退院後の生活で家族やキーパーソンとなる人からのサポート体制についても評価することが必要である．また，家族がいない場合は身近な関係者からの協力が得られるのか確認していく．

　術後に身体機能低下が予測され要介護状態の可能性がある場合は，早期に退院支援スクリーニングを実施していくことが重要である．

　筆者の所属施設では，介護サービスの利用の有無やケアマネジャーがいるのか確認している．ケアマネジャーがいる場合は，入院前より入院予定について情報提供を行い連携をとっている．

　また，介護保険施設などに入所している患者の場合，退院後に医療処置があると元の施設に帰れないことがある．退院できない可能性がある場合はソーシャルワーカーや退院調整看護師へ情報提供し早期介入を依頼することが必要である．

◆文　献
1) 内田陽子，他（編著）：これからの高齢者看護学　考える力・臨床力が身につく．ミネルヴァ書房，2018：156-157
2) NPO 法人カラーユニバーサルデザイン機構（監）：東京都カラーユニバーサルデザインガイドライン．東京都福祉保健局生活福祉部地域福祉推進課，2011
https://www.fukushihoken.metro.tokyo.lg.jp/kiban/machizukuri/kanren/color.files/colorudguideline.pdf
3) 日本看護協会：意思決定支援と倫理(2) 高齢者の意思決定支援．
https://www.nurse.or.jp/nursing/practice/rinri/text/basic/problem/ishikettei_02.html
4) 済生会横浜市東部病院患者支援センター：私のかいふく日記．2019
https://www.tobu.saiseikai.or.jp/wordpress/wp-content/uploads/2022/04/2019 かいふく日記 .pdf
5) 日本麻酔科学会：周術期禁煙ガイドライン．2015
http://www.anesth.or.jp/guide/pdf/20150409-1guidelin.pdf

◆参考文献
・亀井智子，他（編）：高齢者看護学，第 3 版．中央法規，2018：37-39
・日本麻酔科学会・周術期管理チーム委員会（編）：周術期管理チームテキスト，第 4 版．日本麻酔科学会，2021

（伊藤美香）

看護師
②術中の身体管理

POINT ≫

〈褥瘡予防〉
● 褥瘡・医療関連機器圧迫創傷(MDRPU)・スキンテアを予防する.
〈低体温予防〉
● 手術部位に応じた適切な部位で中枢温を測定する.
● 術前よりあらゆる手段を講じて正常体温を維持する.
〈精神的ケア・せん妄予防〉
● 高齢者の特性にあわせた心理的支援を行う.
● せん妄の原因を除去する.

Question	・褥瘡予防で注意すべき点は何か?
	・MDRPU で注意すべき機器は何か?
	・スキンテアで注意すべき点は何か?
	・体温低下を予防すべく術前・術中で可能な介入は何か?
	・高齢者の特性に合わせた介入を行うには?
	・術後せん妄を予防するためには?

1 褥瘡予防

低侵襲手術の普及,手術適応の拡大などにより高齢者が手術を受ける機会が増加している.高齢手術患者の褥瘡発生は,術後の DREAMS を阻害する要因となる.本項では手術室における褥瘡,医療関連機器圧迫創傷(medical device related pressure ulcer:MDRPU),スキンテアの予防について述べる.

ⓐ 褥瘡

1) 褥瘡リスクの高い手術と体位

手術体位と術式により褥瘡発生率は異なる.褥瘡発生率が高い体位で代表的なものに整形外科脊椎後方手術で使用する4点支持器での腹臥位,脳神経外科手術の後頭蓋窩手術や微小血管減圧術で用いられるパークベンチ体位(図1),消化器外科・泌尿器科・婦人科で用いられる砕石位がある[1].4点支持器を使用した腹臥位,パークベンチ体位に共通しているのは,身体と手術台の接触面積が小さく,限られた部位に高い体圧が付加される点である.砕石位も身体と手術台の接触面積が小さく,手術台ローテーションにより"ずれ"が付加されるため褥瘡が発生しやすい環境となる.

2) 褥瘡発生に関与する因子と対策

褥瘡発生には体圧,ずれ力・摩擦,microclimate が関与する[1]とされている.

a) 体圧(圧力)

体圧は手術中一定の値で推移する.体位固定時の体圧を低くすることが重要であ

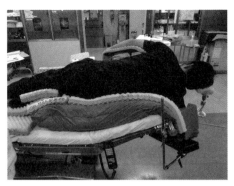

図1 パークベンチ体位を背側から見た様子 (筆者モデル)

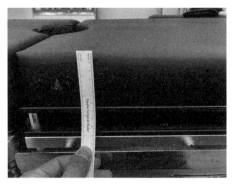

図2 手術台付属マットレス

る[1]. 身体と手術台付属マットレスの接触面積を広くすることで体圧を分散させる. 手術台付属マットレスも体圧分散効果がある. 一例をあげるとミズホ株式会社の手術台付属マットレス (図2) は厚さ7cmの低反発・高反発素材を組み合わせたウレタンフォームである. 手術台付属マットレスのみでも体圧分散効果は期待できるが, 褥瘡予防には"マットレスの厚みがあること"が重要とされている. 手術台付属マットレスに体圧分散用具であるウレタンフォーム (ソフトナース®, ラックヘルスケア株式会社) や低反発素材の手術用体位固定マット (ピンクパッド®, 株式会社アダチ) などを組み合わせて使用する.

手術中体位変換はできないが, 用手的除圧は可能である. 用手的除圧とは, 看護師の「手」による除圧介入である[2]. 用手的除圧は, 局所の循環障害の持続時間を短縮し, 組織の虚血性壊死を予防することにつながる[2]. しかし繊細な手術手技が要求される場面では実施できない. 手術進行を妨げないタイミングを選択し実施する[1]. 例えば多くの腹部外科手術では, 頭部の除圧は手術進行に影響が少なく, 定期的に実施可能だろう.

b) ずれ力・摩擦

ずれ力 (せん断力) は手術台をローテーションする場合や, 小さな支持面で体幹を保持する場合に発生する. 腹腔鏡手術やロボット支援手術では手術視野確保を目的として, 手術台を30°前後の頭低位や頭高位とし手術を行うため, ずれ力が生じる. 脊椎後方手術で使用する4点支持器を用いた腹臥位では, 4点支持器のパッドが接触する左右の前胸部と腸骨部にずれ力が生じる.

ずれ力・摩擦を軽減するためにドレッシング剤の「すべり効果」が利用できる. Yoshimura らは, 4点支持器を使用した脊椎後方手術を受ける患者を対象とし, フィルムドレッシング剤と多層構造シリコンフォームドレッシング剤 (図3) による術中の褥瘡予防効果を比較し, 多層構造シリコンフォームドレッシングのずれ力・摩擦予防効果がフィルムドレッシング剤と比較して高いことを報告している[3]. 脊椎後方手術での左右前胸部・腸骨部や, パークベンチ体位での側胸部など, 強いずれ力・摩擦を生じると予測される部分に, 多層構造シリコンフォームドレッシング剤を使用することが勧められる.

c) microclimate (マイクロクライメイト)

microclimate とは, 近年新たに提唱された褥瘡発生要因の一つである. 皮膚表面または組織の温度, 身体と皮膚表面の湿潤と定義される[1]. 体温上昇により軟部組織内部の

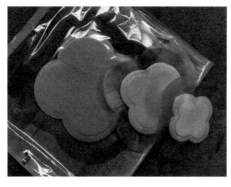

図3　多層構造シリコンフォームドレッシング剤
smith&nephew 製　ALLEVYN LIFE®
筆者の所属施設では脳外科パークベンチ体位での側胸部
や脊椎後方手術での腸骨部に貼付している.

代謝が亢進し酸素消費量が増加するために, 組織耐久性が低下し, 短時間の阻血でも褥瘡が発生しやすくなる[2]. Yoshimura らは, パークベンチ体位における手術で, 中枢温38.1℃以上が褥瘡発生リスクであることを報告している[4].

microclimate への対応は, 温風式加温装置と多層構造のシリコンフォームドレッシングで対応する[1]. 中枢温が 38.1℃以上となると褥瘡が発生しやすくなる[4]ため, 温風式加温装置を使用し正常体温 36.0～38.0℃を維持する. 中枢温が 38.0℃以上となった場合は, 温風式加温装置の設定温度を下げたり, 室温送風設定などを使用し体温調節を行う. 高体温時に温風式加温装置を停止させると, ドレープ内に熱がこもり, 高体温となるため空気を循環させることが必要である[2]. 多層構造シリコンフォームドレッシングは, 湿潤環境を調整する機能があり, 貼付部位の microclimate 管理に有効である[2].

ⓑ 医療関連機器圧迫創傷（MDRPU）

MDRPU（medical device related pressure ulcer）とは医療関連機器による圧迫で生じる皮膚ないし下床の組織損傷と定義される.

1）MDRPU の発生要因と原因機器
褥瘡発生と同様に圧力, ずれ力・摩擦と microclimate が MDRPU 発生に関与している. MDRPU を発生させやすい機器は, 小さく硬い機器（高い圧力を付加する）, 接触面積が大きい機器（持続的に低い圧力を付加する）, 皮膚表面の microclimate を変化させる機器（高い湿潤環境によって皮膚を脆弱化する）である[5].

『Journal of Wound Care（JWC）』が手術室の MDRPU 予防チェックリストを提示している. 本チェックリストに掲載されている機器を**表 1**[6]に示す.

2）手術室での MDRPU の予防
全身麻酔下で行われる手術では患者の意思表出が不可能であり, MDRPU が発生しやすい環境である. 表 1 にあげた MDRPU を発生させやすい機器を使用する場合には, 圧力, ずれ力・摩擦, microclimate を管理する. 図 4 に予防策の一例をあげる.

ⓒ スキンテア

スキンテアとは摩擦・ずれによって, 皮膚が裂けて生じる真皮深層までの損傷（部分層損傷）と定義される[7]. スキンテアは新生児・高齢者・ステロイド長期使用者など, 皮膚内部が未発達または脆弱になっている状態にわずかな外力が加わったときに発生する[8].

1）手術室で発生するスキンテア
日本創傷・オストミー・失禁管理学会の調査によると, スキンテアが最も発生する部

表1　MDRPU チェックリスト（ICU・手術室）

モニター	中枢温計 体温管理システム 心電図パッチ・心電図ケーブル パルスオキシメーター 非観血的血圧測定用マンシェットカフ，チューブ，コネクタ BIS モニター
呼吸器	NPPV マスク 酸素用鼻カニューレ 気管チューブ固定器具，気管チューブ，気管カニューレ
チューブ	経鼻胃管 膀胱留置カテーテル 静脈留置カテーテル，三方活栓 動脈留置カテーテル 中心静脈カテーテル 硬膜外カテーテル
その他	ID リストバンド，その他
オプション	ターニケット 側臥位用固定具
深部静脈血栓症予防	弾性ストッキング（ES） 間欠的空気圧迫法（IPC）＋弾性ストッキング（ES）

〔Gefen A, et al.: Device-related pressure ulcers: SECURE prevention. J Wound Care 2020;29（Sup2a）:S1-S52 より筆者訳，S27 より改変〕

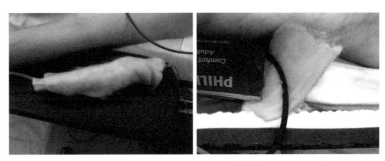

図4　輸液ルートの突起部分，血圧計ケーブルを綿包帯で包んでいる様子
上肢を体幹に添えて体位固定する場合に MDRPU を起こしやすい．

位は上肢である[7]．手術室では気管チューブ固定用テープや手術用ドレープの粘着剤によるスキンテアが発生しやすい．上肢・顔面・体幹などにスキンテア発生の可能性がある．

2) スキンテアの予防

　スキンテアを予防するためには，個体要因（**表2**）と外力発生要因をアセスメントし，不適切な外力が加わらないよう注意する．

　手術室でスキンテアの原因となる外力が発生するタイミングは，体位変換・体位固定時，手術台やベッドへの移動時，医療用テープの剥離時，手術用ドレープの剥離時である．体位変換・体位固定時に四肢を保持する場合は，握ったり掴んだりせず，下から支えるように保持する．皮膚皮膜剤を使用してから医療用テープを貼付する．皮膚皮膜剤を使用できない部位（手術用ドレープや電気メス対極板など）への剥離刺激を軽減するために，粘着剥離剤を使用しゆっくり剥離する．

表 2　スキンテア　個体要因リスクアセスメント

個体要因のリスクアセスメント	
全身状態 　75 歳以上 　長期ステロイド使用，抗凝固薬使用 　低活動性 　過度な日光曝露歴 　抗がん剤，分子標的薬治療 　放射線治療歴 　透析治療歴 　低栄養，脱水状態 　認知機能低下	皮膚状態 　乾燥・鱗屑 　紫斑 　浮腫 　水疱 　ティッシュペーパー様の皮膚

以上に 1 項目でも該当する場合は個体要因のリスクありと判断し，注意深いケアを行う．

2　低体温予防

　手術中の低体温は，覚醒遅延，出血，手術部位感染（surgical site infection：SSI），シバリングや入院期間延長などを発生させる．高齢者は基礎代謝が低下するため，麻酔中・手術中に体温が低下しやすい[9]．さらに心血管系，呼吸器系，肝臓，腎臓の臓器機能が低下しているため，低体温による合併症に注意が必要である．手術中の低体温は高齢者に限らず予防が必要であるが，高齢者ではより一層注意が必要である．

ⓐ　手術中に体温が低下する理由

　全身麻酔に使用する薬剤は末梢血管拡張作用を有し，中枢性の体温調節作用を抑制する[10]．体温調節性皮膚血管収縮反応も抑制される[10]．全身麻酔導入前は体温調節性皮膚血管収縮反応が生じているため，体内での熱の分布が中心部分へシフトしている（体の中心部分は温かく，末梢は冷えている状態）．全身麻酔導入により末梢血管の拡張が生じると，中心部分の熱が末梢部分へ移動する（図 5）[9]．これを熱再分布性低体温[10]とよび，全身麻酔導入後に体温が低下する主たる理由である．

　手術中はスタッフが手術へ集中できるよう，室内の温度を低下させることが多い．熱は患者の体から周囲の環境へ 4 つの物理現象（放射・伝導・対流・蒸発）によって移動する[10]．よって手術中は体温が低下しやすい環境にさらされる．

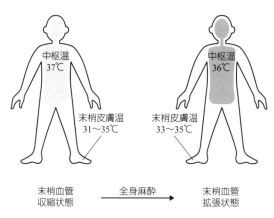

図 5　熱再分布性低体温
〔弓削孟文（監），古家　仁，他（編）：標準麻酔科学，第 6 版．2011：239-242 をもとに作成〕

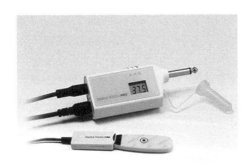

図6　TEMPLE TOUCH PRO®
手術部位に応じて適切な中枢温測定を行う.
〔日本光電工業株式会社〕

ⓑ 中枢温測定

手術中の体温測定は中枢温を測定することを意味する．臨床的に測定しやすい部位（鼓膜温，肺動脈温，食道温，咽頭温）の温度を測定する[10]．直腸温や膀胱温でも代用可能であるが，手術部位との関係には注意が必要である．例えば下部消化管手術時の直腸温や膀胱温測定は手術操作による影響を受けるため不適切である．側頭動脈上にセンサーを貼付し，独自のアルゴリズムで中枢温を測定する装置もある（TEMPLE TOUCH PRO®，日本光電工業株式会社）．環境温度の影響を受けにくく，体内へセンサーを挿入する必要がないため，簡便に中枢温測定が可能である（図6）．

ⓒ 体温管理方法

1）術前にすべきこと

全身麻酔導入後の中枢温低下のうち大きなウェイトを占めているのが，熱が体の中心部分から末梢組織へ移動する熱再分布性低体温である．理論上，全身麻酔導入前に末梢組織に"熱"を与えておけば，熱再分布性低体温を予防できるはずである．Aaronらは全身麻酔下に行われた非心臓外科手術で，全身麻酔導入前に最低30分間温風式加温装置の専用ブランケット（3M™ ベアーハガー™，スリーエム ジャパン株式会社）（図7）

仰臥位
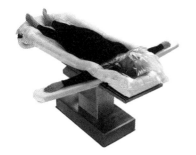

Model 635
広範囲を加温できるアンダーボディタイプ

側臥位
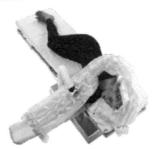

Model 622
曲げる向きを変えることで様々な
側臥位に対応可能なアッパータイプ

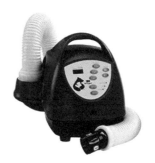

Model 775

図7　3M™ ベアーハガー™ と専用ブランケット
〔スリーエム ジャパン株式会社〕

を使用して，全身をプレウォーミングすることにより，手術中の低体温を防ぐことができると報告している[11]．しかし国内の臨床現場では手術室入室前 30 分間プレウォーミングすることは難しい．Rolf らは温風式加温装置を使用してプレウォーミングを開始してから手術開始までの加温中断時間が 20 分を超えると有意に低体温患者の割合が増加したと報告している[12]．Horn らは麻酔導入前に 10 分間以上プレウォーミングを実施すると，プレウォーミングを実施しない場合と比較して，低体温となった割合が低かったと報告している[13]．つまり専用ブランケットを使用したプレウォーミングはできなくとも，手術室入室後に短時間であったとしても，可能な限り温風式加温装置を使用して（可能な限り中断を避け）加温することにより手術中の低体温を予防できる可能性がある．

　手術台や掛物などへの伝導による体温低下を予防するために，可能な限り手術台や掛物を温めておく．手術室入室の際に患者は薄手の病衣のみを着用することが多い．体温保持の観点から病衣の上に羽織るものを用意してもよい．

2) 術中にすべきこと

　およそ 90% の熱喪失が皮膚表面から生じていることから，皮膚を介して加温を行うものが，効率がよい[10]．温風式加温装置が現在最も術中の加温効率が良い[10]製品として知られている．手術部位に応じて適切なブランケットを使用し温風式加温装置を使用する（図 7）．また大量輸液・輸血時には輸液・輸血加温装置使用が体温低下防止に有効である．

3　精神的ケア・せん妄予防

ⓐ 高齢者の特性

　加齢に伴う中枢神経系の変化として，思考の展開が遅くなり記銘力が低下する．しかし物事を総合的に判断する能力（結晶性知能）は低下しないとされる．手術侵襲，急激な環境の変化や疼痛により，術後せん妄や術後認知機能障害 (postoperative cognitive dysfunction : POCD)[*1] を起こしやすい．加齢に伴う感覚器の変化として，感音性難聴が起こりやすく，特に高音域が聞こえにくくなる．視力も低下し，加齢に伴う水晶体の黄色化により寒色系がみえにくくなる．光に対する暗順応と明順応が低下し，明るさの異なる場所へ移動するとみえるようになるまで時間がかかる．個人差はあるが，高齢者は環境の変化に対応するのが苦手であり[14]，入院・手術による心理的ストレスは大きい．

ⓑ 手術を受ける患者の心理

　手術を受ける患者の心理は，年齢，社会的背景，家族との関係性，疾病の緊急性，良性疾患と悪性疾患の違いなどが影響する．一般的に手術前には「非日常的な場への緊張・痛みへの恐怖・麻酔への不安」「疾病による無力感・自尊感情の低下・羞恥心」「治療の場における孤独感・疎外感」「疾病回復への期待と医療者への信頼 / 依存」といっ

＊1　術後認知機能障害 (postoperative cognitive dysfunction : POCD)
術後に注意力，実行機能，記憶などの認知機能障害を発症する状態をいう．

た感情をもつといわれている[14]．術前外来や術前訪問により術前の患者心理を把握し，適切なケアを行う必要がある．

ⓒ 高齢手術患者への精神的ケア

P O I N T ≫

〈術前訪問〉
●患者がリラックスできる環境を整える．
●手術室看護師は手術中患者の擁護者・代弁者であることを伝える．
●患者が不安を表すときは内容と感情を十分に読み取る（話をじっくり聴く）．
●患者の知りたい情報を的確に伝える．

　高齢者の特性と手術を受ける患者の心理を理解し術前からケアを行う．手術前の段階では，患者とのかかわりにおいて患者の意思を尊重し，できるだけ具体的でわかりやすい説明を行う[14]．対象の認知機能，感覚機能にあわせて適切な説明を行う．

　筆者の所属施設では手術前の患者支援センター受診時に，患者の認知機能，感覚機能の把握，術前に患者がもつ不安を把握している．手術担当看護師は患者支援センターで収集した情報をもとに，高齢者への精神的ケアを検討し実施している．特に手術室という環境や麻酔に関連した不安を表出する患者に対しては，担当看護師が術前訪問を実施する．ここで患者との信頼関係を構築することが重要である．

　患者が手術室へ入室すると，黙々と手術の準備をしているなかで患者の緊張は高まることが多い[14]．緊張を緩和できるよう声かけを行う．手術室内にBGMを流しておくこともよい．手術室内はスタッフが発する無機質な音やスタッフ同士の会話などがあり，場合によっては患者の緊張を強くする可能性がある．BGMにより緊張緩和を図れる可能性がある．患者・スタッフ間の信頼関係が構築されている状況ではタッチングも有効とされている．必要に応じて「手を握る」「肩をさする」などの対応を実施する．全身麻酔導入まで，患者の認知機能，感覚機能，不安に配慮し適切な対応を行う．

ⓓ 術後せん妄予防

　せん妄は，認知機能の変化，幻覚や妄想などの多彩な精神症状を伴う急性の意識障害である[15]．原因は準備因子，誘発因子，直接因子に分けて考えることができる[15]．せん妄の病態・治療に関しては他項を参照いただきたい．

　手術室では術前より患者がもつ準備因子を把握し，せん妄発症リスクを検討する．さらに可能な限り直接因子，誘発因子を除去するよう努める．つまり適切な術後疼痛管理，術後悪心嘔吐（postoperative nausea and vomiting：PONV）の軽減，適切な水分電解質管理，循環不全の回避，低酸素血症の回避が必要である．過剰な身体行動制限も直接因子となる．手術終了後は安全確保のため，手術台へ体位固定（身体抑制）されている状態で全身麻酔より覚醒させることが多い．安全確保が優先されるあまり，意思疎通が可能となった後も体位固定（身体抑制）が続くことによりせん妄を惹起する可能性があり注意が必要である．

　せん妄は複数の要因によって発症する．全身麻酔覚醒後に可能な限り直接因子と誘発因子を除去し，病棟や集中治療室（intensive care unit：ICU）へ退室させることが必要で

ある．残存する直接因子と誘発因子があれば病棟や ICU へ申し送り，術後早期に是正できるよう配慮が必要である．

◆文　献 --

1）吉村美音，他：最新の周術期褥瘡対策─新たなずれ対策と Microclimate への着眼─．杏林医学会雑誌 2019；50：47-53
2）吉村美音，他：最新の手術室褥瘡対策：各論．オペナーシング 2019；34：734-741
3）Yoshimura M, et al.: Soft silicone foam dressing is more effective than polyurethane film dressing for preventing intraoperatively acquired pressure ulcers in spinal surgery patients: the border operating room Spinal Surgery（BOSS）trial in Japan. Int Wound J 2018;15:188-197
4）Yoshimura M, et al.: Microclimate is an independent risk factor for the development of intraoperatively acquired pressure ulcers in the park-bench position : A prospective observational study. Wound Repair Regen 2015;23:939-947
5）大浦紀彦，他：医療関連機器圧迫創傷の予防と管理のテクニック：総論．WOC Nursing 2020；8：7-13
6）Gefen A, et al.: Device-related pressure ulcers: SECURE prevention. J Wound Care 2020;29（Sup2a):S1-S52
7）日本創傷・オストミー・失禁管理学会（編）：ベストプラクティススキン-テア（皮膚裂傷）の予防と管理．照林社，2015
8）小谷野結衣子：スキン-テア．WOC Nursing 2021；2：23-30
9）弓削孟文（監），古家　仁，他（編）：標準麻酔科学，第 6 版．2011：239-242
10）弓削孟文（監），古家　仁，他（編）：標準麻酔科学，第 6 版．2011：179-187
11）Aaron L, et al.: Effect of preoperative warming on intraoperative hypothermia: a randomized-controlled trial. Can J Anaesth 2018;65:1029-1040
12）Grote R, et al.: Short interruptions between pre-warming and intraoperative warming are associated with low intraoperative hypothermia rates. Acta Anaesthesiol Scand 2020;64:489-493
13）Horn E-P, et al.: The effect of short time periods of pre-operative warming in the prevention of peri-operative hypothermia. Anaesthesia 2012;67:612-617
14）土藏愛子，他（編著）：こころに寄り沿う手術看護；周術期患者・家族の心理とケア．医歯薬出版，2014
15）斎藤拓朗，他：高齢者に対する外科周術期の問題と対策．日本老年医学会雑誌 2017；54：299-313

◆参考文献 --

・渡部みずほ：手術を受ける高齢者の看護．草柳かほる，他（編著）：ナーシング・プロフェッション・シリーズ 手術看護 術前術後をつなげる術中看護，第 2 版．医歯薬出版，2018：273-295

（石田達也）

A 看護師
③術後の身体管理

POINT ≫

〈栄養管理〉

●もしかしたら嚥下障害かも！と思うときは，適切な嚥下機能評価を行いつつ迷わず経口以外のの投与ルートで栄養管理をする．

●潜在的な嚥下障害を顕在化し，評価と訓練を行う．

●食事開始時は，口腔環境や姿勢調整も重要である．

〈離床〉

●離床が遅れると「飲みはじめ」や「食べはじめ」も遅れる．

●単なる離床ではなく，生活のなかで意味づけて離床を進める．

●一つのリハビリテーションではなく，関連づけたリハビリテーションになるように計画する．

〈せん妄，認知機能〉

●高齢者の術後せん妄は高頻度で発生する．

●薬剤を使用した場合は，看護師の正確な評価が鍵になる．

●せん妄対策は，多職種のチームで行う．

Question	・不顕性誤嚥の検出のための評価は？
	・食事開始時に食形態と同様に大切なことは？
	・食事の姿勢調整で重要な要素は？
	・術後の離床には，どのような方法が有効か？

1 栄養管理

ⓐ 嚥下障害

1）術前から嚥下障害があり，栄養ルートが確保されている場合

　術前から胃瘻やCVなどの投与ルートが確保され，それによる栄養管理が行われている場合には，術後もそのルートを使った栄養管理を行うことが可能である．胃瘻の場合でも腸管が安全に使用できることを確認できた術後早期に現状に合った半消化態栄養剤，または免疫調整栄養剤を選択し開始したい．投与方法は，消化器症状の出現を低減する目的で経腸栄養ポンプを使用し，段階的に増量することが安全と考える．投与スケジュールの例は図1に示す．

2）嚥下障害があるが，栄養ルートが確保されていない場合

　術前もしくは術後から嚥下障害が顕在化している場合には，経口以外の栄養投与ルートを早急に検討すべきである．嚥下障害のある患者は，術後回復促進策である早期の「飲水」，「飲食」といった通常の早期経口摂取を十分に行うことが困難であり，誤嚥や窒息により生命に直結することもある．術後は適切な栄養管理が十分に行われないと，手術侵襲による身体機能の低下に加え低栄養が進み，嚥下機能が低下する恐れがある．

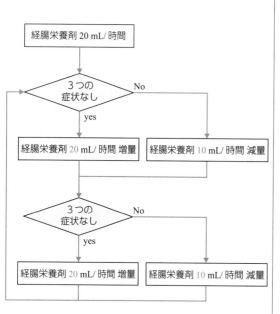

様

経腸栄養管理スケジュール

9:00 ～ 9:30　　水 200 mL 投与
9:30 ～ 21:30　経腸栄養ポンプ○ mL/ 時間で投与
　　　　　　　終了後，水 100 mL でフラッシュ

日にち	栄養量	下痢なし (スケール 7 が 3 回 継続した場合とする)	嘔吐なし	逆流なし
7/22				
7/23				
7/24				
7/25				
7/26				
7/27				
7/28				
7/29				
7/30				
7/31				
8/1				
8/2				
8/3				
8/4				

症状がなかったら○を付けてください．3 つ揃ったらクリアです．

水色の日にちに◇の評価をしてください．

図1　筆者の所属施設における投与スケジュールの例

その結果，生命に直結するような誤嚥や窒息を招き，身体機能回復の遅れにつながる．そのため嚥下障害がある場合には，経口からの栄養補給に頼るのではなく，経口以外の投与ルートによる適切な栄養管理を併用することが必要である．食形態を調整すれば食べられているからという名目でもう少し様子をみようという判断をしていないか．その患者は生命維持だけでなく，手術侵襲から身体機能を回復するための必要なエネルギー量，さらには身体機能を回復するためのリハビリテーションのための必要なエネルギー量を摂取しているだろうか．術後の回復が思うように進まないという場合，栄養管理が盲点になっていることもある．患者にとっての必要なエネルギー量，それをどのくらい充足しているかという in-out を数値化してアセスメントすることが大切である．

　また食事で誤嚥している可能性があるのに，服薬は継続している場合がある．薬剤はその剤形にかかわらず，口腔内や咽頭に自覚なく残留し，誤嚥のリスクがある．確実に服薬が必要な大切な薬だからこそ，服薬方法についても医師とともにチームで検討しリスクを回避したいものである．必要エネルギー量の確保とリハビリテーションを進め体をつくりつつ，適切な嚥下機能評価と訓練を行いながら経口摂取に移行できるようにチームで介入することが必要である．

ⓑ 食事開始

　食事開始の指示があるが，術後に嚥下機能が低下しているような気がする．食事が開始になったけど，むせているので誤嚥している可能性がある，など，ベッドサイドの患者の観察の際，思い当たることはないだろうか．

　食事開始における術後早期飲水開始プロトコルの例を**図2**に示す．プロトコルが適

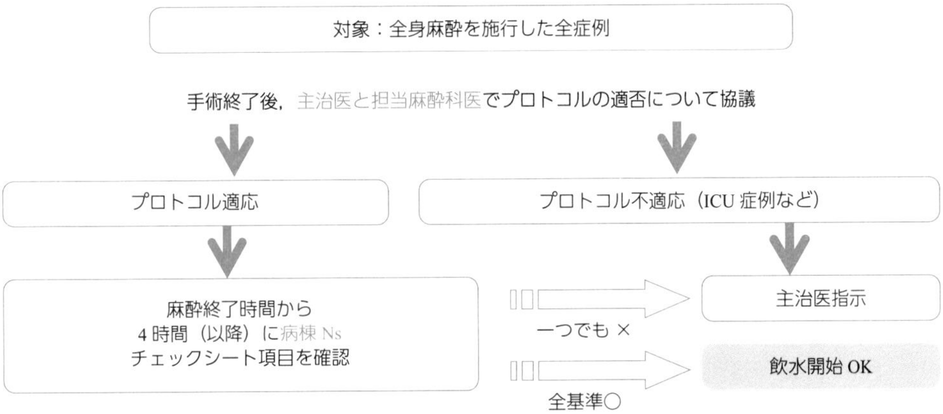

図 2 術後の早期飲水開始プロトコル

術後飲水開始のプロトコルである．手術終了後，主治医と担当麻酔科が飲水開始プロトコルを適応とするか否かを相談する．適応と判断した症例は，看護師が麻酔終了時間から 4 時間以降にチェックシート（図 3）の項目を確認し，看護師の判断で全項目をクリアした症例は，その時点で飲水を開始する．

術後飲水開始チェックシート

□適応 □不適応

不適応理由 □術式 □意識レベル □時間制約（夜間など） □＿＿＿＿＿＿

主治医＿＿＿＿＿＿ 担当麻酔科医＿＿＿＿＿＿
手術室 Ns＿＿＿＿＿＿ 病棟 Ns＿＿＿＿＿＿ 評価実施 Ns＿＿＿＿＿＿

退室許可時間＿＿＿＿＿＿ *評価実施時間*＿＿＿＿＿＿

飲水開始時間（実際に飲水をした時間）＿＿＿＿＿＿

飲水できなかった理由 □希望なし □就寝 □＿＿＿＿＿＿

※ 主治医，担当麻酔科医からチェックシート適応指示がある症例のみに適応
※ 退室許可時間から原則 4 時間以降に下記項目を確認する

	はい	いいえ
・意識		
麻酔から覚醒しており JCS：0 である	□	□
・呼吸		
酸素飽和度が 95%以上である（酸素投与中も含む）	□	□
・環境（小児では評価不要）		
収縮期血圧が 80mmHg 以上で 180mmHg 以下である	□	□
脈拍が 50bpm/ 分以上で 120bpm/ 分以下である	□	□
・消化器症状		
嘔吐がなく悪心の訴えがない	□	□
冷水 2mL でむせ込みがない	□	□

【原則】姿勢：ベッドアップ 30°，頸部前屈位にポジショニング
摂取方法：吸飲みではなく，2mL のスポイトで口腔底に水分を入れる

すべての項目がはい □ ⇒ 飲水可能

いいえの項目がある □ ⇒ 飲水不可

〔チェック項目（全科統一）〕

①意識
・麻酔からの覚醒（JCS）

②呼吸
・SpO_2：95% 以上

③循環
・sBP：80 〜 180 mmHg
・HR：50 〜 120 bpm

④消化器症状
・悪心・嘔吐なし
・冷水でむせ込みなし

図 3 術後飲水開始チェックシート

応になった場合には，病棟看護師がチェック項目を観察する．全基準を満たすと術後 4 時間以降には飲水が開始されるが，項目の一つに嚥下機能評価を設け，評価によっては術後早期に飲水ができないこともある．しかし特に高齢者はこの評価を怠ると誤嚥や誤嚥による肺炎を併発し，術後の早期回復を妨げることになりかねない．

1）潜在的な嚥下障害を顕在化すること

　臨床の現場では，脳卒中や神経筋疾患など明らかに機能的な疾患の発症によるものではない高齢者の嚥下障害にも日常的に対応することが多くなっている．経口摂取をしていた高齢者が，病気，手術などで状態が変化したことを契機に嚥下障害が顕在化したり，誤嚥性肺炎を契機に嚥下障害が発見されることも少なくない．そのような嚥下障害の原因は，潜在化していた嚥下機能の低下に加え，手術などの侵襲的なストレスによる諸条件の悪化や術後の不必要な廃用からサルコペニアに至る筋量や筋力の低下，精神的なものを含めた様々な機能の廃用が推察される．看護師は多くの高齢者および超高齢者が潜在的にもつ嚥下障害を術後の身体管理の一つにすべきであろう．

2）不顕性誤嚥の評価

　65 歳以上の高齢者の約半数が，いわゆる無症候性脳梗塞など何らかの脳血管障害が生じていることが知られている．特に大脳基底核付近の脳血管障害はサブスタンス P の合成能が低下するため，嚥下や咳反射が弱く，むせが全く起こらない場合もあり，不顕性誤嚥の高リスクである．嚥下機能評価は，飲み込めることが焦点化されがちであり，食事場面では，むせがなければ安全に摂取できていると判断していることが多いため，看護師が記載する看護記録でも「むせ」という視点で書かれたものが多い．しかし咳反射や喀出力が低下している高齢患者は「むせ」が必ずしも誤嚥のサインにはならず，不顕性に誤嚥している可能性がある．食事場面では呼吸の変化や SpO_2 の低下・声の変化（ガラガラ声）などの観察を，日常的には微熱が継続している，喀痰が増えるなどの症状の有無を観察し，症状が発見されれば医師へ相談するなどの早期に対処することが必要である．不顕性誤嚥の検出には咳テスト[1] が有効なため，可能であれば実施し評価しておくとよいと思われる．術後に嚥下障害が出現する可能性がある場合には，経口摂取を無理してはじめるのではなく，経鼻経管カテーテルによる栄養療法を開始することを術前から準備することが必要な場合もある．

3）口腔環境を整える

　口腔環境は誤嚥性肺炎のリスク因子である．術後の口腔環境は，長時間の気管挿管や抜管後に高濃度の酸素投与による極度の乾燥状態に加え，乾燥した粘膜に細菌が付着しやすい劣悪な状態である．乾燥した口腔内は，唾液の分泌がなく自浄作用も低下している可能性があるため，細菌が繁殖しやすい環境にある．術後，このような口腔環境のまま経口摂取を開始し，術前と同様の食形態を摂取すると，咀嚼や食塊形成，喉へ送り込む機能が正常に発揮されず，食物が口腔内や咽頭に残留したり，残留物を誤嚥する可能性がある．そのため食事再開の際には，術直後のできるだけ早期に適切な口腔ケア方法で，まずは口腔内の乾燥をとることからはじめ，食形態に関しても配慮が必要である．

4）飲水や食事時の姿勢は軽視せずに整えよう

　術後の疼痛がある患者が食事をする際に，どのような姿勢で摂取しているか観察したことはあるだろうか．術後回復能力プログラムが普及し，適切な疼痛管理が行われているため，術後の疼痛に苦しむ患者は少なくなっていると思われるが，それでも術後は体力が低下し，食事時間の坐位を保持することもままならない患者もいる．食事の姿勢調整は，安楽な姿勢で摂取できるだけでなく，むせの回避や誤嚥リスクの低減にもつながる．食事姿勢の基本的な考え方は，嚥下と咳がしやすく，安楽な姿勢を調整して誤嚥を防ぐことである．しかし不良姿勢はそれらを阻害する因子となり，誤嚥性肺炎発症のリスク因子にもなるため，食事の際には適切な姿勢をつくることが必要である（表 1，図 4）．また介助者の姿勢も重要で，立ったまま介助すると患者の頸部が伸展し，誤嚥を

表1　食事の姿勢調整に必要なこと

・適切な坐位姿勢の保持
・下肢のサポート
・上肢のサポート
・頸部前屈位
・適切なリクライニング位

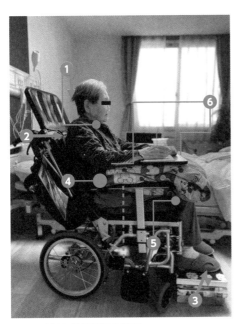

① 頭部の位置はアップライト．軽く前屈（下顎から胸骨に4横指が入る程度）．
② 背は90°で深く座る．
③ 下肢のサポート：足底を接地（やや後方）．
④ 体とテーブルの間は手拳1つくらいの隙間をつくる．
⑤ 椅子の座面の高さ：深く座って足底が床につき，大腿が座面から指1本浮く程度．膝窩と椅子は指2本分程度あく．座面の幅：座面に腰掛けた腰の両脇に指2本分程度の隙間．
⑥ 上肢のサポート・テーブルの高さ．腕を乗せて肘が90°に曲がる．

図4　適切な坐位保持の姿勢
例えば「肘を曲げる動作」では，肘の角度「90°」付近で最大筋力が発揮しやすいとされている．
腋窩と臍の中間位置程度を目安にする，とされている（摂食嚥下障害の評価 2019）．

しやすい姿勢になってしまうため，患者と同じ目線に座り食事介助する．姿勢調整には即時効果があるため，姿勢を調整すれば常食が食べられる場合もあるので，食形態の調整と同じくらい重要なことである．

2　離　床

高齢者の離床についてむずかしく感じることはないだろうか．

高齢者は加齢に伴う身体予備能の低下や複数の既往をもつことが多いため，術前の身体機能が低く，術後の離床遅延や呼吸器合併症，十分な回復が得られず日常生活動作（activities of daily living：ADL）低下をきたす可能性が高い．また不十分な疼痛管理も離床の遅延につながる．離床が遅れることで，「飲みはじめ」や「食べはじめ」も安全に進めることが困難になる．そのため多職種チームによる離床計画を進めることが重要である．そのなかで看護師は生活の一環として離床を促すのも一つの方法と考える．

ⓐ 口腔ケア

口腔ケアは脳を活性化させ覚醒を促す．歯ブラシやスポンジブラシによって口腔内が刺激され，食塊形成に必要な唾液が分泌する．また口腔内のブラッシングはサブスタンスPを介した嚥下・咳反射の改善が起こる[2]ことが報告されている．高齢者は毎日の口

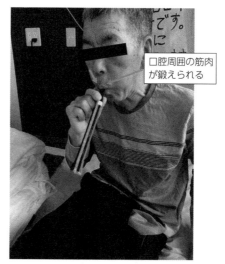

口腔周囲の筋肉が鍛えられる

図 5　離床につながる巻き笛を使った訓練
唇がきちんと閉じて，力強い呼気がないと
くるくる巻いている紙が伸びない.

腔ケアがサブスタンス P を放出させ，気道防御機能が働くようになるので，不顕性誤
嚥を予防することにつながる．口腔内環境を整えつつ様々な利点があり，しかも爽快感
が得られる口腔ケアは離床を促すうえで効果的なケアの一つといえる.

ⓑ レクリエーションとして行える簡単な訓練による離床

　巻き笛を使った訓練で，腹式呼吸や口の周りの筋肉が鍛えられる（図 5）．むずかしい
訓練内容をやろうとしても説明が理解できない高齢者もいるが，巻き笛は認知機能が低
下している患者でも道具をみせると吹きはじめることがある．また巻き笛の動きが目に
みえるので楽しみながら取り組めるというメリットもあり，辛いと感じる離床もレクリ
エーションを取り入れながら行うことで離床と訓練が同時に行える.

3　せん妄・認知機能

ⓐ 高齢者の術後せん妄

　高齢者の予定手術後における術後せん妄の発症頻度は，4% 程度[3] から 50% 以上[4]，
ICU に入室する高齢患者は 87%[5] まで様々である．術後のせん妄についてどんなイメー
ジをもっているだろうか．術後せん妄は，安静にできない，輸液や各種カテーテルの自
己抜去あるいは損傷，酸素マスクなどの装着困難，吸痰などの処置に協力が得られな
い，創部ドレッシングの除去，転倒・転落など，術後経過に大きな影響を引き起こし，
ひいては患者の予後にも重大な影響を与える恐れがある．そのため術後せん妄の治療と
して最もよく行われるのは，薬物による身体的介入である．抗精神病薬であるドロペリ
ドールやハロペリドールが用いられることが多い．またリスペリドンも治療や予防によ
く用いられている[6]．いずれの薬剤でも，低血圧，錐体外路症状をはじめとする神経症
状，QT 延長などの循環器症状などの副作用に注意しながら用いる必要がある[6].
　また生命に直結するときには，抑制がやむをえない場合もあるが，薬の調整でせん妄

がコントロールされている場合には，離床という観点から抑制を外すことも検討したい[7]．

ⓑ 看護師による薬の正確な評価が鍵を握る

看護師は，薬の副作用に加え，薬の正確な効果判定が求められる．服薬後の患者のせん妄や睡眠はどのように観察しているか．例えば21時に安定剤を服用したら，その後すぐに入眠し，翌朝の6時あたりまで熟睡して欲しいという希望的な観測で観察していないだろうか．しかし服用後は個人差もあるが，30〜60分，作用時間は7時間前後といわれているため，3時頃からモゾモゾしたり，起き上がったり，ドレーン類を触ったりすることもあり，看護師の期待は叶えられないが，薬の効果は十分である．しかしその状況をみるにつけ，「よく眠れていなかった」「途中で起きた」などという評価になり，それを医師に報告し，薬が増える．「眠れない」という言葉が多剤の入口になることもあり，それが原因で過鎮静による嚥下障害を併発する恐れがある．

ⓒ 高齢者の服用は特に注意が必要

少量のリスペリドン投与後，まもなく重篤な摂食嚥下障害を発症して胃瘻造設となり，投与中止後も遷延した症例もある[8]．高齢者は常用量の抗精神病薬でも重篤な摂食嚥下障害を引き起こすことがあり，回復までにも時間がかかることもある[8]．術後，このようなことが起きないよう食事中はJCSひと桁の意識状態になるよう，長期の服用は避けるよう正確な評価をすることが重要である．DREAMSを叶えるためには，薬を上手に使うことも必要と考えるが，簡単に薬に頼ることなく，頼ったとしても正確な観察と評価のもと短期間の使用となるよう，早期に日常生活に戻すことが先決である．認知機能が低下している患者に対しても，手術後のような非日常から，DREAMSを実施して日常に戻すことが非常に大切であると考える．

◆文　献

1) 若杉葉子，他：不顕性誤嚥のスクリーニング検査における咳テストの有用性に関する検討．日本摂食嚥下リハビリテーション学会雑誌 2008；12：109-117
2) Yoshino A, et al.: Daily oral care and risk factors for pneumonia among elderly nursing home patients. JAMA 2001;286:2233-2236
3) Smith PJ, et al.: Executive function and depression as independent risk factors for postoperative delirium. Anesthesiology 2009;110:781-787
4) Leung JM, et al.: Does postoperative delirium limit the use of patient-controlled analgesia in older surgical patients? Anesthesiology 2009;111:625-631
5) Saxena S, et al.: Delirium in the elderly: A clinical review. Postgrad Med J 2009;85:405-413
6) 薬物療法検討小委員会（編）：せん妄の治療指針　日本総合病院精神医学会治療指針1．星和書店，2005：9-38
7) 田中志子，他：病棟における認知症患者への身体拘束ゼロのためのケアマニュアルの開発．老年精神医学雑誌 2020；31：362-373
8) 野崎園子：薬剤と嚥下障害．日本静脈経腸栄養学会雑誌 2016；31：699-704

（板垣七奈子）

B 薬剤師
高齢者の薬理

POINT ≫

● 高齢者は薬物代謝・排泄能が低下していることから，薬物有害事象が生じやすい.
● 高齢者は多病で複数の薬を服用しているため，薬物間相互作用が問題となる.
● 高齢者に対する薬物使用は，新薬を含めて投与是非を考慮する.

Question	・NSAIDs は連用してよいか？
	・NSAIDs の外用薬は，安全性が高いか？
	・COX-2 選択性とは何か？

1 高齢者の薬理学的特徴

ⓐ 高齢者に対する薬物治療

　最も汎用される剤型である経口薬は，薬が胃で溶解しておもに小腸で吸収され血液中の濃度が上昇する．その後，作用部位の濃度およびその受容体との結合強度や結合時間によって薬効を発揮し，どのくらいの時間で排泄されるかによっておよその効果持続時間が決まる．このような薬の体内での運命を体内動態（pharmacokinetics：PK）といい，作用部位における薬物濃度と治療効果，副作用発現との関係を薬力学（pharmacodynamics：PD）という．高齢者の薬物治療を考える場合，PK の変化は腎機能に顕著に現れ，また PD 面ではおもに中枢神経系に作用する薬に対する注意が必要となる.

ⓑ 高齢者の PK 上の注意

　高齢者の PK 面で留意するべき点は，薬を排泄する腎機能が低下することと体の水分が減って脂肪分が増えることである．水溶性である腎排泄型の薬は肝臓で代謝を受けずに腎臓から排泄されるが，腎排泄型の薬は高齢者に対して 2 つの面から注意が必要である.

　1 つは，腎機能が低下しているため腎排泄型の薬がなかなか排泄されずに薬の効果が長く続くということである．薬を定期的に使えば蓄積していくことも考えられる．薬が腎排泄型であるかどうかは，添付文書上の「未変化体の尿中排泄率」という記載で確認できる．これがおおむね 70% 以上の場合，腎排泄型薬物となる．腎排泄型の薬物ではさらに 2 つの重要事項がある．1 つ目は経口薬の吸収率である．胃酸分泌抑制薬のファモチジン（ガスター®）は汎用される酸分泌抑制薬であるが，添付文書には「投与後 24 時間までの未変化体の尿中排泄率は，経口投与で 21.0〜49.0%，筋肉内投与で 71.0〜89.6%，静脈内投与で 57.8〜96.4%」と記載されている．これは経口薬の吸収率は約 50% で，吸収されたファモチジンのうち 21〜49% が尿中から排泄される．すなわち吸収された薬のほぼ 100% が腎排泄されることを意味している．添付文書には，内服した

表1 活性代謝物とその有害事象

薬物名	活性代謝物	おもな作用	活性代謝物による有害事象
ジソピラミド	モノ-N-デアルキルジソピラミド	不整脈薬	抗コリン作用・低血糖
アセトヘキサミド	ヒドロキシヘキサミド	糖尿病薬	血糖降下作用の増強
グリベンクラミド	4-trans-OH 体，3-cis-OH 体	糖尿病薬	血糖降下作用の増強
クロフィブラート	クロロフェノキシイソブチル酸	抗トリグリセリド血症	横紋筋融解
ミダゾラム	α-ヒドロキシミダゾラム抱合体	鎮静・睡眠	鎮静作用の増強
アロプリノール	オキシプリノール	高尿酸血症	皮膚炎・顆粒球減少

場合の吸収率は掲載されていないことに注意する．ファモチジンを注射で使う場合，経口薬の半分の投与量でほぼ同じ薬効が得られる．ファモチジンの排泄が遅延することによって胃酸分泌抑制作用が強く現れる一方で，せん妄や薬剤性パーキンソニズムなどといった用量依存性の有害事象発現に注意が必要となる．同様のケースに抗ウイルス薬のアシクロビルがあり，有害事象にアシクロビル脳症がある．重要事項の2つ目は，肝臓で代謝を受けて腎臓から排泄可能な代謝物が薬効をもつ場合である．モルヒネは肝臓でグルクロン酸抱合を受けて腎臓から排泄されやすい代謝物になる．モルヒネの代謝物の一つである6-グルクロン酸抱合体は鎮痛・鎮静作用という薬効をもつ．高齢者などの腎機能が低下した患者では，モルヒネ代謝物の排泄が遅延して，これらの代謝物によって強い眠気などの有害事象を起こすこともある．腎機能低下患者にモルヒネなどのオピオイドが必要な場合では，肝代謝型であるフェンタニルやオキシコドンを選択したほうが望ましいものと考えられる．表1に活性代謝物が問題になる例を示す．腎臓からの薬物排泄能の予測には，血清クレアチニン値や体重，年齢，性別からCockcroft-Gault式などによってある程度の腎排泄能力の推定が可能である．ただし，この式に代入する血清クレアチニン値は，筋肉減少のある高齢者においては必ずしも腎機能低下を反映しないことから，血清クレアチニン値の下限値を代用することや測定値が筋肉に依存しない血清シスタチンC値によって腎排泄能を予測することも提案されている．

　高齢者は，成長ホルモンや性腺ホルモンの分泌低下などによって筋肉減少を生じる．加齢に伴い仕方のないことであるが，体内で水分を保持する筋肉が減って脂肪に置き換わるため，高齢者の体内水分量は少なく，水溶性薬物を一般成人と同じ投与量を使えば，薬物血中濃度が上昇して有害事象を生じやすくなる．ただし高齢者の筋肉量は一定ではなく，個人差の大きいことには留意するべきである．一方，脂溶性薬物はおもに肝臓で代謝を受ける．高齢者の肝薬物代謝酵素の低下は，一般にあまり顕著ではないためその影響は少ないとされる．しかし肝重量低下や全身血液量低下などによって肝血流量に代謝が依存している薬物では代謝の遅延から有害事象につながることもある．リドカインやプロプラノロールなどがこれに該当する．腎機能不全時に対して肝代謝型薬物の投与量や投与間隔を決定する式はないため，個々の薬物で投与方法を検討する必要がある．

ⓒ 中枢神経系に作用する薬物

　中枢神経系に作用する薬物は単一の神経伝達物質を調節する場合もあるが，多くは様々な神経伝達物質を刺激したり減弱させたりする．高齢者に多いうつ病を例にとると，モノアミンであるノルアドレナリン，セロトニン，ドパミンを活性化する薬が使用される．高齢者に優先される抗うつ薬は選択式セロトニン再取り込み阻害薬（selective serotonin reuptake inhibitor：SSRI）やセロトニン・ノルアドレナリン再取り込み阻害薬

（serotonin noradrenaline reuptake inhibitor：SNRI）とされるが，不安感や焦燥が強い場合は三環系抗うつ薬の使用やベンゾジアゼピン系薬の併用投与が必要になる．その一方でセロトニンの活性化によって腸管蠕動が亢進して消化器症状が現れたり，ノルアドレナリンでは頭痛や頻脈，血圧上昇といった有害事象を生じたりする．また三環系抗うつ薬には抗コリン作用があり，尿閉や認知機能の低下などにも注意が必要である．高齢者は一般に有害事象への感受性が高くなるとされる．抗うつ薬を選択する場合，うつ病を改善する作用に大きな違いはなく，むしろ有害事象で差がみられたことが報告されている[1]．高齢者に薬物投与を行う場合は，有害事象に注目して薬剤選択を行う，といった態度が必要である．

ⓓ 薬物代謝酵素に起因する薬物間相互作用

前述した中枢神経系に作用する薬の多くは肝臓の代謝酵素によって無毒化される．高齢者は多種類の薬を服用している場合も多く，薬物間相互作用に注意が必要となる．中枢神経系に作用する薬とおもな代謝酵素を表2に示す．同じ酵素で代謝される場合は代謝酵素の競合が起こり一方の代謝が滞ったり，リファンピシンやフェノバルビタールなどといった代謝酵素を誘導する薬，イトラコナゾールやクラリスロマイシンなど代謝酵素を阻害する薬が併用された場合は，薬効の減弱や増強したりする薬物間相互作用に注意が必要となる．また生活習慣では喫煙によって CYP1A2 酵素が亢進して薬が効きにくくなっていたり，飲酒によっても薬の代謝は影響を受けたりする．アルコールは薬理学的に中枢神経抑制薬として位置づけられており，同じような薬理作用を示す睡眠鎮静薬や抗てんかん薬，抗不安薬，抗精神病薬などとの併用で中枢神経抑制作用が増強される可能性が生じる．また健康志向の高まりからサプリメントを服用している高齢者もよく目にするが，サプリメントと薬物との相互作用にも注意が必要になる．高齢者に限ったことではないが，薬を使う場合は患者の嗜好品や生活習慣にも目を向けることが重要と考えられる．

ⓔ 高齢者に不適切な薬 PIM

高齢者は薬の体内動態および薬効発現において一般成人とは異なることが多く有害事象に結びつきやすい面がある．海外では potentially inappropriate medication（PIM）として，高齢者に対して不適切な薬を3段階に分類して注意を喚起している．すなわち高齢者には不適切であり常に回避したほうがよい薬，潜在的に不適切として特定の疾患または症候群においては回避する薬，注意して使用する薬は一部の患者においてリスクが有益性を上回ることがある，というものである．わが国においても日本老年学会から「高

表2　中枢神経に働く薬物の肝代謝酵素の例

	CYP1A2	CYP2D6	CYP3A4
抗認知症薬		ガランタミン	ドネペジル
抗精神病薬	オランザピン，クロザピン	リスペリドン，ハロペリドール，ペルフェナジン	ブロナンセリン，クエチアピン，ピモジド
抗うつ薬	デュロキセチン	トリミプラミン，ノルトリプチリン，アミトリプチリン，イミプラミン，クロミプラミン	ミルタザピン，エスシタロプラム
抗不安薬・睡眠導入薬	ラメルテオン		トリアゾラム，ミダゾラム，アルプラゾラム

表3　高齢者に特に慎重に投与を要する薬物リスト

薬物	代表的な薬物	おもな副作用	推奨される使用法	エビデンスの質，推奨度
抗精神病薬全般	ハロペリドール，クロルプロマジンなど	錐体外路障害，過鎮静，認知機能低下	定型抗精神病薬はできるだけ避ける	質＝中，推奨度＝強
ベンゾジアゼピン系薬	フルラゼパム，トリアゾラムなど	過鎮静，認知機能低下，せん妄，転倒など	長時間作用型は使用するべきではない	質＝高，推奨度＝強
三環系抗うつ薬	三環系抗うつ薬すべて	認知機能低下，せん妄，便秘など	可能な限り使用を控える	質＝高，推奨度＝強
スルピリド	スルピリド	錐体外路障害	使用する場合 50 mg まで	質＝低，推奨度＝強

齢者の安全な薬物療法ガイドライン 2015」[2] が発刊され，高齢者に特に慎重に投与を要する薬物リストが提示されている．その一部を表3 に示す．

2 ポリファーマシー

ⓐ ポリファーマシー

　厚生労働省は「高齢者の医薬品適正使用の指針」[3] のなかで，「ポリファーマシー（polypharmacy）は，単に服用する薬剤数が多いことではなく，それに関連して薬物有害事象のリスク増加，服薬過誤，服薬アドヒアランス低下等の問題につながる状態」としている．ポリファーマシーというと服用する薬が多剤になっていることと考えがちであるが，薬は診断に基づいて必要であれば治療の一環として使われる．薬が適切に使われていればポリファーマシーとはいわない，というのが現在の理解である．ポリファーマシーに相反する言葉として「薬のアンダーユース」という言葉も使われる．これは，薬が必要な患者に，薬が適切に使われていないことをいう．

ⓑ ポリファーマシーの問題点

　単に薬が多いことをポリファーマシーとはいわないとしたが，薬によって起こる有害事象は，薬剤数にほぼ比例して増加するとされる．特に薬が6種類以上になると転倒の増加など，薬物有害事象の頻度が上昇することが報告されている．海外でもポリファーマシーの検討というと，薬の数は5～6種類以上を使っている場合を研究対象としている．

1) 薬物有害事象の増加

　高齢者の薬物有害事象は，薬剤性老年症候群として現れ，薬剤起因性老年症候群ともよばれている．ふらつきや転倒といった身体活動上の問題や抑うつや記憶障害，せん妄といった中枢神経症状，食欲低下や便秘などの消化器症状などがある．これらは高齢者によくみられる症状でもあり，薬の副作用と結びつかないことも考えられる．一方，表4[2] に示したように薬物有害事象は老年症候群に似た症状を呈する．したがってこれらの症状が出現した場合，高齢者に起こった症状だから仕方のないことだ，と片づけるのではなく，服用している薬に問題はないかといった視点をもつことが重要になる．特に中枢神経系に作用する薬物有害事象は，転倒や転落につながったり記憶障害やせん妄に至ったりする．高齢者が転倒を起こすとその後は寝たきりになって，誤嚥性肺炎につながるなど，悪循環をたどる．消化器症状では食欲低下や便秘などを生じ，栄養障害からサルコペニアやフレイルの原因になり，術後の回復にも影響を及ぼす可能性もある．

表4　老年症候群に似た有害事象を起こす薬

症状	症状を起こす薬
ふらつき・転倒・記憶障害	α遮断およびβ遮断薬，睡眠薬，抗うつ薬，各種抗てんかん薬，抗精神病薬，抗コリン作用をもつParkinson病治療薬，抗ヒスタミン薬，メマンチンなど
せん妄	Parkinson病治療薬，睡眠薬，抗不安薬，三環系抗うつ薬，抗ヒスタミン薬，ジギタリス，テオフィリン，副腎皮質ステロイド薬など
抑うつ	脂溶性のβ遮断薬，抗ヒスタミン薬，抗精神病薬，抗甲状腺薬，副腎皮質ステロイド薬など
食欲低下	非ステロイド性抗炎症薬（NSAIDs），緩下薬，抗不安薬，抗コリン作用をもつParkinson病治療薬，選択式セロトニン再取り込み阻害薬（SSRI），コリンエステラーゼ阻害薬，ビスホスホネート，GLP-1作動薬，DPP-4阻害薬など
便秘	睡眠薬，三環系抗うつ薬，抗コリン作用の過活動膀胱治療薬，腸管鎮痙薬，抗ヒスタミン薬，αグルコシダーゼ阻害薬，抗精神病薬，抗コリン作用をもつParkinson病治療薬，麻薬など
排尿障害・尿失禁	三環系抗うつ薬，過活動膀胱治療薬（ムスカリン受容体拮抗薬），腸管鎮痙薬，抗ヒスタミン薬，睡眠薬・抗不安薬（ベンゾジアゼピン），抗精神病薬（フェノチアジン系），抗コリン作用をもつParkinson病治療薬，α遮断薬，利尿薬など

〔日本老年医学会，他（編）：高齢者の安全な薬物療法ガイドライン2015．日本老年医学会，2015（https://www.jpn-geriat-soc.or.jp/info/topics/pdf/20170808_01.pdf）より一部改変〕

2）薬物間相互作用の問題

　ポリファーマシーによって生じる問題として，薬物間相互作用を起こす可能性が高くなることもあげられる．例えば心不全治療薬のジゴキシンは多くの薬と相互作用を生じる．ジゴキシンの腎排泄を妨げる非ステロイド性抗炎症薬（non-steroidal anti-inflammatory drugs：NSAIDs）やスピロノラクトンとの併用，消化管運動を抑制する薬ではジゴキシンの吸収増加から，いずれも血中濃度上昇の要因となる．またP糖蛋白質に影響を及ぼす薬との併用や抗菌薬によって腸内細菌叢が変化することによってもジゴキシンの血中濃度上昇の要因であったことが報告されている．通常このような薬物間相互作用は1対1の薬同士で検討されている．ポリファーマシー下では，相互作用を生じる薬がいくつも使われているため，どの薬が原因でジゴキシンの血中濃度に変化を生じているかの原因検索は困難になる．ジゴキシンは特定薬剤治療管理料によって血中濃度を測定し，その適切性の評価が可能である．また心拍数の変化などによっても治療効果や安全性の評価が可能と考えられる．しかし血中濃度測定可能薬物や測定可能な薬効評価マーカーをもたない薬では，薬物間相互作用を生じているかは，患者の症状変化から見極めるしかない．特に中枢神経系に作用する薬物は老年症候群もあいまって，その治療評価は難しくなる．そのためにもポリファーマシーはできるだけ避ける必要がある．

3）薬の服用方法とアドヒアランス低下

　アドヒアランスは，患者が積極的に治療方針の決定に参加し，その決定に従って治療を受けることを意味している．薬ごとに服用方法は，食後服用とか食前30分などと指示される．速効型インスリン分泌促進薬であるナテグリニド，レパグリニドなどのグリニド系の抗糖尿病薬の用法は厳密である．添付文書上の記載は，本剤は食後投与では速やかな吸収が得られず効果が減弱すること，効果的に食後の血糖上昇を抑制するため，本剤の投与は毎食直前（10分以内）とすること，本剤は投与後速やかに薬効を発現するため，食事の30分以上前の投与では食事開始前に低血糖を誘発する可能性がある，と書かれている．グリニド系の食直前投与時と食後投与時の血中濃度変化を図1に示す．食後服用では血中濃度が十分に上昇せず，食後の血糖降下作用は期待できない．食後の高血糖は心血管イベントとの関連も観察研究によって指摘されているため，食後2時間の血糖値が下がらないということは，グリニド系抗糖尿病薬を服用する意義はない．その一方で食前30分などに服用すると，低血糖が生じてしまう．すなわち食前10分に服

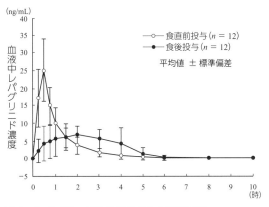

図1　レパグリニドの食前後の血中濃度推移

表5　高齢者に対する処方上の工夫と服薬支援の例

服用薬剤数を減らす	配合剤の使用. 対症療法的に使用する薬剤は有効性を確認する. また極力, 頓用で使用する.
剤形の選択	患者の日常生活動作 (ADL) の低下に適した剤形 (貼付剤など), 嚥下機能低下では口腔内崩壊錠などを選択する.
用法の単純化	1日1回服用など, 服用方法をできるだけまとめる.
調剤の工夫	一包化ができないか検討する. 服薬セットケースや服薬カレンダーなどを使用する.

〔厚生労働省：高齢者の医薬品適正使用の指針（総論編）. 2018（https://www.mhlw.go.jp/content/11121000/kourei-tekisei_web.pdf）より一部改変〕

用してはじめて安全で効果的な抗糖尿病薬としての薬効が得られる薬である. グリニド系の抗糖尿病薬を安全かつ適切に使うためには, 患者が服薬意義を理解して用いる必要がある. これはアドヒアランスが高くなければ達成することは難しい. ポリファーマシーとなって服用方法が多岐に及べば, アドヒアランスを高めることも難しくなると考えられる. ポリファーマシーとなったときの処方上の工夫や服薬支援例を**表5**[3]に示す. 高齢者またその介護にあたるものを含めて, 薬の使い方は簡便で安全な方法で行う必要がある.

ⓒ ポリファーマシーの解決策

ポリファーマシーの解決策は, 処方の適正化にほかならない. しかし患者側からは, 処方に対する要望が高く, 診療後に薬が処方されないと「薬も出してくれない」「過少診療である」といった不満をもつことも問題視されている. 一方医師側からは, 薬以外に有効な手段があったとしても限られた診療時間で薬に代わる有効な手段を説明することが難しい, といった指摘もある. このような問題に対するポリファーマシー対策として, 医療規範や理想像, 倫理的観点など, 社会全体でポリファーマシーを改めなければならない, といった働きかけも必要と考えられる. またポリファーマシーを改めるために減薬を図る場合においても, どういった方法で減薬するのか, 具体的な方法がわからないという問題もある. 手術前に薬を休薬してよいか継続するか, といった場合にも同様の問題が生じていると思われる. 抗血栓薬や抗凝固薬, 血栓形成を促進する性腺ホルモン薬などでは, 薬の半減期や効果持続時間などから手術前の休薬期間が厳密に決められている. 一方, 抗Parkinson病薬や抗うつ薬, ベンゾジアゼピン系薬などは, 薬を突

然中止することで反跳現象を生じ，著しく病態が悪化することもある．したがって手術前に休薬の難しい薬は，ポリファーマシーだからといって急に中止することは避けなければならない薬と考えられる．これらの薬では，薬を半量にしていくなど，適切な期間を設けて減薬を図る必要がある．一方，新たに薬をはじめる場合も，各種診療ガイドラインに則れば薬の適応はあるが，高齢者にそれを適応するべきであるかは一考の余地がある．まして薬の副作用に対して薬を追加するのはポリファーマシーを助長してしまうため避けるべきである．薬物有害事象が認められるのであれば，その薬の必要性を改めて検証する必要がある．

　高齢者は多病（multi-morbidity）を呈しており，個々の症状や疾病に対応すればポリファーマシーになるのは必然である．しかし高齢者の個々の疾病管理に注目するのではなく，高齢者を総合的に機能評価する高齢者総合機能評価（Comprehensive Geriatric Assessment：CGA）という考え方が提唱されている[4]．生活機能を認知機能や日常生活動作，心理状況や生活意欲，生活環境などを含めて情報を収集し高齢者を評価する．すなわち高齢者を俯瞰的に観察することである．これは医師だけで行うことには限界もある．高齢者にかかわる職種またはその家族なども含めて，ポリファーマシーの問題点を認識して患者情報をできるだけ収集し，高齢者に不適切となっている薬物治療を改めていく必要があると考えられる．

◆文　献 --

1) Cipriani A, et al.: Comparative efficacy and acceptability of 21 antidepressant drugs for the acute treatment of adults with major depressive disorder: a systematic review and network meta-analysis. Lancet 2018;391:1357-1366
2) 日本老年医学会，他（編）：高齢者の安全な薬物療法ガイドライン 2015．日本老年医学会，2015
　　https://www.jpn-geriat-soc.or.jp/info/topics/pdf/20170808_01.pdf
3) 厚生労働省：高齢者の医薬品適正使用の指針（総論編）．2018
　　https://www.mhlw.go.jp/content/11121000/kourei-tekisei_web.pdf
4) 小島太郎：多病高齢者における疾患管理の考え方．医学のあゆみ 2015；253：703-707

（林　宏行）

C 管理栄養士
周術期の栄養管理

POINT ⩔

〈食事計画（術前）〉

● 加齢に伴う食事摂取量の低下，栄養素の不足に注意．

● 適切な栄養スクリーニングと栄養アセスメントが重要．

● 低栄養患者へは術前栄養強化を行い，十分なエネルギーと蛋白質を投与する．

〈食事計画（術後）〉

● 早期経口摂取開始かつ少量で高エネルギー，高蛋白食を目指す．

● 経口摂取量が増加しない患者には，経口補助栄養剤（ONS）を上手に活用する．

● 退院後を見据え，個々の病態に適した食事療法を継続する．

Question	・高齢者の栄養アセスメントの特徴は？
	・高齢者の栄養必要量の設定は？
	・術後の栄養投与ルートは？

　消化器手術患者は，食欲不振や消化管通過障害などにより術前から栄養不良を認める症例も少なくない．高齢者は，加齢による食事摂取量や嚥下機能の低下などで容易に低栄養に陥りやすい．また，フレイルやサルコペニアに伴う合併症の予防からも術前早期から栄養介入することが重要である．本項では筆者らが実施する膵頭十二指腸切除術後回復の強化（Enhanced Recovery After Surgery：ERAS）プロトコルの栄養療法について述べる．

1 食事計画（術前）

　筆者の所属施設で膵頭十二指腸切除術が決定すると，主治医は入退院支援（patient flow management：PFM），歯科，リハビリテーション科，栄養管理科へ患者を紹介する．管理栄養士は，栄養アセスメント，入院までの栄養強化療法や免疫栄養療法の説明および入院後の食事内容の決定などを含めた栄養指導を行う．入院後は，高度侵襲手術の膵頭十二指腸切除は，全症例に栄養サポートチーム（nutrition support team：NST）が介入して周術期栄養管理を行っている．術前から多職種協働で積極的な栄養管理を行うことが術後早期回復を促進するために重要である．術後栄養指導は，術後3病日の食事開始時および退院直前に行う．

ⓐ 患者情報の収集，栄養スクリーニング

　PFM看護師は，事前に患者が記載した問診票をもとに情報収集，アレルギースクリーニングと主観的包括的栄養アセスメント（subjective global assessment：SGA）を行い，ハイリスク患者を抽出する．食物アレルギーについては管理栄養士による情報収集を追加する．

1）患者情報収集の項目

既往歴の有無（糖尿病，腎臓病，心臓病，手術歴など），喫煙，飲酒，食生活（栄養摂取法，食事形態，制限食の有無，食欲の有無，義歯の有無，食事介助の有無），排泄状況，睡眠時間，身体機能，認知機能.

2）主観的包括的栄養アセスメントの項目

体重変化，身体所見（浮腫・腹水の有無），代謝ストレス（術前・術後・急性期など，感染症），摂食嚥下状態に関するリスク（むせ，誤嚥性肺炎の既往，脳血管疾患の既往），体格（body mass index：BMI），褥瘡の有無，食事摂取方法（経口摂取の有無，食事摂取量）.

ⓑ 栄養アセスメント

管理栄養士は，栄養指導時に身体計測（身長，体重），体組成分析（bioelectrical impedance analysis：BIA）法，握力測定を行う．体重評価は日本人の食事摂取基準（2020年版）における BMI 目標（表 1）[1]，サルコペニアの抽出はアジア・サルコペニア診断基準 2019（表 2）[2]をもとにアセスメントを行う．嚥下機能評価のスクリーニングは SGAで行い，明らかな問題がある場合は入院後に摂食嚥下チームと連携する．

ⓒ 術前入院栄養強化の適応

欧州臨床栄養代謝学会（European Society of Clinical Nutrition and Metabolism：ESPEN）周術期栄養管理ガイドライン（2017）[3]では，術前の高度栄養不良リスクについて BMI $<$ 18.5 kg/m^2，SGA で高度低栄養と判定，6 か月で 10〜15% 以上の体重減少，　アルブミン $<$ 3.0 g/dL が 1 項目でもある症例は約 2 週間の栄養強化治療が有効としている．筆者らは高度栄養不良を認めた場合には，術前約 2 週間の栄養強化治療を実施する．

表1　「日本人の食事摂取基準」における BMI 目標

体格の判定	BMI 値（kg/m^2）
やせ	18.5 未満 65 歳以上は 21.5 未満
標準	18.5〜25 未満 65 歳以上は 21.5〜25 未満
肥満	25 以上

〔「日本人の食事摂取基準」策定検討会：日本人の食事摂取基準（2020 年版）「日本人の食事摂取基準」策定検討会報告書．厚生労働省，2019〕

表2　アジア・サルコペニア診断基準 2019

		男性	女性
症例抽出		下腿周囲長；男 $<$ 34 cm，女 $<$ 33 cm SARC-F ≧ 4 SARC-CalF ≧ 11	
筋力（握力）		$<$ 28 kg	$<$ 18 kg
骨格筋量	BIA 法	$<$ 7.0 kg/m^2	$<$ 5.7 kg/m^2
	DXA 法	$<$ 7.0 kg/m^2	$<$ 5.4 kg/m^2
身体機能		歩行速度 $<$ 1.0 m/ 秒 5 回椅子立ち上がりテスト ≧ 12 秒	

〔Chen LK, et al.: Asian Working Group for Sarcopenia. : 2019 Consensus Update on Sarcopenia Diagnosis and Treatment. J Am Med Dir Assoc 2020;21:300-307 をもとに作成〕

ⓓ 免疫賦活栄養療法

　免疫賦活栄養療法は，感染性合併症の減少や在院日数を短縮させるという結果が報告され，ESPEN 周術期栄養管理ガイドライン[3]や ESPEN がん患者の栄養管理ガイドライン[4]では，消化器癌手術などに対する栄養療法として推奨されていることから，膵頭十二指腸切除全例で術前免疫栄養療法を導入している．

　免疫能を増強する栄養素は，アルギニン，n-3 系脂肪酸，核酸，グルタミン，抗酸化物質（ビタミン C，ビタミン E，ポリフェノール），ホエイペプチドなどがあげられる．筆者の所属施設では，アルギニン，n-3 系脂肪酸，核酸が配合されたインパクト®（ネスレ日本株式会社）を採用した．術前 7 日間インパクト® を 4 パック / 日（440 kcal）を飲用することとし，入院までの間に必要な栄養剤は院内売店で購入するシステムを構築している．インパクト® 飲用のコンプライアンスはよく，ほぼ 100% の患者が院内売店でインパクト® を購入し自宅で必要量を摂取できている．医師と管理栄養士による説明や食欲がないときは栄養剤を優先的に飲用するようにアドバイスをすることが全量飲用につながっている[5]．

ⓔ 栄養指導

　入院前の栄養強化療法において管理栄養士は，患者の食習慣や日頃の食事内容を把握するとともに摂取栄養量を算出し，栄養素の過不足を判定する．オリジナルの栄養指導媒体を使用して，免疫賦活栄養素の働きや有効性，インパクト® の購入および飲用方法を説明する．入院前の在宅における栄養強化について，現在の栄養状態を具体的に示し，食事の見直しなどの指導を行う（図 1）．高齢者は，主食や甘い間食など炭水化物の摂取は良好であるが，蛋白質の摂取量が少ない傾向にある．また，フレイルなどにより食事量の確保が困難な場合も少なくなく，少量で高蛋白質を摂取する必要があるため，栄養バランスとともに蛋白質摂取を促す．低栄養患者に対しては，術前免疫栄養剤開始までの期間も経口補助栄養剤（oral nutrition supplement：ONS）の飲用を主治医へ提案する．

　管理栄養士は，高齢者の栄養必要量の設定や入院後の食事内容の選択について主治医から一任されている．免疫栄養療法を併用した術前必要目標量は，標準体重をもとにエネルギー25〜30 kcal/kg/ 日，蛋白質 1.5〜2.0 g/kg/ 日と設定し，患者個々にあわせた食事プランを主治医へ提案する．入院時の食事内容をカルテに記載し情報共有することで，適切な食種の提供が可能となる．一方で，腎機能が低下した患者や高齢者は，窒素負荷による血清尿素窒素（blood urea nitrogen：BUN）上昇などに注意が必要となる．その病態を加味してエネルギー量，蛋白質量を設定することが重要である．

ⓕ 術前経口補水療法

　ERAS では絶飲食期間短縮を重視する．筆者の所属施設では，術前日の食事制限はなく，機械的腸管清掃なし，術前輸液は行わず，日本麻酔科学会術前絶飲食ガイドライン[6]に準じて麻酔導入 2 時間前まで飲水を許可している．2012 年から術前脱水予防目的で術前経口補水療法（経口補水液 500 mL × 3 本）を導入し，夕食の食事とともに提供している．

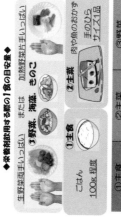
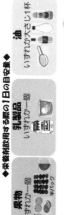
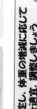
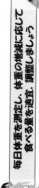
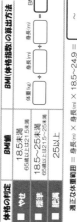

図1　栄養指導媒体
〔県立広島病院栄養管理科作成〕

2 食事計画（術後）

術後栄養管理は，高齢者は経口からの摂取量が少ないことから経腸栄養，経口栄養，末梢静脈栄養を組み合わせ投与栄養量の段階的なアップを図る．NST は週 1 回のカンファレンスおよび回診を実施する．栄養アセスメントや適正栄養量チェックを行い，必要に応じ輸液やビタミン・微量元素補充，ONS 飲用を提案する．また，嚥下障害や誤嚥性肺炎の既往がある場合は，必要に応じ摂食嚥下チームが介入する．

ⓐ 早期経腸栄養

日本版重傷患者の栄養療法ガイドラインでは，重症急性期の栄養過剰による感染や高血糖リスクが指摘されている[7]．高度侵襲手術である膵頭十二指腸切除術後の初期投与エネルギーも同様に 20 kcal/kg/ 日以下で設定し，その後漸増して 25〜30 kcal/kg/ 日，蛋白質投与は異化亢進に対して早期から 1.5 g/kg/ 日を目標とする．感染防御，創傷治癒促進のために術後血糖値は 140〜180 mg/dL に保つことが推奨されており，血糖管理も重要となる．

膵頭十二指腸切除は術中空腸瘻を造設している．経腸栄養は，術後 1 病日ファイバー，術後 2 病日から乳清ペプチド消化態栄養剤ペプタメン®AF（ネスレ日本株式会社）200 mL（1 パック 300 kcal）/ 日を投与速度 25 mL/ 時の間欠投与で開始する．3 病日から 400 mL（2 パック 600 kcal）/ 日へ増量し，投与速度は 100 mL/ 時まで適宜アップする．ペプタメン®AF は免疫栄養剤に該当し，高蛋白で吸収効率，生体内利用率の高いホエイペプチドであること，アルギニンを含有しないこと，脂質にエイコサペンタエン酸（eicosapentaenoic acid：EPA）や中鎖脂肪酸（medium chain triglyceride：MCT）を多く含むこと，消化態であることから下痢を起こしにくく忍容性が高い．経腸栄養は，食事摂取状況に応じ術後 10〜14 病日には終了し，ONS へ移行することで栄養量を確保する．

ⓑ 経口栄養

食事開始時期は，飲水は術後 1 病日から開始とし，3 病日より食事を開始する．術後食は 6 回分食とし，術後早期に安全に開始できること，少量で高エネルギー高蛋白食であること，患者の満足度を満たすことをコンセプトとした．術式にかかわらず胃切除，膵頭十二指腸切除に適応可能な 1 種類に集約し，間食は見た目が食べやすい軽食・スナック形式で手づくりを基本とした[8]．膵頭十二指腸切除の開始食事形態は，5 分粥食に設定し段階的に食上げを行う．食事開始時の栄養指導は，3 病日に食事開始の注意点や術後食事スケジュールを説明し，食事アップのイメージづけを行う（図 2）．術後食の進め方は，ゆっくりよく噛んで食べることを基本に半量摂取を目標とする．術後早期の経口摂取量は少なく食事で必要量を充足させることは困難である．膵頭十二指腸切除後は術後疲労が強いため，この時期患者に ONS を勧めても十分に飲用できないことが多い．食事摂取困難の要因として胃内容排泄遅延（delayed gastric emptying：DGE）を合併することもある．回復するまでは経腸栄養と末梢静脈栄養を併用する．また，確実な疼痛管理で離床を進め，腸管蠕動運動を促進して早期経口摂取を導くことも重要である．食欲不振患者へは，管理栄養士がベッドサイドに出向き，食事量の少ないハーフ食と ONS 付加への変更や食べやすい麺類や果物の付加など，食事の工夫を行う．

開始	術後 3 日目	術後 5 日目		術後 7 日目〜　摂取状況に応じて調整
	5分粥食	全粥食 I	全粥食 II	エネルギーコントロール食
	700 kcal （食事 400 kcal・間食 300 kcal）	900 kcal （食事 600 kcal・間食 300 kcal）	1,100 kcal （食事 800 kcal・間食 300 kcal）	個々の必要栄養量
食事	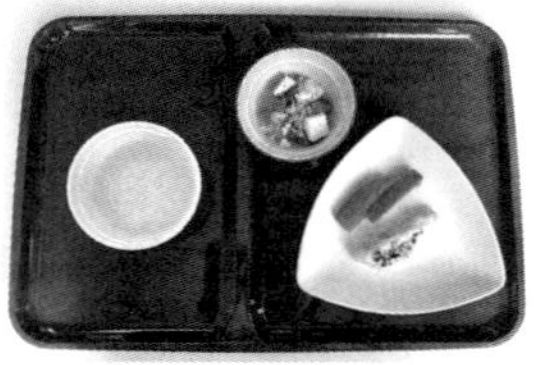	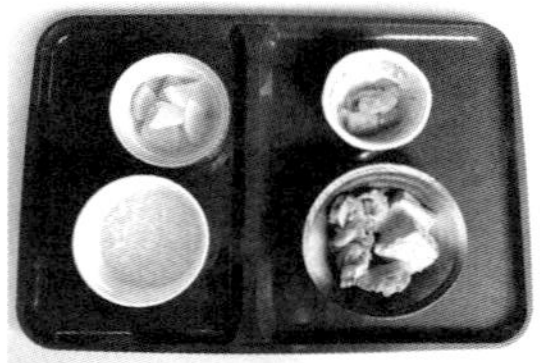	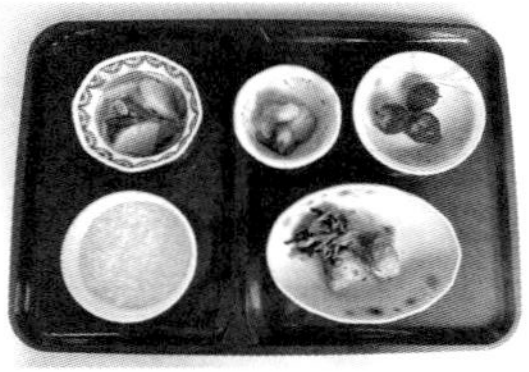	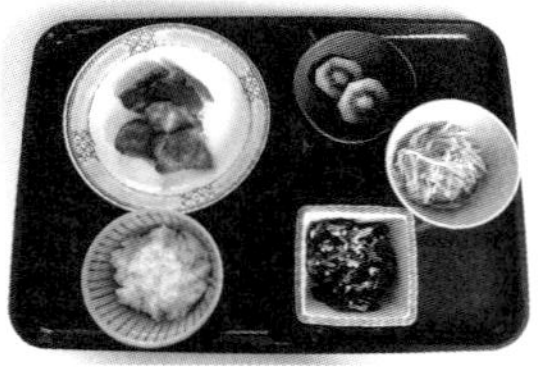
主食	5分粥	全粥	全粥・ロールパン	米飯・食パン
	白身魚、ミンチ肉などの蛋白質が登場	青魚、かたまり肉が登場し消化のよい食品を基本に幅が広がる	消化吸収・咀嚼しやすい食品、調理方法とし、硬さ・ボリュームアップ	硬さは普通食と同じレベル、脂質を抑えた食品。調理方法で調整
間食 10 時 15 時 20 時	果物、クッキー、プチケーキ、サンドイッチなど		フレンチトースト、蒸しパン、プチケーキ、むすびなど	間食なし
注意点	やわらかく煮ていますがよく噛んでゆっくり食べ 品数、ボリュームが増えますが自分のペースで食べ進めましょう			硬い物もよく噛めば大丈夫です 退院後の食事量の目安も覚えていきましょう

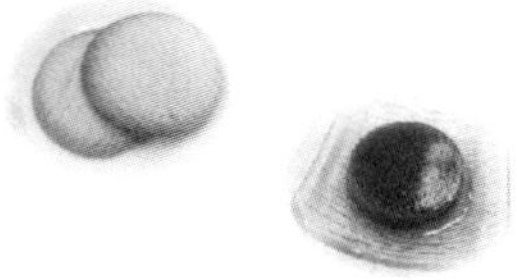

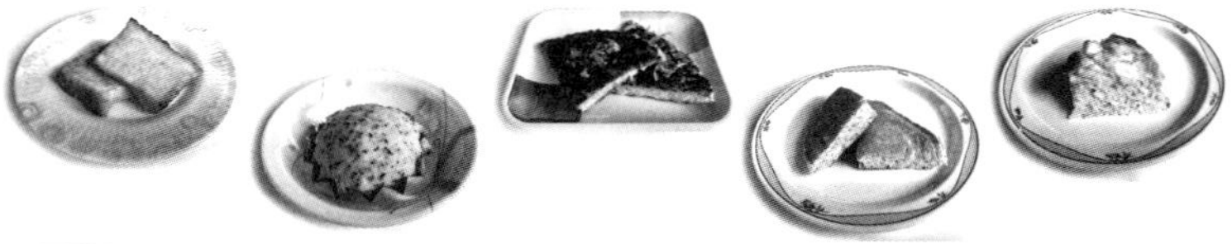

※食事の進め方は目安です．状況に応じて変更となる場合があります．
※食事が進まないときは，病棟スタッフに申し付けください．

図 2　食事のスケジュール

ⓒ 退院後の栄養管理

退院後の目標量は，標準体重でエネルギー25〜30 kcal/kg/ 日，蛋白質 1.2〜1.5 g/kg/ 日と設定し，退院時体重の維持を目指す．栄養指導では，退院後の食事注意点の説明や栄養価の高い蛋白質の積極的な摂取を勧める．また，食事摂取量の充足率を確認し，必要に応じ主治医へ ONS 飲用継続を提案する．術後 1 年までは，術後 1 か月，その後 3 か月ごとに栄養指導を行う．体組成分析とともに，栄養必要量や摂取栄養量の算出，消化吸収障害や味覚障害判定などの栄養アセスメントを行う．術後経過にあわせた，食事プランの提案，抗腫瘍薬副作用対策，体重減少防止などを指導する．

適切な治療を受けた患者が口からしっかり食べられるようになり短期間で回復・退院できることは患者満足度向上につながるため，栄養管理は必要不可欠である．管理栄養士は患者が適切な栄養療法に取り組むために，個々の病態に適した食事療法や具体的な料理法の提案を行うことが重要である．

症例 幽門輪温存膵頭十二指腸切除術例 ·············

86 歳，女性．
診断：十二指腸乳頭部癌．
主訴：特になし．
既往歴：高血圧．
現病歴：20xx 年，総胆管拡張および主膵管拡張を指摘された．精査の結果，十二指腸乳頭部癌と診断され，幽門輪温存膵頭十二指腸切除術予定となった．

入院時現症：腹部平坦かつ軟，下肢浮腫なし，腹水なし．PS1（生活自立，独居，家庭菜園，難聴あり，補聴器使用）．消化器症状なし．食物アレルギーなし．嚥下障害なし．認知症なし．

食事計画（術前）

術前 2 週間前，栄養アセスメントと栄養強化療法および免疫栄養に関する外来栄養食事指導実施．

①栄養アセスメント

身長：133 cm，体重：44.9 kg（標準体重：39.1 kg），BMI：25.3 kg/m²，体重減少あり 5 kg/1 か月（体重減少率 10%）．

検査値：血清アルブミン値 3.8 g/dL，トランスサイレチン 16.1 mg/dL，炎症反応 0.10 mg/dL．

体組成分析：四肢骨格筋指数（skeletal mass index：SMI）5.3 kg/m²（＜ 5.7 kg/m²），体脂肪率 37.7%（18.0〜28.0%），握力 9.3 kg（＜ 18 kg）．

● 栄養スクリーニング

SGA：C 評価（高度栄養不良）．

● 問題点

高齢．
1 か月以内に 10% の体重減少．
サルコペニア肥満．

②術前栄養指導

・必要栄養量：エネルギー1,200 kcal（30 kcal/kg），蛋白質 60 g（1.5 g/kg）．

- 食事摂取栄養量：エネルギー1,600 kcal，蛋白質 55 g で蛋白質摂取不足.
- 高齢・独居であったが，診断を契機に息子夫婦と同居，調理担当の嫁も指導に同席され，栄養介入のサポートは可能.
- 食事摂取量はある程度確保できているが，サルコペニア肥満，活動量の低下や精神的ストレスがある.
- 術前栄養強化の必要性と免疫栄養の効果と飲用法を説明.
- 肉類，魚類，卵，豆腐など，蛋白源の強化を提案.
- 本来，高度低栄養による術前入院栄養強化対象となるが，るい痩なし，食事摂取良好，PS1，家族の協力も得られることから，在宅で栄養強化を行うこととした.

③入院日（手術前日）
- 術前 1 週間からの免疫栄養剤飲用を開始した．免疫栄養剤摂取のコンプライアンスは良好で全量飲用できた.
- 入院時の食事内容
　　エネルギーコントロール 1,000 kcal 食＋インパクト®4 パック
　＝エネルギー1,400 kcal（35 kcal/kg），蛋白質 80 g（2.0 g/kg）
- 夕食後より翌日午前 6 時まで，経口補水液 500 mL × 3 本を全量飲用した.

食事計画（術後）
①臨床経過表（表 3）参照
②栄養指導

　術後 2 病日：食事開始の栄養指導.
- 食事開始を楽しみにしており食思あり.
- 食事の食べ方，食事スケジュールについて説明.

NST カンファレンス・回診
- 術後悪心嘔吐（postoperative nausea and vomiting：PONV），DGE 合併のため，摂食量が回復するまで経腸栄養，末梢静脈栄養を継続することを提案.
- 回診時，悪心があり食べられないと訴えあり.
- 栄養は，経腸栄養，末梢静脈栄養で補っているため，無理をしなくてよいことを説明.

術後 13 病日：退院前栄養指導
- 高齢であるが生活は自立し，認知症もなく理解力は良好.
- 頑張って食べないといけないと活気が出てきた.
- 夕食前の悪心の訴えあるも，悪心の回数は減少傾向.
- PONV，DGE 改善傾向のため，主治医に経腸栄養の中止を提案.
- 悪心は時間経過とともに改善するため無理はせず，今は好きなものを食べ摂取量を増加させることを説明.
- 栄養アップのため蛋白質強化食品を紹介した.

まとめ

　高齢で術前栄養不良を認めたため術前 2 週間からの栄養強化を実施した．術前 1 週間前から免疫栄養療法を行い手術前日に入院した．予定どおり幽門輪温存膵頭十二指腸切除術を施行し ERAS プロトコルで管理した．術後一過性に PONV，DGE による食事摂取不良を認めたが，経口摂取と経腸栄養（空腸瘻）および末梢静脈栄養で管理した．管理栄養士は，経口摂取が進むよう嗜好調査などでサポートした．その他の重大な合併症は認めず経過し術後 18 病日で自宅退院した.

表3 臨床経過

	2週間前	1週間前	入院	POD0 OP	POD1	POD2	POD3 食事開始	POD7	POD13	POD18 退院
必要栄養量 エネルギー	1,200 kcal (30 kcal/kg)	1,400 kcal (35 kcal/kg)		800 kcal (20 kcal/kg)				1,200 kcal (30 kcal/kg) →		
必要栄養量 蛋白質	60 g (1.5 g/kg)	80 g (2.0 g/kg)		40 g (1.0 g/kg)				60 g (1.5 g/kg) →		
食事摂取量 エネルギー	1,600 kcal	980 kcal		飲水			分割5分粥食 150 kcal	分割全粥食 270 kcal / 480 kcal	800 kcal	1,080 kcal
食事摂取量 蛋白質	55 g	40 g					7 g	12 g / 16 g	26 g	36 g
経腸栄養 エネルギー		免疫栄養剤 440 kcal →					高蛋白質栄養剤 (EN) 300 kcal	600 kcal → 終了		
経腸栄養 蛋白質		42 g					19 g	38 g		
静脈栄養 エネルギー				末梢静脈栄養 290 kcal		420 kcal			210 kcal → 終了	
静脈栄養 蛋白質				35 g		30 g			15 g	
合計 エネルギー	1,600 kcal	1,420 kcal		290 kcal		420 kcal	870 kcal	1,500 kcal	1,610 kcal	1,080 kcal
合計 蛋白質	55 g	82 g		35 g		30 g	56 g	84 g	79 g	36 g
栄養科		栄養指導				栄養指導			栄養指導	
NST						回診/カンファレンス 1回/週				
症状・摂取状況	体重減少率 10%					PONV 誤嚥なし		DGE	摂取量改善	自宅退院
体重	44.9 kg									44.7 kg

PONV：術後悪心嘔吐，DGE：胃内容排泄遅延，OP：手術.

第5章 各領域・職種における周術期の管理と支援

◆文　献 --

1）「日本人の食事摂取基準」策定検討会：日本人の食事摂取基準(2020 年版)「日本人の食事摂取基準」策定検討会報告書．厚生労働省，2019

2）Chen LK, et al.: Asian Working Group for Sarcopenia. : 2019 Consensus Update on Sarcopenia Diagnosis and Treatment. J Am Med Dir Assoc 2020;21:300-307

3）Weimann A, et al.: ESPEN guideline: Clinical nutrition in surgery. Clin Nutr 2017;36:623-650

4）Arends J, et al.: ESPEN guideline on nutrition in cancer patients. Clin Nutr 2017;36:11-48

5）伊藤圭子，他：膵・胆道手術における免疫栄養療法とアウトカム．栄養経営エキスパート 2018;10:49-54

6）日本麻酔科学会：術前絶飲食ガイドライン．2012
　　https://anesth.or.jp/files/pdf/kangae2.pdf

7）日本集中治療医学会日本版重症患者の栄養管理ガイドライン作成委員会（編）：日本版重症患者の栄養療法ガイドライン総論 2016& 病態別 2017 (J-CCNTG) ダイジェスト版．真興交易(株)医書出版部，2018：36-37

8）眞次康弘，他：ESSENSE プロジェクトに準じた術後食の検討．臨床栄養 2017；130：48-55

（伊藤圭子）

D 歯科医師
周術期の口腔ケア

POINT ≫

●口腔内の徹底した清掃は術後の感染性合併症を予防する.

●口腔の刺激は術後の消化管機能回復効果が期待できる.

●適切な義歯調整による咬合の安定は，咀嚼・嚥下機能の改善や転倒防止効果が期待できる.

Question	・周術期の口腔ケアはどのような効果がある？ ・患者指導のポイントは？ ・義歯の適切な調整はなぜ大切？

1 口腔ケア・感染予防・義歯

ⓐ 周術期口腔ケアによる術後合併症予防

1) 周術期口腔ケアとは

　周術期口腔ケアとは，手術の前後に歯科医師あるいは歯科衛生士による集中的な口腔管理を行うことであり，2012年に保険適用された．実施内容としては，患者の口腔内（歯，舌，義歯）を徹底的に清掃し（図1），歯ブラシ，歯間ブラシ，デンタルフロス，義歯用歯ブラシ，舌ブラシなどの効果的な使用法を指導することが主である．また，口腔内の清掃だけでなく，感染源となりうる歯の抜歯や根管治療，義歯調整，う歯の応急処置，口腔カンジダ症の治療などの歯科治療，さらに，いわゆる機能的口腔ケアとして，唾液腺マッサージ，口腔体操，嚥下体操などの口腔リハビリテーションも含まれる．2012年の保険適用当初は，口腔ケアの感染予防効果に関するエビデンスが極めて乏しい状態であり，集中治療室（intensive care unit：ICU）の人工呼吸器関連肺炎に対する予防効果[1]などが散見される程度であった．その後，周術期口腔ケアによる，術後肺炎予防や手術部位感染（surgical site infection：SSI）の予防効果が報告されるようになった.

コツ①

舌のブラッシングは一石二鳥

　舌は表面形態が複雑で表面積が広く，多数の病原性細菌が生息している．舌苔は歯垢より肺炎発症に関連が深いとの報告があり，歯ブラシあるいは舌ブラシで舌をブラッシングして菌を減少させることは感染予防にとって重要である．また，感染予防だけでなく，舌の刺激が頭部迷走神経刺激などを介して，術後消化管機能によい影響を与える可能性があるので，一石二鳥の効果が期待できる.

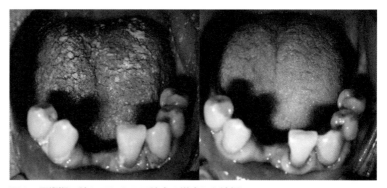

図 1　周術期口腔ケアによる口腔内の徹底した清掃
周術期口腔ケアは，専門的口腔ケアによる口腔清掃と，口腔セルフケアの指導が車の両輪である．

2) 肺炎予防

　周術期口腔ケアによる，術後肺炎予防効果に関する報告としては，食道がん[2,3]，肺がん[4] などの術後肺炎予防効果が報告されており，Soutome ら[2] は，7 施設 539 人の食道がん患者の分析から，手術時間，術後嚥下障害とともに，口腔ケア非介入が独立した術後肺炎のリスク因子であることを示した．口腔ケアによる術後肺炎予防に関しては，ある程度エビデンスの集積が認められる．

3) 手術部位感染（SSI）予防

　SSI は，術野が準清潔域となる消化器外科領域では発生率が高い．わが国では，SSI の発生により平均約 86 万円の医療費増加と，約 3 週間の術後在院日数の延長が生じることが報告されている[5]．さらに術後感染は，術後化学療法の開始を遅延させ[6]，炎症ががん細胞の生着や増殖を促進するなどの理由から，その後のがん再発や転移のリスクを高め，長期的な予後不良が報告されている[7,8]．そのため，高度急性期医療において SSI の予防は最重要課題の一つと考えられており，種々の SSI 予防ガイドラインに従って，各施設における取り組みがなされている．

　一方，長い間，口腔ケアは口腔外科領域の SSI にのみ予防効果があり，口腔から離れた部位の SSI に対する予防効果はないと考えられてきた．また，エビデンスもなかったため，現在まで SSI 予防ガイドラインや術後回復強化プログラム（Enhanced Recovery After Surgery：ERAS）の推奨事項のなかに口腔ケアはない．しかし，その後，膵頭十二指腸切除術[9]，膵がん[10]，大腸がん[11,12]，肝がん[13] の SSI に対する口腔ケアの予防効果が報告された．

　膵頭十二指腸切除術や膵がん術後の SSI は，口腔ケア群で発生率が 1/2〜1/3 に減少し

コツ②

感染予防：口腔ケアと抗菌薬との違い

　同じ感染予防でも，口腔ケアと抗菌薬による感染予防には決定的な違いがある．それは，口腔ケアでは，耐性菌や日和見感染の心配が全くないことである[10]．適切な口腔ケアの実施は，周術期における安全で効果的な感染予防策として重要な役割を果たすことが期待される．

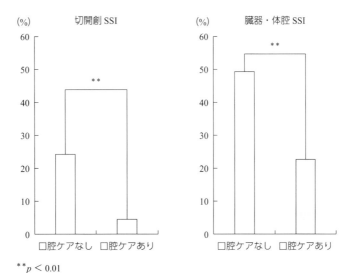

$**p < 0.01$

図2　切開創 SSI および臓器・体腔 SSI の発生率（膵頭十二指腸切除術 107例）

口腔ケアにより切開創 SSI，臓器・体腔 SSI のいずれも発生率が 1/2 以下に抑制された.
〔延原　浩，他：周術期口腔ケアによる消化器外科術後の感染性合併症に対する予防効果. 外科と代謝・栄養 2017；51：165-174 より改変〕

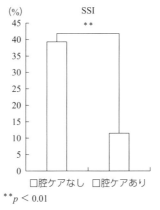

$**p < 0.01$

図3　SSI の発生率（膵がん 103 例）

口腔ケアにより膵がん術後 SSI の発生率が 1/3 以下に抑制された.
〔Nobuhara H, et al.: The preventive effects of perioperative oral care on surgical site infections after pancreatic cancer surgery: a retrospective study. Support Care Cancer 2022;30:3337-3344 より改変〕

第5章　各領域・職種における周術期の管理と支援

た（図2[9]，3[10]）. さらに，多変量解析では，soft pancreas（膵液瘻が生じやすいため，膵切除後の臓器・体腔 SSI リスク因子として知られている）など既知の因子とともに，周術期の口腔ケアを受けないことは，独立した SSI のリスク因子になることが報告された（表1[9]，2[10]）. 大腸がんにおいても，口腔ケア群では SSI の発生率が 1/2 以下になり，術後在院日数が短縮した（図4）[11]. さらに多変量解析では，口腔ケアを受けないことが独立した SSI のリスク因子であると報告された（表3）[11].

表 1　臓器・体腔 SSI のリスク因子（膵頭十二指腸切除術 107 例）

variables	単変量解析	多変量解析		
	p	odds ratio	95% CI	p
年齢（> 70 歳）	NS			
性別（男）	NS			
術前 BMI（> 22 kg/m²）	< 0.05			
糖尿病（あり）	NS			
虚血性心疾患（あり）	NS			
膵性状（soft）	< 0.01	10.6	2.5-44.3	< 0.01
出血量（> 585 分）	NS			
手術時間（> 511 mL）	NS			
口腔ケア（あり）	< 0.01	0.3	0.1-1.0	< 0.05
ERAS（後期）	NS			

BMI：body mass index，CI：confidence interval，ERAS：enhanced recovery after surgery.
膵頭十二指腸切除術後の臓器・体腔 SSI（腹腔内膿瘍など）のリスク因子としてよく知られた soft pancreas に加えて，周術期に口腔ケアを受けないことが新たなリスク因子として抽出された.
〔延原　浩，他：周術期口腔ケアによる消化器外科術後の感染性合併症に対する予防効果．外科と代謝・栄養 2017；51：165-174 より改変〕

表 2　SSI のリスク因子（膵がん 103 例）

variables	単変量解析	多変量解析		
	p-value	odds ratio	95% CI	p-value
糖尿病	0.289	2.950	0.832-10.500	0.094
術式（膵頭十二指腸切除術）	0.608	6.010	1.440-25.100	0.014*
術中輸血	0.07	3.680	0.830-16.300	0.086
膵性状（soft）	0.042*	16.800	3.290-86.100	< 0.001***
口腔ケア（非介入）	0.004**	6.090	1.750-21.200	0.004**

* $p < 0.05$，** $p < 0.01$，*** $p < 0.001$
CI：confidence interval.
周術期に口腔ケアを受けないことが，膵がん術後 SSI の既知のリスク因子に加えて，新たな SSI リスク因子として抽出された.
〔Nobuhara H, et al.: The preventive effects of perioperative oral care on surgical site infections after pancreatic cancer surgery: a retrospective study. Support Care Cancer 2022;30:3337-3344 より改変〕

　口腔ケアによる消化器外科術後 SSI の予防メカニズムは明らかになっていないが，口腔ケアが，口腔由来と腸管由来の bacterial translocation（BT：細菌だけでなく，エンドトキシンや炎症性サイトカインなどが消化管内から血行性，リンパ行性に移行すること）の両方を抑制することが一因と考えられる[10,12,14]．Alverdy ら[15]は，口腔内や腸管内に存在する病原微生物が，好中球やマクロファージによって手術部位まで静かに運ばれて SSI を起こすという「トロイの木馬仮説」を提唱している．さらに，このトロイの木馬仮説により，なぜ口腔ケアが，大腸がん切除術のような大手術後の SSI を抑制するのかを説明できる可能性があると述べている．

　口腔には歯・歯周組織という特殊な器官があり，歯周組織に炎症（多くは無症状）があると BT が生じる[16,17]．したがって，口腔は消化管の中でも BT が生じやすい場所と考えられる[10]．周術期における口腔からの BT を予防するためには，手術の 1 週以上前に最初の口腔ケアを行い，歯周組織の炎症をできるだけ早期に消退させておくことが大切である．もちろん手術の直前（多くは前日）に口腔内を清掃することは大切であるが，手術の直前だけ口腔内を清潔にしておけばよいと考えるのは間違いである．

　周術期口腔ケアにおける患者指導で大切なポイントがある．それは，口腔ケアの目的

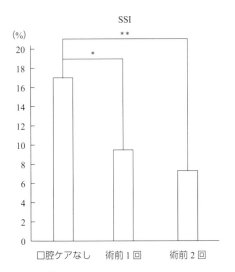
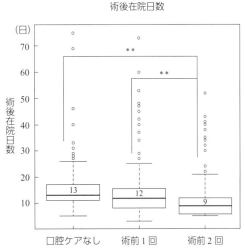

*p<0.05, **p<0.01

図4　術前口腔ケアの回数とSSI発生率および術後在院日数（大腸がん698例）

口腔ケアを術前2回以上実施したグループが，最もSSI発生率が低く，術後在院日数も短かった.

〔Nobuhara H, et al.: Effect of perioperative oral management on the prevention of surgical site infection after colorectal cancer surgery: A multicenter retrospective analysis of 698 patients via analysis of covariance using propensity score. Medicine（Baltimore）2018;97:e12545 より改変〕

表3　SSIのリスク因子（大腸がん698例）

variables	単変量解析	多変量解析		
	p-value	odds ratio	95% CI	p-value
手術時間（分）	< 0.001***	1.003	1.000-1.005	0.030*
出血量（g）	< 0.001***	1.001	1.000-1.002	0.002**
口腔ケア（あり）	0.003**	0.428	0.244-0.749	0.003**

*p < 0.05, **p < 0.01, ***p < 0.001

CI：confidence interval.

周術期に口腔ケアを受けないことが，大腸がん術後SSIの既知のリスク因子に加えて，新たなSSIリスク因子として抽出された.

〔Nobuhara H, et al.: Effect of perioperative oral management on the prevention of surgical site infection after colorectal cancer surgery: A multicenter retrospective analysis of 698 patients via analysis of covariance using propensity score. Medicine（Baltimore）2018;97:e12545 より改変〕

 コツ③

食前は体のため，食後は歯のための口腔ケア
食前口腔ケアの効用

①嚥下機能が低下している人では，口腔内の病原性細菌が食物とともに気管に入るのを防ぐ.

②口腔刺激による，覚醒効果，嚥下反射・咳反射の亢進，術後消化管機能回復効果が期待できる.

③飲み込まれた口腔内病原性細菌による腸内細菌叢の乱れ（dysbiosis）とそれに続発するBTを予防する[18].

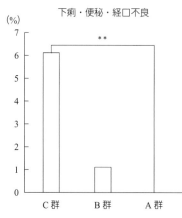
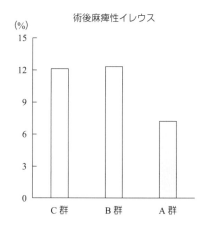

**p<0.01,　*p*＝0.077

A 群：術前 2 日以内と術後に口腔ケアを実施（術前術後集中介入群）
B 群：A 群以外の口腔ケア群
C 群：口腔ケアなし

図 5　口腔ケア介入方法と術後消化管機能異常（大腸がん 538 例）
口腔ケアを術前術後に集中的に実施することにより，下痢・便秘・経口不良や術後麻痺性イレ
ウスなど術後消化管機能に関連した合併症が減少した.
〔延原　浩，他：術前口腔環境の適正化. 外科と代謝・栄養 2021；55：166-169 より改変〕

が，歯を長期的に保存することではなく，肺炎や SSI の予防であるため，口腔細菌が増
加している起床時や食前に口腔内を清潔にして，病原性細菌が体内（気管，消化管）に多
量に入らないようにすることが重要であると認識させることである. 口腔内の病原性細
菌を多く飲み込むと胃を通過して腸内に到達し，腸内細菌叢の乱れ（dysbiosis）を惹起
し，さらに腸管のバリアが障害されて BT が生じる可能性が報告されている[18]. 特に消
化器外科の周術期では絶食期間が長くなる傾向にあり，絶食による口腔内環境の悪化
（自浄作用低下，病原性細菌の増加）が生じやすい. したがって，食べなくても，という
よりむしろ食べないからこそ，口腔のセルフケアを普段より丁寧かつ頻回に行うよう指
導することが大切である. 普段の生活と同じように，食べた後だけ歯磨きすればよい状
況ではないという認識が必要である.

4）術後消化管機能回復
　口腔ケアを手術の前後に集中的に実施すると，感染予防だけでなく，術後消化管機能
回復の促進が期待できる[14]. 大腸がん症例で，術前術後にしっかり口腔ケアが実施でき
た群では，術後の下痢・便秘・経口不良などが顕著に減少し，術後麻痺性イレウスも減
少傾向を示した（**図 5**）[14]. さらに，多変量解析では，口腔ケアの術前術後集中介入が，
術後麻痺性イレウスの発生に関連する有意な因子として抽出された（**表 4**）[14]. 口腔の刺
激は，頭部迷走神経刺激[19]などを介して，消化管の運動や分泌を促進するといわれてい
る. 術後のチューインガム咀嚼が大腸がん切除後の麻痺性イレウスを抑制したとの報告
もあり[20]，口腔ケアによる口腔刺激が術後消化管機能回復に影響を及ぼした可能性が考
えられる.

ⓑ 義歯を適切に調整することの大切さ

1）誤嚥・窒息予防
　義歯を合わないままの状態で無理に使用したり，義歯が合わないからと外したままに
している高齢者も多い. しかし，義歯を適切に調整し，咬合・下顎位を安定させること

表4　術後麻痺性イレウスのリスク因子（大腸がん 538 例）

variables	単変量解析	多変量解析		
	p-value	odds ratio	95% CI	p-value
年齢（歳）	＜0.01	1.08	1.04-1.12	＜0.01
性別（男）	＜0.01	2.54	1.25-5.15	＜0.01
body mass index	NS			
アルブミン値	＜0.01			
C-reactive protein	NS			
糖尿病	NS			
高血圧	NS			
心疾患	NS			
術前化学療法	NS			
口腔ケア（A 群）	NS	0.44	0.23-0.84	＜0.05
手術時間（分）	＜0.05	1.01	1.00-1.01	＜0.01
出血量（mL）	＜0.01			
結腸／直腸（直腸）	NS			
腹腔鏡手術	NS			

口腔ケア A 群：術前 2 日以内と術後に実施.
口腔ケアを術前術後に集中的に実施できるか否かが，大腸がん術後の麻痺性イレウス発生に関する有意な因子として抽出された.
〔延原　浩, 他：術前口腔環境の適正化. 外科と代謝・栄養 2021；55：166-169 より改変〕

は，咀嚼機能だけでなく，嚥下機能を改善することが報告されている[21,22]．誤嚥や窒息のリスクを低下させるためにも，術前からできるだけ適切な義歯調整を行い，咬合の安定を図ることが望ましい．また，義歯の適切な調整による咀嚼機能の改善は経口摂取の促進につながり，栄養面や心理面から早期回復を支援するために重要である．

2) 転倒予防

　咬合・下顎位の安定は，平衡機能や歩行時の姿勢制御にも影響を与えるため[23,24]，高齢者の転倒予防にも役立つ可能性がある．

　以上より，周術期の口腔管理において，術前から義歯を適切に調整し，咬合・下顎位を安定させておくことは，口腔内の徹底した清掃と同時に，高齢者の早期回復にとって重要な意義を有する．なお，新しい義歯を作製するのには，かなりの時間と回数を要するが，全く合わない義歯であっても，適合調整・咬合調整などで使用可能な状態にするのは，1〜2 日で可能な場合が多い．長期間使用していない合わない義歯でもあきらめずに，一度歯科医に診てもらうよう勧めることが重要である．

◆文　献

1) Hutchins K, et al.: Ventilator-associated pneumonia and oral care: a successful quality improvement project. Am J Infect Control 2009;37:590-597

2) Soutome S, et al.: Effect of perioperative oral care on prevention of postoperative pneumonia associated with esophageal cancer surgery: A multicenter case-control study with propensity score matching analysis. Medicine（Baltimore）2017;96:e7436

3) Soutome S, et al.: Prevention of postoperative pneumonia by perioperative oral care in patients with esophageal cancer undergoing surgery: a multicenter retrospective study of 775 patients. Support Care Cancer 2020;28:4155-4162

4) Iwata E, et al.: Effects of perioperative oral care on prevention of postoperative pneumonia after lung resection: Multicenter retrospective study with propensity score matching analysis. Surgery 2019;165:1003-1007

5) 草地信也, 他：手術部位感染（SSI: Surgical Site Infection）が与える在院日数と直接医療費への影響の調査研究. 日本外科感染症学会雑誌 2010；7：185-190

6) Kim IY, et al.: Factors Affecting Use and Delay（≧8 Weeks）of Adjuvant Chemotherapy after Colorectal Cancer Surgery and the Impact of Chemotherapy-Use and Delay on Oncologic Outcomes. PLoS One 2015;10:e0138720

第5章　各領域・職種における周術期の管理と支援

7）Cienfuegos JA, et al.: The impact of major postoperative complications on long-term outcomes following curative resection of colon cancer. Int J Surg 2018;52:303-308

8）Miyamoto Y, et al.: Postoperative complications are associated with poor survival outcome after curative resection for colorectal cancer: A propensity-score analysis. J Surg Oncol 2020;122:344-349

9）延原　浩，他：周術期口腔ケアによる消化器外科術後の感染性合併症に対する予防効果．外科と代謝・栄養 2017；51：165-174

10）Nobuhara H, et al.: The preventive effects of perioperative oral care on surgical site infections after pancreatic cancer surgery: a retrospective study. Support Care Cancer 2022;30:3337-3344

11）Nobuhara H, et al.: Effect of perioperative oral management on the prevention of surgical site infection after colorectal cancer surgery: A multicenter retrospective analysis of 698 patients via analysis of covariance using propensity score. Medicine（Baltimore）2018;97:e12545

12）Nobuhara H, et al.: Perioperative oral care can prevent surgical site infection after colorectal cancer surgery: A multicenter, retrospective study of 1,926 cases analyzed by propensity score matching. Surgery 2022；172：530-536

13）Hasegawa T, et al.: Effects of preoperative dental examination and oral hygiene instruction on surgical site infection after hepatectomy: a retrospective study. Support Care Cancer 2021;29:653-659

14）延原　浩，他：術前口腔環境の適正化．外科と代謝・栄養 2021；55：166-169

15）Alverdy JC, et al.: Re-examining causes of surgical site infections following elective surgery in the era of asepsis. Lancet Infect Dis 2020;20:e38-e43

16）Liljestrand JM, et al.: Lipopolysaccharide, a possible molecular mediator between periodontitis and coronary artery disease. J Clin Periodontol 2017;44:784-792

17）Geerts SO, et al.: Systemic release of endotoxins induced by gentle mastication: association with periodontitis severity. J Periodontol 2002;73:73-78

18）Nakajima M, et al.: Oral Administration of P. gingivalis Induces Dysbiosis of Gut Microbiota and Impaired Barrier Function Leading to Dissemination of Enterobacteria to the Liver. PLoS One 2015;10:e0134234

19）Taylor IL, et al.: Effect of cephalic-vagal stimulation on insulin, gastric inhibitory polypeptide, and pancreatic polypeptide release in humans. J Clin Endocrinol Metab 1982;55:1114-1117

20）Roslan F, et al.: The Impact of Sham Feeding with Chewing Gum on Postoperative Ileus Following Colorectal Surgery: a Meta-Analysis of Randomised Controlled Trials. J Gastrointest Surg 2020;24:2643-2653

21）Tamura F, et al.: Analysis of feeding function and jaw stability in bedridden elderly. Dysphagia 2002;17:235-241

22）Yamamoto H, et al.: Impacts of wearing complete dentures on bolus transport during feeding in elderly edentulous. J Oral Rehabil 2013;40:923-931

23）Julià-Sánchez S, et al.: Dental occlusion and body balance: A question of environmental constraints? J Oral Rehabil 2019;46:388-397

24）Okubo M, et al.: Effect of complete dentures on body balance during standing and walking in elderly people. J Prosthodont Res 2010;54:42-47

（延原　浩）

E 理学療法士
リハビリテーション

1 プレハビリテーション・呼吸リハビリテーション（術前）

POINT ⌄

- 術前から包括的に介入するプレハビリテーションは，術後合併症を軽減し入院期間を短縮させる．
- 併存疾患に注意し，運動に対する身体反応と栄養状態を考慮して運動負荷量を決定する．
- リハビリテーション栄養では，多職種での情報共有，評価，ゴール設定，モニタリングが重要である．

Question	・プレハビリテーション・呼吸リハビリテーションとは？ ・運動内容や頻度，運動負荷量は？ ・多職種連携で施行するためのポイントは？

ⓐ プレハビリテーション・呼吸リハビリテーションとは

1) 概論

リハビリテーションは，疾患や手術により能力低下をきたした患者に対して施行される．機能的能力を改善させ，医学的・社会的・職業的手段を用いて全人的復権を行うことにあたる．わが国では，運動器，脳血管，呼吸器，心大血管，がんなど疾患ごとに分類されて処方されている．

プレハビリテーションは，術後身体機能低下が予想される患者に対して，術前から包括的アプローチを行うことで，身体機能低下を最小限とし早期に社会復帰を目指すことである[1]（図1）[2]．整形外科領域で開始されたが，1997年にERASプロトコルの腹部手術領域へと拡大された．現在では胸部や骨盤内，腫瘍手術などに応用され，複数の手術における推奨項目としてプレハビリテーションの介入が含まれている．

呼吸リハビリテーションの概念は，プレハビリテーションの概念とオーバーラップすることが多い．慢性期，急性期呼吸器疾患に対して，多職種での包括的アプローチを行うことが呼吸リハビリテーションで求められている．運動療法や患者指導，栄養療法，心理サポートなどで構成している．胸部手術後における呼吸器合併症発生予防のため，術前呼吸リハビリテーションの有効性があげられる[3]．

2) 構成

プレハビリテーションは，運動療法，術前治療，栄養療法，禁煙・禁酒，社会支援，心理サポートなどで構成される．多職種で関与するマルチモダリティアプローチは効果を高めるため，医師，看護師，リハビリテーションスタッフ，管理栄養士，薬剤師，臨床心理士などの専門職でチーム形成することが望ましい．

①リハビリテーションスタッフによる筋力トレーニングと有酸素トレーニングの併

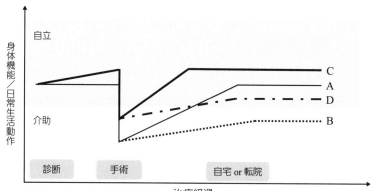

図1　プレハビリテーションの概要

プレハビリテーション未施行
　A：手術により身体機能は急激に低下し，その後回復し術前と同等となる．
　B：術前の身体機能の低下がある患者は術後合併症を有しやすく，機能障害を有する．
プレハビリテーション施行
　C：手術時から身体機能が向上しており，回復速度が速い．
　D：術後複雑な回復過程に至った場合でも自立した生活を目指す．
〔Tew GA, et al.: Clinical guideline and recommendations on pre-operative exercise training in patients awaiting major non-cardiac surgery. Anaesthesia 2018;73:750-768 より改変〕

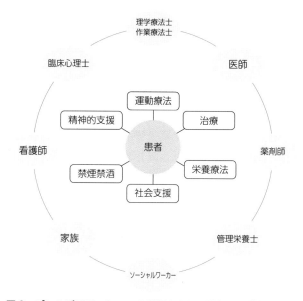

図2　プレハビリテーションの項目とおもに関与する職種
〔Tew GA, et al.: Clinical guideline and recommendations on pre-operative exercise training in patients awaiting major non-cardiac surgery. Anaesthesia 2018;73:750-768，外科と代謝・栄養 2021：55：170-174 より改変〕

用，②看護師，臨床心理士らによる術前教育と心理面サポート，③医師，薬剤師らによる内科的な術前コントロール，④喫煙と飲酒の中止，⑤管理栄養士らによる低栄養に対しての栄養管理，などがあげられる[2,4]（図2）[2]．

3) プレハビリテーションの効果

　呼吸筋トレーニングを含む，運動療法を中心としたプレハビリテーションは筋力や運動耐用能，呼吸機能を向上させ術後合併症を軽減し入院期間を短縮させる．Garcia らはランダム化比較試験より，腹部手術患者の心肺機能を改善し，術後転帰に影響があった

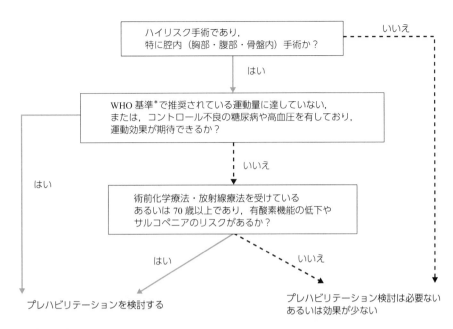

図3　プレハビリテーション適応のフローチャート

＊：WHO 基準：有酸素運動が中等度レベルで週合計 150 分以下，または高強度レベル 75 分以下．

〔Tew GA, et al.: Clinical guideline and recommendations on pre-operative exercise training in patients awaiting major non-cardiac surgery. Anaesthesia 2018;73:750-768 より改変〕

としている[5]．Gillis らはシステマティックレビューで，結腸直腸がん手術の患者が入院期間の短縮と，術後合併症を低減し，社会復帰を早められる可能性を述べている[6]．Allen らは，高齢者の食道がん術前化学療法中においても，有害事象がなく，心肺機能，筋力，生活の質（quality of life：QOL）維持につながったと報告している[7]．また，プレハビリテーションを施行した患者や中等度の運動療法を継続した患者は死亡リスクを軽減させる[8,9]．高齢患者や併存疾患が多いハイリスク患者であっても，専門家による患者にあわせた運動処方により心肺機能は向上する[10]．

4) 対象・評価項目と運動プログラム

　プレハビリテーションの開始は術前 4 週間以上前からが推奨されており，診断された直後からフローチャートに即した患者選定と導入を決定する（図 3）[2]．身体機能評価は，筋力や運動耐応能，呼吸機能などがある（表 1）[2]．評価に基づいて，リハビリテーション医，リハビリテーションスタッフによって運動種類，運動強度が処方される．運動種類は筋力トレーニング，呼吸筋トレーニング，有酸素運動が推奨される（表 2）[2]．

　筋力トレーニングは抵抗運動を取り入れたプログラムを処方することが効率よく筋力，筋量の向上につながる．筋力増強には中強度以上の運動負荷が必要とされていたが，高齢者において低強度でも運動回数を増加させることで，筋力や筋量の向上は認められる（図 4）．中強度では 1 つのメニューを 10〜15 回×3 セットとし，複数の運動を組み合わせて週 3 日が望ましい[11]．低強度では 1 つのメニューの総運動トレーニング量（運動負荷×運動回数×セット数）を増加させることで運動効果は得られる[12]．

　呼吸筋トレーニングは，専門のトレーニング器具を利用することが望ましい．器具がない場合は，風船など視覚的に確認できるものなどで代用する（図 5）．腹式呼吸で呼気から開始し，1 日 15〜30 分以上を目標とする．

　有酸素運動の運動強度は中等度以上（旧 Borg 指数 12〜14），週合計 150 分以上とされ

表 1　プレハビリテーション評価項目の一例

筋力	握力，上下肢筋力
筋量	体組成評価，CT
運動耐容能	フィールド歩行試験（6 分間歩行試験，シャトルウォーキング試験），CPX[*1]
呼吸機能	呼吸機能検査，呼吸困難感（mMRC 息切れスコア[*2]，修正 Borg 指数[*3]）
運動機能	SPPB[*4]，4 m 歩行，椅子立ち上がり
ADL	FIM[*5]，Barthel Index[*6]
QOL	包括的評価（SF36，EQ-5D）　疾患特異的評価（がん：EORTC，呼吸器：SGRQ）
認知機能	HDS-R[*7]，MMSE[*8]

[*1]：CPX（cardiopulmonart exercise testing）：心肺運動負荷試験．
[*2]：mMRC 息切れスコア（modified British medical research council dyspnea scale）：間接的呼吸困難感評価法．
[*3]：修正 Borg 指数：直接的呼吸困難感評価表．
[*4]：SPPB（short physical performance battery）：①立位バランステスト，②4 m 歩行テスト，③椅子起立テストで構成．
[*5]：FIM（functional independence measure）：機能的自立度評価表．
[*6]：Barthel index：基本的日常生活動作評価表．
[*7]：HDS-R：改訂長谷川式簡易知能評価スケール．
[*8]：MMSE（mini-mental state examination）．
〔筧　慎吾，他：プレハビリテーション介入による術前環境の適正化．外科と代謝・栄養 2021；55：170-174〕

表 2　プレハビリテーションの運動療法

運動種類／機器	運動負荷設定（頻度，強度，時間〈回数〉）
有酸素運動[*1] ／エルゴメーター 　（サイクル or 上肢）	頻度：中等度　週 5 日以上　or　高強度　週 3 日　or　中等度＋高強度　週 3～5 日 強度：中等度　最大酸素摂取量 40～59%　or　最大心拍数 55～69%　or　旧 Borg 指数 12～13 　　　高強度　最大酸素摂取量 60～84%　or　最大心拍数 70～89%　or　旧 Borg 指数 14～16 時間：中等度　30～60 分／日　150 分以上／週 　　　高強度　20～60 分／日　75 分以上／週
呼吸筋トレーニング[*2] ／インセンティブ・スパイロメーター	頻度：週 5～7 日 強度：初期負荷　最大吸気圧 20～30%，最終負荷　最大吸気圧 60% 時間：15～30 分／回
筋力トレーニング[*3] ／ダンベル，ウエイトマシーン	頻度：週 2～3 日 強度：旧 Borg 指数　14～16 回数：抵抗運動 8～10 種類　各 10～15 回　2～4 セット

[*1]：中等度のインターバルトレーニングを行ってもよい．
[*2]：中等度から高強度でトレーニングする場合もある．
[*3]：5.5 cm を超える腹部大動脈瘤がある場合は抵抗運動は行わない．
※高齢者では低負荷でも回数を増やすことで機能向上が認められる．
〔筧　慎吾，他：プレハビリテーション介入による術前環境の適正化．外科と代謝・栄養 2021；55：170-174 より改変〕

ており，1 セッションは最低でも 10 分以上継続する．

　術後のスムーズな早期リハビリテーションのために術前指導も行う．ICU 滞在中からライン類があっても離床することをイメージしてもらう．また，術後排痰を見据えてハフィングや，腹部自己固定をした咳嗽方法などもあわせて指導する．

　以上のプログラムメニューから，患者にあったプログラム内容を処方する．同時に患者自身で運動内容，運動量を記録し，「見える化」を行うことがコツである（図 6）．定期的に運動量と身体機能を評価し，患者へのフィードバックを行う．「見える化」が患者のセルフエフィカシーを高めることにつながり，プレハビリテーションの効果を高めることとなる．

5）注意点

　高齢者では循環機能低下や変形性膝関節症などの運動器疾患を抱えている場合が多く，疼痛や苦痛が生じないように考慮する．また，低栄養や併存疾患が存在し通常の運動負荷では過負荷になる場面がある．基礎疾患や併存疾患のコントロール状態や，栄養

筋力トレーニング：3日〜/週

①カフレイズ　10回×1〜3セット
椅子などにつかまり，ゆっくり踵を上げて
ゆっくり踵を下ろします

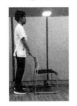

②ハーフスクワット　10回×1〜3セット

椅子などにつかまり，ゆっくり腰を下げて，
ゆっくり元に戻ります

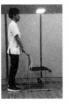

筋力トレーニング：3日〜/週

③レッグエクステンション　10回×1〜3セット
椅子に深く座り，ゆっくり膝を伸ばして，ゆっ
くり足を下ろします

④腕立て　10回×1〜3セット

背中をそらないように，ゆっくり体を下げて，
ゆっくり元に戻します．壁や机で立って行っ
ても構いません

有酸素運動：ウォーキング〜ジョギング

目標：1日10分以上，週合計150分
速度：終了後に［ややつらい］と感じる程度

※青囲み内に収まる程度

指数 (scale)	自覚的運動強度 RPE（ratings of perceived exertion）
20	もう限界
19	非常につらい（very very hard）
18	
17	かなりつらい（very hard）
16	
15	つらい（hard）
14	
13	ややつらい（somewhat hard）
12	
11	楽である（fairly light）
10	
9	かなり楽である（very light）
8	
7	非常に楽である（very very light）
6	

※寝ている状態を6，もうこれ以上は一歩も動けない
　状態を20としています．

図4　高齢者用プレハビリテーションのホームエクササイズ例
回数は患者ごとにあわせて増加させていく．
体幹トレーニングなども追加し，患者も内容を選択できるようにすることも継続のコツ．

a　呼吸筋トレーニング

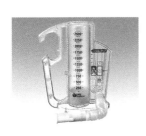

ポーテックス　コーチⅡ®
（スミスメディカル）

ポイント：腹式呼吸を意識してもらう

b　排痰法（ハフィング）

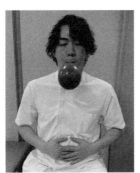

風船使用

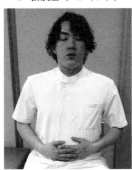

①吸気

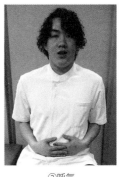

②呼気
ハッと勢いよく，
数回息を吐き出す

ポイント：脇を締めてもらう

図5　呼吸筋トレーニングと排痰法指導

状態と運動による身体反応を評価したうえで運動負荷を上げていく．不安定な全身状態
かつ高齢者に対する運動処方となるため，モニタリングの継続は必要である．開始前に
は運動歴や運動習慣を聴取し，運動に対して知識の有無やモチベーションを考慮して指
導する．運動開始時，運動時，運動終了後に①血圧，②心拍数，③酸素飽和度，④呼吸
回数，⑤自覚的疲労度，⑥疼痛の有無を評価する．

また，高齢者は不安や抑うつなど精神的機能低下をきたしやすい[13]．配偶者や友人な
どの死別や身体機能の老化，定年などの社会的立場の喪失は生きがいや孤独感を増強さ
せ精神機能低下につながる．また，術前うつ症状は術後せん妄の独立したリスク因子と

	日付	/	/	/	/	/	/	/	/	/	/	/	/	/	/
	治療開始からの日数	日目	日目	日目	日目	日目	日目	日目	日目	日目	日目	日目	日目	日目	日目
治療	5-FU（フルオロウラシル）点滴														
	CDDP（シスプラチン）点滴														
	放射線照射														
副作用	吐き気														
	食欲低下														
	口内炎														
	食道の不快感														
	体のだるさ														
栄養	食欲														
	食事摂取量	全量 3/4 1/2 1/4 0	全量 3/4 1/2 1/4 0	全量 3/4 1/2 1/4 0	全量 3/4 1/2 1/4 0	全量 3/4 1/2 1/4 0	全量 3/4 1/2 1/4 0	全量 3/4 1/2 1/4 0	全量 3/4 1/2 1/4 0	全量 3/4 1/2 1/4 0	全量 3/4 1/2 1/4 0	全量 3/4 1/2 1/4 0	全量 3/4 1/2 1/4 0	全量 3/4 1/2 1/4 0	全量 3/4 1/2 1/4 0
	栄養剤内服量	全量 3/4 1/2 1/4 0	全量 3/4 1/2 1/4 0	全量 3/4 1/2 1/4 0	全量 3/4 1/2 1/4 0	全量 3/4 1/2 1/4 0	全量 3/4 1/2 1/4 0	全量 3/4 1/2 1/4 0	全量 3/4 1/2 1/4 0	全量 3/4 1/2 1/4 0	全量 3/4 1/2 1/4 0	全量 3/4 1/2 1/4 0	全量 3/4 1/2 1/4 0	全量 3/4 1/2 1/4 0	全量 3/4 1/2 1/4 0
運動	ウォーキング時間（分）	分	分	分	分	分	分	分	分	分	分	分	分	分	分
	筋力トレーニング（セット）	セット	セット	セット	セット	セット	セット	セット	セット	セット	セット	セット	セット	セット	セット
	体重（kg）	kg	kg	kg	kg	kg	kg	kg	kg	kg	kg	kg	kg	kg	kg
	メモ（気になったことなど）														

図6　術前化学療法中プレハビリテーション患者の記録用紙

なる[14]．看護師や臨床心理士の術前心理面アプローチも重要である．

ⓑ 多職種連携：リハビリテーション栄養とは

プレハビリテーションでは運動療法の内容や運動負荷量，栄養状態や内服状況など多角的にアプローチをする必要がある．チームにおける情報共有，ゴール設定の方法として，リハビリテーション栄養アプローチを活用する．リハビリテーション栄養とは，栄養評価も含め国際生活機能分類（ICF）に基づいた患者評価を行い，機能，活動，参加，QOLを最大限発揮できる栄養管理であり，「リハビリテーションからみた栄養」や「栄養からみたリハビリテーション」のことである[15]．リハビリテーション栄養を実践する場合，リハビリテーション栄養ケアプロセスを用いてマネジメントを行う（図7）[2]．栄養スクリーニング，栄養アセスメント後，リハビリテーション栄養診断にて低栄養やサルコペニア，悪液質などの原因を明確にする．達成可能なリハビリテーション栄養ゴールを設定後も，リハビリテーション栄養介入中も運動と栄養の両側面から評価，モニタリングすることが重要である（図8）[16]．また，不要な内服を整理することも効果的なリハビリテーション栄養につながる．ケアプロセスを回転させ続けることが，質の高いリハビリテーション栄養，プレハビリテーションの実践につながっていく．

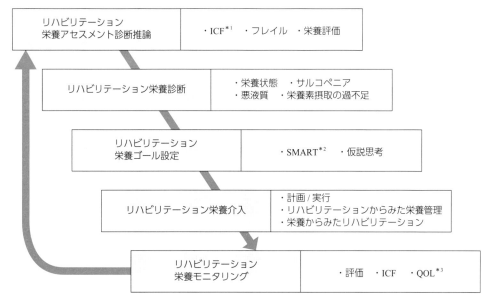

図7　リハビリテーション栄養ケアプロセス

*¹：ICF（international classification of functioning, disability and health）：国際生活機能分類.
*²：SMART：specific：具体的，measurable：測定可能，achievable：達成可能，relevant：重要・切実，time-bound：期間が明記.
*³：QOL（quality of life）：生活の質.
〔筧　慎吾，他：プレハビリテーション介入による術前環境の適正化．外科と代謝・栄養 2021；55：170-174 より改変〕

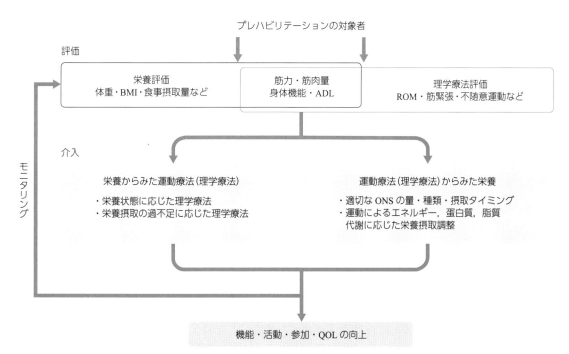

図8　運動療法（理学療法）と栄養療法の関係性

〔井上達朗，他：栄養と理学療法：日本リハビリテーション栄養学会理学療法士部会によるポジションペーパー．リハビリテーション栄養学会誌 2021；5：226-234 より改変〕

第5章　各領域・職種における周術期の管理と支援

◆文　献
1）Tew GA, et al.: Clinical guideline and recommendations on pre-operative exercise training in patients awaiting major non-cardiac surgery. Anaesthesia 2018;73:750-768
2）筧　慎吾，他：プレハビリテーション介入による術前環境の適正化．外科と代謝・栄養 2021；55：170-174
3）3学会合同呼吸リハビリテーションに関するステートメントワーキンググループ，他：呼吸リハビリテーションに関するステートメント．日本呼吸ケア・リハビリテーション学会誌 2018；27：95-114
4）Mina DS, et al.: Multiphasic prehabilitation across the cancer continuum: a narrative review and conceptual framework. Front Oncol 2021;10:598425
5）Barberan-Garcia A, et al.: Personalised prehabilitation in high-risk patients undergoing elective major abdominal surgery: a randomized blinded controlled trial. Ann Surg 2018;267:50-56
6）Gillis C, et al.: Effects of nutritional prehabilitation, with and without exercise, on outcomes of patients who undergo colorectal surgery: a systematic review and meta-analysis. Gastroenterology 2018;155:391-410
7）Allen SK, et al.: Multimodal prehabilitation during neoadjuvant therapy prior to esophagogastric cancer resection: effect on cardiopulmonary exercise test performance, muscle mass and quality of life-a pilot randomized clinical trial. Ann Surg Oncol 2022;29:1839-1850
8）Zhao M, et al.: Recommended physical activity and all cause and cause specific mortality in US adults: prospective cohort study. BMI 2020;370:m2031
9）Pisarska M, et al.: Compliance with the ERAS protocol and 3-year survival after laparoscopic surgery for non-metastatic colorectal cancer. World J Surg 2019;43:2552-2560
10）Rose GA, et al.: High-intensity exercise training improves perioperative risk stratification in the high-risk patient. Physiol Rep 2020;8:e14409
11）Chen N, et al.: Effects of resistance training in healthy older people with sarcopenia: a systematic review and meta-analysis of randomized controlled trials. Eur Rev Aging Phys Act 2021;18:23
12）Van Roie E, et al.: Training load does not affect detraining's effect on muscle volume, muscle strength and functional capacity among older adults. Exp Gerontol 2017; 98:30-37
13）武田雅俊：高齢者のうつ病．日本老年医学会雑誌 2010；47：399-402
14）Yamamoto M, et al.: Risk Evaluation of Postoperative Delirium Using Comprehensive Geriatric Assessment in Elderly Patients with Esophageal Cancer. World J Surg 2016 Nov;40:2705-2712
15）Wakabayashi H: Rehabilitation nutrition in general and family medicine.　J Gen Fam Med 2017;18:153-154
16）井上達朗，他：栄養と理学療法：日本リハビリテーション栄養学会理学療法士部会によるポジションペーパー．リハビリテーション栄養学会誌 2021；5：226-234

◆参考文献
・Kakehi S, et al.: Rehabilitation Nutrition and Exercise Therapy for Sarcopenia.　World J Mens Health 2021;40:1-10

（筧　慎吾，若林秀隆）

2　術後早期自立および廃用性筋萎縮予防のリハビリテーション（術後）

POINT ≫

● 高齢者特有の筋力低下・身体機能低下と，手術に伴う筋力低下・身体機能低下を把握することでリスクを管理する．
● 予防に勝る治療なし．術後早期の離床で筋力を維持することが重要である．
● 多職種でのカンファレンス等の情報共有と協働可能なプロトコルの整備や環境調整が，安全で有効な早期離床・リハビリテーションの導入のポイントである．

| Question | ・高齢手術患者の早期リハビリテーション実施の際のリスクや筋力低下や身体機能低下はどうなっているのか？
・術後早期の離床やリハビリテーションの開始や進行はどうやって行えばよいのか？ |

ⓐ 高齢手術患者の術後のリスクや筋力低下や身体機能低下はどうなっているのか？

1) 高齢術後患者の機能低下のリスク因子

高齢者は，加齢に伴う生理学的変化，複数の既往症，心理的変化，および老人症候群の組み合わせにより，健康状態が悪い可能性が高く脆弱性（フレイル）を有する可能性が高い．術後に，これらの脆弱性により，合併症の発生率の増加，入院期間の延長，進行性の機能低下や死亡など，術後の転帰の低下が報告[1]されている．

そのため術前の包括的な老年医学的評価を行い，併存疾患，機能状態，神経認知機能，感覚障害，薬物乱用，虚弱，栄養，および投薬の体系的な評価と，慢性疾患によって悪化する加齢に伴う臓器予備能の評価を行うことを推奨している．

特に身体機能低下に伴う日常生活動作（activities of daily living：ADL）の低下は術後合併症や死亡率を上昇させる．高齢者のおもな術後合併症のリスクの上昇の報告では，併存疾患（Carlson Comorbidity Index ≧ 3），多剤併用（≧ 5 薬 / 日），および ADL 低下や認知機能低下が術後合併症の予測因子である．

呼吸器合併症では喫煙，年齢，身体機能低下は，術後肺合併の最も信頼できる危険因子として特定されている．2017 年のレヴューでは緊急手術〔オッズ比（odds ratio：OR）4.47〕，に次いで年齢（OR 4.47）と報告されている[2]．

心臓血管イベントでは，65 歳以上の高齢者で周術期の重要心血管イベントの出現率が上昇し（OR 4.9，95%CI 3.4-6.9，$p < 0.01$）上昇する．

2) 術後の筋力低下と身体機能低下

a) 高齢者の筋力低下の多様性

筋力は 20 歳台をピークに低下し相対的に 10 年で 6% の低下を生じ，筋量も 30 歳を過ぎると毎年 1% 低下する．

European Working Group on Sarcopenia in Older People2（EWGSOP2）では，サルコペニアは加齢に伴って生じる骨格筋量と骨格筋力の低下として定義され，ほかの原因で生じる二次性サルコペニアとし，3 つに分類（不活動に伴うもの，疾患に伴うもの，栄養障害に伴うもの）としている．

高齢者の多くに慢性疾患による臓器不全（慢性心不全，慢性呼吸不全）や炎症性疾患（膠原病）で生じる消耗性の筋力低下がある．そして運動器疾患，脳血管障害，認知機能低下による不活動で生じる廃用性の筋力低下や，吸収障害や食欲不振に栄養障害などで生じる筋力低下が加わっている．このように高齢者では様々な筋力低下が混在していることが特徴である．

筋細胞レベルで廃用性筋萎縮と，サルコペニアによるものでは表現系が異なるとされる．

廃用性萎縮では，全般に筋線維の萎縮は速やかで，Type Ⅰ線維（遅筋）で萎縮が強く，筋線維数の減少を認めないことが多い．廃用の期間に応じて筋線維の代謝・収縮特性タイプ変化が生じる．一方サルコペニアでは Type Ⅱ線維（速筋）の選択的で緩徐な低下と筋再生能力の低下による筋線維数の減少，筋肉内の脂肪化，線維化が特徴である．

b) 手術侵襲に伴う筋力低下と身体機能低下

術後の筋力低下や身体機能の低下は従来より術後の安静に伴う廃用性筋力低下によるものとされてきたが，近年は術後侵襲に伴う免疫応答による筋蛋白代謝障害の影響で筋力や筋量が低下することが報告されている[3]．

　　Lachmann ら[4]は 65 歳以上の集中治療室（intensive care unit：ICU）滞在 72 時間未満の患者群で，術翌日の握力低下（術前より－16.4%）が持続し退院後 3 か月 ADL の低下を伴っていることを perioperatively acquired weakness として報告している．

　　同じく胃がん術後の術後回復強化プログラム（Enhanced Recovery After Surgery：ERAS）プロトコル患者を対象とした研究でも，術後 1 週間での筋量減少は，術後 1 か月間の減少より高度との報告があり，肝移植や食道がん術後患者でも術後 1 週間での高度な筋量・筋力低下は報告されており，いずれも長期予後に影響するとされる．

　　この術後早期の筋力と筋量の低下にどのように対応するか，が非常に重要である．

ⓑ 術後早期の離床やリハビリテーションの開始や進行はどうやって行えばよいのか？

　　術後リハビリテーションの目的は，侵襲や術後不要な安静臥床により生じる術後合併症と身体機能低下を予防し，その後の日常の生活の場に戻すことである．

　　そのためには術前の身体機能や病歴より合併症リスクと筋力低下のリスクを抽出し，想定されるプランを練っておくとよい．

　　リスク因子の抽出と管理は，術前の病歴，理学所見，検査値・身体機能から想定しやすい．

　　呼吸器合併症のリスクとなる喫煙歴，慢性呼吸器疾患や肥満の有無があれば，病勢のコントロールがついているかなど，投薬内容，呼吸機能検査などで確認を行う．

　　虚血性心疾患や心不全，弁膜症，不整脈の既往など循環器疾患の既往があれば，病勢を評価する．それぞれに不安定性がある，または重篤である場合は active cardiac condition（重症度の高い心臓の状態）（図 9）[5]として，ガイドラインに沿って評価が推奨されている．

　　胸部 X 線画像，12 誘導心電図，経胸壁心臓エコー検査は術後も定期的に実施されるため，経時的な機能の確認に有用である．

　　問診可能であれば術前 ADL，活動状況，労作時の自覚症状の有無，脳血管障害や運動器疾患の既往があれば離床時に装具使用の有無とともに，術後 ICU 入室時は，スムーズな離床を図るため ICU への持ち込みを確認する．

　　認知機能低下は術後せん妄の強いリスク因子である．さらに同居者の有無など，社会的背景に脆弱性がないか，術後転帰に影響するため事前に聴取可能であれば行う．

1）術後リハビリテーション（集中治療室・高度治療室において）

　　術後 ICU での介入では多職種チームでの協働介入が必須である．そのうえで，①プ

コツ

術後早期のリハビリテーションのすすめ方

　　可能な限り術前の情報を取り，リスクと身体機能を把握する．

　　術後早期の疼痛・せん妄・動作能力など評価方法の統一と共有は多職種連携に非常に有用である．

　　術後早期の動作時の情報（疼痛・生体反応・動作能力）を理学療法士は多職種と共有し，離床の段階にあわせた ADL レベルの導入をすすめる．

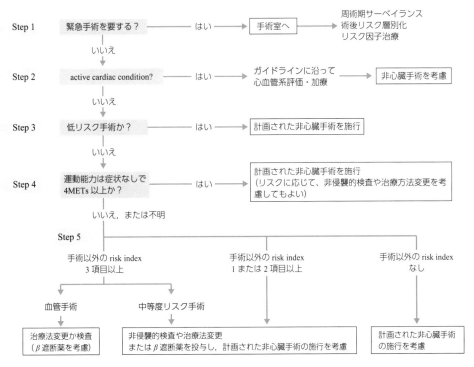

active cardiac condition

状態	例
不安定な冠動脈疾患	不安定，高度の狭心症 （CCS Class III～IV） 最近発症の心筋梗塞 （発症後7～30日）
非代償性心不全 （NYHA Class IV, 心不全の悪化あるいは新たな心不全）	
重篤な不整脈	高度房室ブロック Mobitz II 型 3度房室ブロック 有症状の心室性不整脈 心拍数の高い（＞ 100 bpm）上室性不整脈（心房細動を含む） 有症状の徐脈 新たに認めた心室頻拍
高度の弁膜疾患	高度の大動脈弁狭窄症 （平均圧較差＞ 40 mmHg.　AVA ＜ 1.0 cm² または有症状） 症状のある僧帽弁狭窄症 （進行性の労作時呼吸困難や労作時失神．心不全）

図9　50歳以上の患者の非心臓手術における心臓リスク評価とケアのアルゴリズム

METs：metabolic equivalents,　CCS：Canadian Cardiovascular Society,　NYHA：New York Heart Association,　AVA：大動脈弁口面積.
〔日本循環器学会，他：非心臓手術における合併心疾患の評価と管理に関するガイドライン（2014年改訂版）．2014をもとに作成〕

ロトコルベースでの離床，②適切な鎮痛とせん妄評価と管理，③ ICU内環境調整，④栄養評価が必要である.

　先に述べたとおり，高齢者は加齢に伴う生理学的低下に加えて，医学的，社会的に多数の問題点を抱えている．これらの問題点に個別の職種のみで解決にあたることは困難である.

　Limら[1]は高齢患者の周術期ケアには，リスク層別化モデルを含む学際的アプローチ

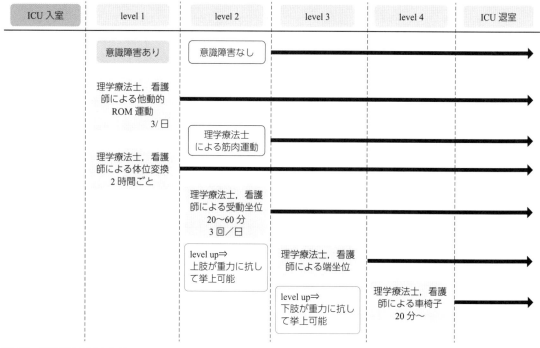

図 10　早期離床プロトコル

の最適化が必要であると述べている.

　ICU の多職種で専門用語の共有，評価表の統一，プロトコルの策定，毎日の多職種カンファレンスの実施は患者の情報共有を円滑にする[6]．それは当日のゴール設定と問題解決を容易にする．日々刻々と状態が変化する患者の病態を正確にアセスメントし呼吸循環系ならびに筋への過剰な負荷を避けるためにこれらは非常に有効な方法である.

a) プロトコルベースの進行（図 10）

　中止基準や進行基準が設定された離床プロトコルはリハビリテーションスタッフ不在時でも離床が進行し，基準も明確なため，ICU 入室 24 時間以内の開始でも安全に施行可能であり，退院時の身体機能を改善する.

b) 適切な鎮痛とせん妄の評価

　鎮静下でも疼痛は認知される．安静時のみでなく，咳嗽や離床など労作時の評価は非常に重要であり，疼痛評価はすべての ICU 患者に共通の評価表で行い共有が推奨される.

　鎮痛が不十分であれば，鎮痛薬のベースライン調整や介入前投与などチームで解決を図り離床を進める必要がある．その際に薬剤師より薬剤の特徴や最高血中濃度に至る時間や半減期などの情報の共有があれば有効な介入が可能である.

　せん妄については，発症そのものや，期間が術後死亡率などの増加の独立した危険因子であり，人工呼吸期間，ICU 滞在日数の延長などが報告されている.

　評価とともに，予防として環境調整，視力や聴力の調整（視力，聴力）と ABCDE バンドルアプローチによる early mobilization の導入を含めた介入が推奨されている.

c) ICU での環境調整

　術後多数のドレーン，シリンジポンプ，ライン類，人工呼吸器がベッドサイドに設置

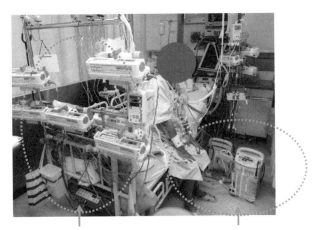

図 11 ICU 内環境調整：挿管人工呼吸での端坐位
ラインやドレーン類が動作を妨げないようにまとめて配置する．

される．これらの配置やラインの長さなどを離床しやすいように臨床工学技士（clinical engineer：CE）や看護師とともに調整する．ICU でも低床化可能なベッドを使用し，端坐位での食事の導入，立位での体重測定，ポータブルトイレ使用など ADL に組み込み離床頻度を上げることが可能となる（図 11）．

d) 栄養管理

適切なエネルギーとタンパク質の摂取は運動療法を行う際に欠かせない視点である．

ICU 入室 48 時間以内に栄養療法を開始できているか，リハビリテーションスタッフは身体活動状況や嚥下機能をもとに管理栄養士，看護師などと情報交換を行う．また高齢者術後患者は嚥下機能が低下するリスクが高い．投与経路を含めて適切な栄養管理が行えているか確認を行う．

European Society for Clinical Nutrition and Metabolism（ESPEN）のガイドラインなどでも超急性期のエネルギー投与量は，目標エネルギーレベルの 70% 未満，蛋白質は 1.3 g/kg/ 日で投与が推奨されている．

2) 開始基準と進行・中止基準について

ICU 内での早期離床の開始基準や中止基準などは，集中治療医学会による「集中治療における早期リハビリテーション　根拠に基づくエキスパートコンセンサス」など[7]（表 3[7,8]，4[7]）や日本循環器学会の「心血管疾患におけるリハビリテーションに関するガイドライン」[8]の心臓外科術後の離床開始基準や進行についてのステップアップ基準（表 3，5）[8]を参考にされたい．

3) 術後評価項目：ICU 管理中は臓器別評価を中心に行う（表 6）

筆者の所属する施設では，鎮静レベルは Richmond Agitation- Sedation Scale（RASS），疼痛評価として，鎮静挿管人工呼吸管理中患者には critical-care pain observation tool（CPOT），口頭で表出可能な患者では numerical rating scale（NRS），せん妄の評価には intensive care delirium screening checklist（ICDSC）を共通の評価表として使用している．

呼吸循環の状態の評価として，離床による活動可能レベルを評価する．

呼吸では画像評価や SpO_2 の変化のほかに，気道クリアランス能力の評価（咳嗽力や深呼吸が可能か）呼吸数，呼吸パターン，聴診などで離床や体位変換時の変化を評価する．循環では臓器循環の指標として循環作動薬の投与量，尿量とともに労作に伴う不整

表3　ICU・HCU での早期離床開始基準

	日本集中治療医学会：集中治療における早期リハビリテーション〜根拠に基づくエキスパートコンセンサス〜	日本循環器学会，他：2021 年改訂版心血管疾患におけるリハビリテーションに関するガイドライン（心臓外科術後）＊以下の内容が否定されれば離床を開始できる
意識	RASS　−2 以上　1 以下	
疼痛	NRS 3 以下もしくは VAS 3 以下 CPOT 2 以下，BPS 5 以下	
呼吸	呼吸数 35 回 / 分の一定時間持続 SpO$_2$　90％以上が一定時間持続 FIO 20.6 未満	安静時の呼吸困難や頻呼吸（30 回以上）
人工呼吸器	PEEP 10 cmH$_2$O 未満	
循環	HR50 bpm 以上もしくは 120 bpm 以下一定時間持続 新たな重症不整脈の出現なし 新たな心筋虚血を示唆する心電図変化なし 平均血圧　65 mmHg 以下　一定時間持続 ドパミン，ノルアドレナリン投与量の 24 時間以内の増量なし	LOS により ①人工呼吸器・IABP・ECMO などの生命維持装置が装着されている ②ノルアドレナリンなどのカテコラミン製剤が大量に投与されている ③カテコラミン製剤の投与下で SBP 80〜90 mmHg 以下 ④四肢冷感・チアノーゼを認める ⑤代謝性アシドーシスを認める ⑥尿量低下 0.5〜1.0 mL/kg/ 時間が 2 時間以上継続 安静時 HR120 bpm 以上 血圧が不安定（体位変換だけでも血圧低下） 血行動態の安定しない不整脈（新たに発生した心房細動Lown IVb 以上の心室期外収縮）
その他	ショックに対する治療が開始され，病態が安定している SAT ＊ 1SBT ＊ 2 が実施されている 出血傾向がない 動くときに危険なラインがない 頭蓋内圧 20 cmH$_2$O 未満	スワンガンスカテーテルが挿入されていない 術後の出血傾向の持続がない

＊元の血圧を加味すること．各数字については経験論的なところもあるのでさらに議論が必要である．
心血管疾患に関するリハビリテーションガイドライン（心臓外科術後）では「以下の内容が否定されれば」となっていることに注意．
〔日本集中治療医学会早期リハビリテーション検討委員会：集中治療における早期リハビリテーション〜根拠に基づくエキスパートコンセンサス〜．日本集中治療医学会雑誌 2017；24：255-303 および日本循環器学会，他：2021 年改訂版心血管疾患におけるリハビリテーションに関するガイドライン．2021 より一部改変にて作成〕

脈の出現や頻度，末梢循環の状態の評価を行う．具体的には皮膚の状態（冷感・網状チアノーゼの有無）などで確認する．

　代謝については術後ストレスにて血糖コントロールが乱れることが多い．経管栄養の投与方法（持続 / 分散）インスリン投与方法〔持続インスリン点滴（continuous venous insulin infusion：CVII）/ 単回投与〕を確認しつつ，これらの変更時には注意が必要である．高血糖は術後感染や創傷治癒に不利になる．術後栄養摂取不良やインスリン効果の変化で離床時に低血糖にも注意が必要である．

4) 身体機能評価（表 7）

　意識レベルが改善し，従命が可能になれば床上で評価が可能な Medical Research Council sum-score（MRC-ss）で筋力測定を行う．MRC-ss は四肢の 6 大関節の筋力を 0〜5 までの 6 段階で評価する．60 点満点で 48 点未満は ICU-acquired weakness（AW）の診断基準となる．

　術前評価の情報で事前に筋力低下や筋量低下を認めた場合は，病歴などから二次性サルコペニア分類（不活動，疾患および栄養障害）を参考に，術後の筋力の変化を踏まえて対応することが臨床上重要である．

　術後の超早期の炎症や臓器不全に伴う筋力低下については，敗血症ショックで ICU 入室中の患者を対象とした研究があり，入室後平均 28 時間以内の介入を行っても蛋白分解酵素の上昇はみられず，外側広筋の筋断面積が維持されたと報告されている[9]．

表4　離床中止基準

カテゴリー	項目・指標	判定基準あるいは状態	備考
		ICU での早期離床と早期からの積極的な運動の中止基準	
全体像／神経系	反応 表情 意識 不穏 四肢の随意性 姿勢調節	明らかな反応不良状態の出現 苦悶表情・顔面蒼白・チアノーゼの出現 軽度以上の意識障害の出現 危険行動の出現 四肢脱力の出現，急速な介助量の増大 姿勢保持不能状態の出現，転倒	呼びかけに対しての傾眠　混迷の状態
自覚症状	呼吸困難 疲労感	突然の呼吸困難の出現，努力呼吸の出現 耐えがたい疲労感，患者が中止を希望 苦痛の訴え	気胸・PTE* 修正 Borg Scale 5～8
呼吸器系	呼吸数 SpO₂ 呼吸パターン 人工呼吸器	5 回未満 40 回以上 88% 未満 突然の吸気呼気努力の出現 不同調，バッキング出現	一過性の場合は除く 聴診など気道閉塞の所見もあわせて評価
循環器系	HR 心電図所見 血圧	運動開始後に心拍数減少や徐脈の出現 40 bpm 未満 or 130 bpm 以上 新たな調律異常，心筋虚血の疑い SBP 180 mmHg を超える SBP or DBP で 20% の低下 MBP 65 mmHg 未満，110 mmHg を超える	一過性の場合は除く
デバイス	人工気道の状態 経鼻胃チューブ 中心静脈カテーテル 胸腔ドレーン 膀胱カテーテル 創部ドレーン	抜去の危険性（あるいは抜去）	
その他	患者の拒否 中止の訴え 活動性出血の示唆 術創の状態	ドレーン廃液の性状 創部離開のリスク	
完全中止あるいは，いったん中止して経過を観察，再開するかは患者状態から検討，判断する．			

SpO_2 の値は本文中で用いた。

* PTE（pulmonary thromboembolism）：肺血栓塞栓症.
積極的な離床の中止基準であり，ROM 運動や呼吸のための体位ドレナージなどは各施設の基準に準じる.
〔日本集中治療医学会早期リハビリテーション検討委員会：集中治療における早期リハビリテーション～根拠に基づくエキスパートコンセンサス～. 日本集中治療医学会雑誌 2017；24：255-303 をもとに作成〕

表5　離床のステップアップ基準

項目	判定基準あるいは状態
症状	胸痛，顔面蒼白，冷汗，チアノーゼの出現がない めまい，ふらつき，下肢痛がない 強い息切れの出現がない
呼吸	30 回以上の頻呼吸がない 運動により 90% 以下に低下しない
HR	運動開始後に 30 bpm 以上の増加をしない
心電図変化	運動による不整脈増加や心房細動へのリズム変化がない 運動による虚血性心電図変化がない
血圧	運動による過度の血圧変化がない

〔日本循環器学会. 他：2021 年改訂版 心血管疾患におけるリハビリテーションに関するガイドライン. 2021 をもとに作成〕

　　さらに術後初期段階では手術侵襲に伴う異化亢進による筋力・筋量低下と並行して，臥床に伴う廃用性筋萎縮が生じている．この予防として離床による身体活動性の向上と頻回な抗重力筋活動が有効である．そのため術後早期の呼吸リハビリテーションにて呼吸状態を改善しつつ，同時並行にて離床を行うことが望ましい.

表6　ICU・HCU での評価項目

中枢神経系評価	ICU 評価項目
鎮静	RASS（鎮静評価）
せん妄	CAM-ICU，ICDSD（せん妄評価として）
意識レベル	GCS，JCS
疼痛	CPOT，NRS
循環	vital signs，血管作動薬投与量，尿量，capillary refill time，皮膚末梢状態
呼吸	呼吸器設定，換気量，グラフィック，酸素化（P/F ratio），呼吸パターン，呼吸数，呼吸困難感，気道クリアランス能力，聴診
代謝	血糖，インスリン投与方法
栄養	基礎代謝量，投与熱量，蛋白量，投与ルート，投与方法
凝固	Dダイマー，FDP，APTT，PT-INR，抗凝固療法の有無

RASS：Richmond Agitation-Sedation Scale，CAM-ICU：Confusion Assessment Method for the Intensive Care Unit，ICDSC：Intensive Care Delirium Screening Checklist，4点以上でせん妄あり，GCS：Glasgow Coma Scale，JCS：Japan Coma Scale，CPOT：Critical-Care Pain Observation Tool，挿管人工呼吸中でも評価可能，NRS：Numerical Rating Scale，Capillary Refill Time：毛細血管再充満時間，爪床を5秒間圧迫し解除後，爪床の赤みが回復するまでの時間，正常2秒，Dダイマー：術後異常高値（各施設やガイドラインに従う）であれば深部静脈血栓症のリスク評価を行う．

表7　身体機能評価項目

	術前	術後	
	病棟／外来	ICU	病棟
運動耐容能	6WMD・シャトルウォーキングテスト		6WMD・シャトルウォーキングテスト，CPX
筋力	握力，四肢筋力（MMT・膝伸展筋力）	MRC-ss，握力	握力，四肢筋力（MMT・膝伸展筋力）
筋量	筋量（DEXA・CT）	筋厚／筋量（エコー/CT）	筋量（DEXA・CT）
運動機能	SPPB，TUG	SPPB	SPPB，TUG
基本動作能力		FSS-ICU	
ADL	FIM，Barthel インデックス	FIM，Barthel インデックス	FIM，Barthel インデックス
認知機能	MMSE HDR-SR		MMSE，HDSR

6MWD（6-min walk distance）：6分間歩行距離試験，MMT（manual muscle testing）：徒手筋力検査，SPPB（Short Physical Performance Battery）：①立位バランステスト，②4 m歩行テスト，③椅子起立テストで構成，TUG テスト：timed up & go test，FIM（Functional Independence Measure）：機能的自立度評価表，Barthel インデックス：基本的日常生活動作評価表，MMSE：Mini-Mental State Examination，HDS-R：改訂長谷川式簡易知能評価スケール，MRC-ss：Medical Research Council sum-score，FSS-ICU：functional status score for the ICU，CPX（Cardiopulmonary Exercise Testing）：心肺運動負荷試験．

　　運動器疾患や脳血管障害での麻痺などにより支持性低下が離床の妨げになるようであれば，装具や歩行補助具，リフトなどの早期導入によって支持性を担保するなどの介入を検討する．

　　それでも術後に感染などで呼吸循環動態が安定しない，また意識レベルの改善も芳しくないといった離床困難ケースも存在する．その場合，神経筋電気刺激法（neuromuscular electrical stimulation：NMES）やベッド上サイクルエルゴメータによる介入が報告されており筋量の維持や 6MWD（6 minutes walk distonce：6分間歩行距離試験）の改善に効果を示す研究もある．

　　筆者の所属施設では筋力低下が中心で立位が困難な症例では，ICU ベッドの tilt 機能を用いた頭高位の傾斜とスライダーを用いて重力負荷を軽減したスクワットを行っている．さらに意識障害や過体重，VV-ECMO 管理などを要する患者には tilt 機能付きのベッドを用いた受動立位保持（図12）による対応を行っている．

　　ICU・高度治療室（high care unit：HCU）を退室し，歩行訓練が可能となった時点で中程度の活動レベル（＞3METs〈metabolic equivalents：代謝当量〉）を目指し，1日当たり

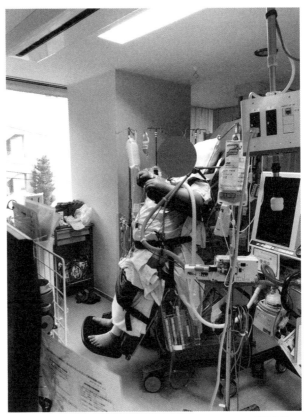

図12　挿管人工呼吸管理中での過体重患者 90 kg の受動立位

の歩行距離（歩数）を増やすことを目標とする.

　1 日ステップの最小目標は入院関連の機能低下と有意に関連する 900 ステップに設定として段階的にステップ数を増加させる.

　レジスタンストレーニングの導入時期については, 整形外科領域の手術では術後 1 日目や 2 日目からの開始にて有効であるとされている.

　心血管疾患におけるリハビリテーションに関するガイドライン[8] では術後 200 m 歩行負荷が可能となった時点（術後 7 日程度）で有酸素運動と下肢に対するレジスタンストレーニングも推奨されている. 頻度は 2〜3 回 / 週, 最大負荷量 30〜50% で 10〜15 回反復と記述がある.

　手術部位, 基礎疾患や炎症の回復の程度から, 許容される低負荷より開始し, 段階的に負荷を増してゆくことが肝要であると考える. この段階では運動療法と栄養療法の組み合わせは, 筋肉量の増加と筋力増強に有益であり, 双方を使用する必要があるとされる.

　また単一の運動よりバランストレーニングや有酸素運動を組み入れた多項目な運動療法で効果が有効である.

◆文　献 --

1）Lim BG, et al.: Anesthetic management of geriatric patients. Korean J Anesthesiol 2020;73:8-29
2）Fernandez-Bustamante A, et al.: Postoperative Pulmonary Complications, Early Mortality, and Hospital Stay Following Noncardiothoracic Surgery: A Multicenter Study by the Perioperative Research Network Investigators. JAMA Surg 2017;152:157-166
3）Iida Y, et al.: Body mass index is negatively correlated with respiratory muscle weakness and interleukin-6 production after coronary artery bypass grafting. J Crit Care 2010;25:172.e1-e8
4）Lachmann G, et al.: Perioperatively Acquired Weakness. Anesth Analg 2020;130:341-351
5）日本循環器学会，他：非心臓手術における合併心疾患の評価と管理に関するガイドライン（2014 年改訂版）．2014
6）Lang JK, et al.: Clinical Practice Guidelines for Early Mobilization in the ICU: A Systematic Review. Crit Care Med 2020;48:e1121-e1128
7）日本集中治療医学会早期リハビリテーション検討委員会：集中治療における早期リハビリテーション～根拠に基づくエキスパートコンセンサス～．日本集中治療医学会雑誌 2017；24：255-303
8）日本循環器学会，他：2021 年改訂版心血管疾患におけるリハビリテーションに関するガイドライン．2021
9）Hickmann CE, et al.: Impact of Very Early Physical Therapy During Septic Shock on Skeletal Muscle: A Randomized Controlled Trial. Crit Care Med 2018;46:1436-1443

◆参考文献 --

・日本集中治療医学会 J-PAD ガイドライン作成委員会：日本版・集中治療室における成人重症患者に対する痛み・不穏・せん妄管理のための臨床ガイドライン．日本集中治療医学会雑誌 2014；21：539-579
・Devlin JW, et al.: Executive Summary: Clinical Practice Guidelines for the Prevention and Management of Pain, Agitation/Sedation, Delirium, Immobility, and Sleep Disruption in Adult Patients in the ICU. Crit Care Med 2018;46:e825-e873

（工藤　弦，若林秀隆）

F 麻酔科医
術中麻酔管理

P OINT ⩒

- ●麻酔上の注意点は，加齢に伴う変化と様々な疾患が関連した多様な病態に対応することである．
- ●この多様性と手術術式，高齢者の麻酔薬や麻酔に伴う処置に対する反応の特徴を考慮して麻酔計画を立て，実施する．

1 高齢者の麻酔

Question	・高齢者に多い，麻酔上問題となる疾患と，それへの対応は？ ・高齢者の麻酔関連薬物への反応の特徴は？ ・高齢者の麻酔管理上のポイントは？ ・高齢者に適した麻酔法，麻酔薬はあるのか？

　高齢者では，加齢に伴う生理学的変化と，加齢に伴って出現，進行する疾患が関連し，複数の健康上の問題や疾患を抱える multimorbidity の者が多い．生理的変化は誰にでも生じるが，その進行や容態は一様ではなく，疾患の有無，経過も様々である．この多様さ，multimorbidity の複雑さに対応することが高齢者の麻酔管理の要点である．

ⓐ 術前・麻酔前評価

　「麻酔と手術という負荷（侵襲）を跳ね返す力（予備能）をもっているか，回復できるか」を総合的に評価する．米国麻酔学会の Physical Status（American Society of Anesthesiologists Physical Status：ASA-PS）は，術前患者の状態を 6 段階で評価するもので，大きいほど術後合併症率や死亡率が高い．緻密ではないが，ASA-PS2 と 3 の違い，「日常生活が制限されているか否か」，「病態は安定しているか，不安定か」という視点は重要である．心肺機能の予備能を評価するうえで，運動耐容能も重要である．

ⓑ 高齢者の術前評価で日常的に遭遇し，麻酔管理上重要なもの

1) 貧 血

　加齢に伴いヘモグロビン（hemoglobin：Hb）値は低下する．高齢者での明確な定義はないが，11〜11.5 g/dL 以下とするものが多い[1,2]．多くは続発性で，最多の原因は消化器悪性腫瘍であり，悪性腫瘍，感染症，悪性腫瘍以外の消化管出血，腎性貧血が続く．赤血球輸血の適応は後述する．

2) 高血圧

　65〜74 歳では 140/90 mmHg 以上（脳心血管病発症リスクが高ければ 130〜139/80〜89 mmHg）を降圧薬開始基準とし，130/80 mmHg 未満を目標にすること，75 歳以上で自力で外来通院可能な健康状況であれば，140/90 mmHg 以上を降圧薬開始基準とし，140/90 mmHg 未満を目標とすることが推奨されている[3]．また，75 歳以上で糖尿病，蛋

白尿を有する慢性腎臓病，脳心血管病既往患者，抗血栓薬内服中の患者では，130/80 mmHg 未満を目指すことが提案されるとともに，身体能力が低下した患者や認知症患者では，開始基準や目標は個別に判断する，とされている[3]．長期の高血圧は，腎機能低下，虚血性心疾患，脳血管障害を招くので，罹病期間，内服歴，安定しているか否かを把握する．

3）虚血性心疾患

　加齢は動脈硬化の独立した危険因子であり，高齢者では冠動脈硬化を含む動脈硬化性変化が全身に存在している可能性がある．高齢者の虚血性心疾患では，石灰化を伴ったびまん性冠動脈病変や左主管部病変，三枝病変などの重症多枝病変が多い[4]．喫煙は，病変の進行や新たな心イベント発生に関与し，多枝病変と関連がある．糖尿病合併は高齢者の虚血性心疾患の特徴であり，注意点は，疼痛閾値の上昇や高次脳機能の低下などにより，心筋虚血が生じていても胸部絞扼感や胸部痛を感じない無症候性心筋虚血が多いことである．

　冠動脈狭窄があっても，安静時の超音波検査や心電図検査が正常なことは多い．負荷心電図での心電図変化は，負荷時の心拍数とあわせて評価する．陳旧性心筋梗塞による心壁運動の低下は，心収縮予備能が限られている状態である．虚血性心疾患を有する患者の周術期管理の要点は，後述する心筋酸素需給バランスの維持である．

4）心臓弁膜症

　高齢者では僧帽弁閉鎖不全症，大動脈弁狭窄症が多い．僧帽弁閉鎖不全では，収縮期の左室から左房への逆流により大動脈への駆出が減少する．左室への容量負荷による左室収縮能低下，逆流に伴う左房圧上昇による肺うっ血，心房細動が生じうる．逆流のため，心臓超音波検査での駆出率が正常値でも，大動脈への駆出が低下していることがある．麻酔管理上の要点は，逆流量を減らすために心拍数を低下させないことである．

　大動脈弁狭窄症では，左室流出路狭窄によって左室内圧が上昇し，圧負荷により左室が肥大する．肥大が進行すると，左室収縮能が低下する機序と，心収縮能は維持されていても左室内腔量が減少する機序によって，心拍出量は低下する．麻酔管理上の要点は，心室充満量を維持するために心拍数増加を防ぐこと，前負荷の急激な減少を防ぐことである．脊髄くも膜下麻酔は，麻酔薬投与直後に神経遮断域が急速に広がると，末梢血管が拡張して前負荷が急速に減じる可能性があるので，相対的禁忌である．

5）糖尿病

　高齢者の有病率は 20% 前後であり，加齢に伴うインスリン分泌能低下，体脂肪量増加や骨格筋量低下によるインスリン抵抗性増加，身体活動量低下などが要因である[5]．腎障害，網膜症，自律神経障害以外に，冠動脈疾患や閉塞性動脈硬化症，心不全，脳血

コツ①

高齢者の麻酔

　同じ年齢，同じ病名であっても，健康状態が一様ではないことが高齢者の特徴である．加齢に伴う生体の変化と，高齢者に多い疾患の特徴を理解したうえで患者を診察し，高齢者の麻酔関連薬剤に対する反応の特徴を念頭において，個々の患者に適した麻酔計画を立案することがコツである．

管障害などを合併しうる．罹病期間によってもこれらの重症度が異なる．罹病期間の長い患者では，関節拘縮のため頸部後屈や開口が制限され，気道管理がむずかしいことがある．前述のように，無症候心筋虚血は注意点である．

6) 脳血管障害と精神・認知機能

加齢に伴い虚血性脳血管障害が増加する．背景には動脈硬化性血管障害，コントロールの悪い高血圧がある．心房細動は血栓性脳血管障害の原因となる．脳血管障害を有する患者では，麻酔中の脳血流量維持が要点である．精神・神経機能は経年的に変容するが，程度や臨床像は患者によって大きく異なり，脳血管障害も大きく影響する．認知機能低下は，術後せん妄の危険因子である．

7) ロコモティブ症候群，サルコペニア，フレイル

高齢化が進む近年，身体・精神機能の変容，脆弱性は様々な診療分野で注目されている．麻酔科医でも日常生活での脆弱性（転倒の既往，歩行障害など），運動耐容能に注目して評価する者もあるが，体系的な術前評価法はまだない．今後，状態を階層化し，術式などを組み合わせて術後合併症率や入院期間などとの関連を調べ，脆弱な患者への介入法や効果の検討が，周術期医療の質の向上につながると考えられる．

ⓒ 麻酔の実際

表1に成人での全身麻酔（硬膜外麻酔併用を含む），表2に脊髄くも膜下麻酔の手順を示す．これらのなかで重要な点や，処置，薬剤について述べる．

1) モニタリング

日本麻酔科学会のガイドライン（表3）[6]に準ずる．全手術症例で，麻酔開始前にマン

表1 全身麻酔の一般的な手順

患者入室	患者確認，モニター（心電図，血圧計，パルスオキシメータ）装着，バイタルサインのチェック 静脈路確保 症例によっては，硬膜外カテーテル挿入，神経ブロック，脳波モニター装着，筋弛緩モニター装着
麻酔導入	酸素投与（フェイスマスク　6〜10 L/分） 静脈麻酔薬投与（就眠，導入） 気道確保後，マスク＆バッグによる人工呼吸 筋弛緩薬投与 気道管理開始（気管挿管，声門上器具挿入） 気管チューブ，声門上器具の確認 カプノグラムによる呼気二酸化炭素分圧モニタリング（麻酔ガス濃度モニタリング）
麻酔維持	人工呼吸管理の継続 麻酔維持（吸入麻酔薬またはプロポフォール持続静脈内投与＋レミフェンタニル持続投与±硬膜外麻酔（神経ブロック） 症例に応じたモニター（観血的動脈圧測定，中心静脈圧測定など） 筋弛緩薬投与による筋弛緩状態の維持（腹部手術など） リスクに応じた肺血栓塞栓症/深部静脈血栓予防処置
手術終了 麻酔覚醒 （手術室〜回復室）	術中の鎮痛から術後鎮痛への移行（硬膜外鎮痛，神経ブロック，浸潤麻酔，非オピオイド投与，オピオイド静脈内投与の組み合わせ） 吸入麻酔薬またはプロポフォール，レミフェンタニルの投与中止 筋弛緩からの回復の確認と筋弛緩薬の拮抗 十分な自発呼吸，咽頭反射，咳反射の回復の確認 意識回復の確認 気管チューブ抜管または声門上器具抜去 バイタルサインの観察，呼吸状態（特に上気道）の評価，疼痛，悪心・嘔吐，神経症状などの評価 術後鎮痛〔硬膜外術後鎮痛（局麻薬±オピオイド），非オピオイド投与，オピオイド静脈内投与など〕 サイン・アウト：術中の問題点などをスタッフ間で確認 帰室
病棟帰室後	バイタルサイン，呼吸状態，疼痛，悪心嘔吐，神経症状などの評価 術後鎮痛の継続，術後悪心嘔吐の治療 深部静脈血栓，肺血栓塞栓症予防処置の継続

表 2　脊髄くも膜下麻酔の一般的な手順

患者入室	患者確認，モニター（心電図，血圧計，パルスオキシメータ）装着，バイタルサインのチェック 静脈路確保
麻酔準備	体位を仰臥位から側臥位へ（坐位の場合もある） 背部を消毒 皮膚に局所浸潤麻酔 くも膜下穿刺（穿刺部位は第 2 腰椎～第 1 仙椎間） 髄液流出確認
麻酔開始	局所麻酔薬投与 体位を仰臥位へもどす バイタルサインの確認〔血圧低下時は昇圧薬（エフェドリン，フェニレフリン）投与や輸液負荷〕 麻酔範囲の確認（ピンプリックテスト，コールドテスト） 手術準備

表 3　日本麻酔科学会「安全な麻酔のためのモニター指針」（2019 年 3 月第 4 回改訂版）

［前文］
　麻酔中の患者の安全を維持確保するために，日本麻酔科学会は下記の指針が採用されることを勧告する．この指針は全身麻酔，硬膜外麻酔および脊髄くも膜下麻酔を行うとき適用される．
［麻酔中のモニター指針］
①現場に麻酔を担当する医師がいて，絶え間なく看視すること．
②酸素化のチェックについて皮膚，粘膜，血液の色などを看視すること．パルスオキシメータを装着すること．
③換気のチェックについて胸郭や呼吸バッグの動きおよび呼吸音を監視すること．全身麻酔ではカプノメータを装着すること．換気量モニターを適宜使用することが望ましい．
④循環のチェックについて心音，動脈の触診，動脈波形または脈波のいずれか一つを監視すること．心電図モニターを用いること．血圧測定を行うこと．原則として 5 分間隔で測定し，必要ならば頻回に測定すること．観血式血圧測定は必要に応じて行う．
⑤体温のチェックについて体温測定を行うこと．
⑥筋弛緩のチェックについて筋弛緩薬および拮抗薬を使用する際には，筋弛緩状態をモニタリングすること．
⑦脳波モニターの装着について脳波モニターは必要に応じて装着すること．

【注意】全身麻酔器使用時は日本麻酔科学会作成の始業点検指針に従って始業点検を実施すること．
〔日本麻酔科学会：安全な麻酔のためのモニター指針．2019（https://anesth.or.jp/files/pdf/monitor3_20190509.pdf）〕

シェット血圧計，心電図，パルスオキシメータを装着する．全身麻酔症例での脳波モニターは，全身麻酔薬への反応の個人差が大きい高齢者に過不足なく投薬し，監視できる点で有用である．全身麻酔導入後，体温測定，呼気ガスモニタリングを追加する．筋弛緩モニターを用いることで，筋弛緩薬投与に関連する麻酔後の呼吸関連合併症のリスク低減が期待できる．

　患者の状態や術式にあわせてほかのモニターを追加する．循環動態を連続的に監視する必要がある症例や頻繁に採血する症例では，観血的動脈圧測定を行う．これに専用の機器を用いれば動脈圧心拍出量や輸液管理の動的指標である一回拍出量変化（stroke volume variation：SVV）を監視できる．

　モニタリングで重要なことは，脆弱な患者，侵襲が大きい手術だからといって様々なモニターを装着するのではなく，どのような臨床判断をするために，どのモニターを用いるのかを決め，単にモニターの数値を正常化するのではなく，得られた数値から病態を考えて対処することである．

2）全身麻酔に用いる薬剤①　静脈麻酔薬，オピオイド鎮痛薬

　同様の効果を得るための必要量は，高齢者のほうが若年者より少量になる．これにはおもに神経組織の加齢的変化が関係し，生体内水分量の減少や除脂肪体重の減少，薬物クリアランスの低下も影響する．

　代表的な静脈麻酔薬であるプロポフォールの高齢者への投与量は，導入でのボーラス投与，維持のための持続投与ともに，若年者より少なくてよい．海外での大規模な調査では，高齢者への導入時投与量は 1.7 ± 0.6 mg/kg であった[7]．ボーラス投与後の血中濃

度は，高齢者のほうが急峻に上昇し，最高血中濃度が高い反面，引き続き行った持続投与では半減期が短く[8]，持続投与で同じ効果が得られるときの効果部位濃度は，高齢者のほうが若年者よりも 30〜50% 低い[9]．プロポフォールは，交感神経遮断作用や心拍数低下作用などで血圧低下や心拍数低下を招き，その程度は高齢者ほど，投与量が多いほど大きくなる．

レミマゾラムは，全身麻酔の導入・維持に用いるベンゾジアゼピン誘導体である．若年者を含む成人（年齢の中央値 59〜61 歳）を対象とした臨床開発段階のプロポフォールとの比較時の低血圧の頻度は，プロポフォール投与群 49% に対し，レミマゾラム低用量群，高用量投与群は 20%，24% であった[10]．高齢者を含む ASA-PS3 の手術患者（年齢の中央値 71〜74 歳）に，同じ低用量および高用量レミマゾラムを用いた評価での低血圧の頻度は，低用量群 26%，高用量群 42% であった[10]．登場して日が浅く，高齢者と若年者での反応性の違い，術後せん妄への影響などについて，現段階では未解明なことが多いが，血圧低下が少ない点は高齢者に有用といえる．

オピオイド鎮痛薬の静脈投与でも，同程度の効果を得るのに要する量は高齢者で減少する．脳波を用いてフェンタニルとレミフェンタニルの中枢神経系への反応性を評価した研究では，同じ反応を示す血中濃度は加齢に伴って減少し，高齢者では若年者の約半分となる[11,12]．モルヒネは，代謝産物に強い薬理作用があり，腎機能が低下すると自身と代謝産物双方の排泄が遅延するため効果が延長する．

3）全身麻酔に用いる薬剤② ハロゲン化吸入麻酔薬（セボフルラン，デスフルラン）

脳に作用して鎮静作用を発揮し，脊髄に作用して侵害刺激に対する体動を抑制させる（不動化）．不動化の 50% 効果濃度，すなわち侵害刺激を加えた際に 50% の個体で体動が抑制される濃度は，最小肺胞濃度（minimum alveolar concentration：MAC）とよばれ，吸入麻酔薬の力価の指標として用いられてきた．MAC は加齢とともに減少する．セボフルランの MAC は，20 歳代で 2%，70 歳代で約 1.5%，デスフルランの MAC は，20 歳代で 7〜7.5%，70 歳代で 5〜5.5% である[13]．

ハロゲン化吸入麻酔薬により脳波は高振幅徐波化するが，年齢や麻酔薬の種類によってその程度は異なる．若年者では投与濃度依存性に振幅が増大するが，高齢者では振幅増大の程度は弱まる[14]．脳波を解析して麻酔中の意識を数値化して表現する bispectral index（BIS）モニター値の推移は，吸入麻酔薬の種類によって異なる[14]．セボフルランでは，若年者，高齢者の BIS 値はともに吸入濃度（呼気濃度）依存性に低下する．デスフルランでは，若年者の変化は同様であるが，40 歳代以上になると，BIS 値は 3% で 40 程度となり，それ以上の濃度では 40 をわずかに下回る程度である[14]．要因としては，デスフルランでは 2 Hz 前後の周波数の δ 波の振幅が低濃度から大きく，10 Hz 前後の周波数の α 波の振幅増高の程度が弱いことが考えられている[14]．デスフルランは血液ガス分配係数が低く，覚醒が早いことから高齢者に適している．しかし，突然の体動や覚醒の恐れがあるため，鎮静のためには最低でも呼気濃度で 4% を維持すべきといえる[14]．

4）全身麻酔の維持 全静脈麻酔か？ 吸入麻酔薬か？

この問いへの絶対的な答えはない．個人差が少なく，吸気・呼気濃度を監視できる点は吸入麻酔薬の利点である．プロポフォールは，シミュレーションソフトを用い，就眠時の効果部位濃度を指標として投与すると，比較的大きい個人差に対応できる．しかし，代謝機能が低下した患者では，シミュレーションでの予想濃度と実際の血中濃度が解離する恐れがある．両者を比較したメタアナリシスでは，エビデンスの確実性が低いため，麻酔薬の選択が術後せん妄の発生率，死亡率，入院期間に影響を及ぼすかは不明

であること，プロポフォールによる全静脈麻酔では術後認知機能低下が減る可能性があることが指摘されている[15]．

全身麻酔薬による過度な脳波の抑制が術後せん妄に関連すること[16]，低濃度の吸入麻酔薬によって脳波が抑制される症例で，術後せん妄の頻度が高いこと[17]から，脳波を指標にした全身麻酔薬投与と術後神経障害の関連が調べられているが，明確な結論は得られていない．メタアナリシスでは術後せん妄と，術後認知機能障害に対する中等度の有効性が示されている[17]．しかし，最近の大規模研究では，脳波を指標として吸入麻酔薬濃度を調節した群と，脳波を使用せずに調節した群で，術後せん妄の頻度に差はなかった[18]．

5) 全身麻酔に用いる薬剤③　筋弛緩薬

全身麻酔症例では，気管挿管や手術操作時の骨格筋弛緩，術中の不動化のために筋弛緩薬を用い，麻酔覚醒前にはその効果を確実に拮抗する．ほとんどの症例で，非脱分極性筋弛緩薬のロクロニウムが用いられ，その効果の拮抗には，ロクロニウムを包接するスガマデクスが用いられている．加齢により神経伝達物質と受容体は減少するため，ロクロニウム必要量は減少し，効果持続時間は延長する．神経疾患の併存や肝機能低下，吸入麻酔薬による筋弛緩効果増強作用が加わると，持続時間はさらに延長する．

筋弛緩薬の拮抗では，スガマデクス投与量が相対的に少なく，拮抗が不十分なときに生じる残存筋弛緩や，筋力がいったん回復後，再度筋弛緩状態に陥る再クラーレ化に注意する．これらは，抜管後の呼吸筋機能低下による低酸素症，高炭酸ガス血症や，咽頭周囲の筋力低下による上気道閉塞や誤嚥を招く恐れがある．高齢者は呼吸筋筋力の予備力が低く，嚥下機能が低下しているので注意が必要である．予防は筋弛緩モニターを用いて筋弛緩薬の過量を防ぎ，筋力回復の程度に応じてスガマデクス投与量を決めることである．非脱分極性筋弛緩薬への感受性は，骨格筋の部位によって異なる．横隔膜は感受性が低く（効きにくい），咽頭周囲の筋肉は感受性が高い（効きやすい）ため，自発呼吸出現後も咽頭周囲の筋力回復が不十分な可能性がある．筋弛緩モニタリングで汎用される母指内転筋の感受性はこれらの筋肉の中間であるため，モニター上の回復に加え，嚥下運動や咽頭反射などの臨床症状も加味して筋力回復を判断する．

6) 全身麻酔における気道管理

マスク換気困難や気管挿管困難による気道確保困難は，患者の生命に危険が及びうるので，予測と準備が重要である（表4）[19,20]．加齢に伴って増加しやすい肥満，頸椎の可動域制限，睡眠時無呼吸も予測因子である．不良歯牙は挿管操作を困難にし，多くの歯牙欠損はマスク換気を困難にさせる．気道管理困難が予測される場合，ビデオ喉頭鏡や気管支内視鏡，声門上器具など複数の器具を準備し，複数の方法を想定し，困難な場合はより熟練した者にすぐに交代することも含めて計画を立てる．

7) 全身麻酔における循環・輸液管理　基本的な考え方

循環管理の基本は，生体組織の酸素化の維持，以下の式で表現される酸素供給量の維持である．

$$酸素供給量 = 1.34 \times Hb 値 \times 動脈血酸素飽和度 \times 心拍出量 + (0.003 \times 動脈血酸素分圧)$$

酸素飽和度は 0〜1 で表され，麻酔中は 0.96 以上がほとんどであること，最後の項は無視できる程度に小さいことから，酸素供給量は Hb 濃度と心拍出量の積に依存することがわかる．

表4 マスク換気困難と直接喉頭鏡による気管挿管困難の同時発生を予測する12の危険因子と同時に発生する可能性

■危険因子

①マランパチ III or IV	⑦46歳以上
②頸部放射線後，頸部腫瘍	⑧顎ひげの存在
③男性	⑨太い首
④短い甲状オトガイ間距離	⑩睡眠時無呼吸の診断
⑤歯牙の存在	⑪頸椎の不安定性や可動制限
⑥ body mass index 30 kg/m² 以上	⑫下顎の前方移動制限

■危険因子の数と予想発生頻度，オッズ比

Class	危険因子数	クラス内での発生頻度	オッズ比(95%信頼区間)
I	0～3	0.18%	1
II	4	0.47%	2.56 (1.83-3.58)
III	5	0.77%	4.18 (2.95-5.96)
IV	6	1.69%	9.23 (6.54-13.04)
V	7～11	3.31%	18.4 (13.1-25.8)

〔Kheterpal S, et al.: Incidence, predictors, and outcome of difficult mask ventilation combined with difficult laryngoscopy: a report from the multicenter perioperative outcomes group. Anesthesiology 2013;119:1360-1369／日本麻酔科学会：日本麻酔科学会気道管理ガイドライン2014（日本語訳）―より安全な麻酔導入のために. 2015 (https://anesth.or.jp/files/pdf/20150427-2guidelin.pdf)をもとに作成〕

心臓がポンプとして十分な心拍出量を駆出するには，循環血液量を適正に保ち，心筋の酸素需給バランスを保つ必要がある．心筋への酸素供給のためには，血液の酸素化を保ち，心拍数増加と低血圧を避けて冠動脈血流を維持する．需要の上昇を抑えるには，心拍数増加を避け，過度な前負荷や後負荷による心筋仕事量増加を避ける．つまり，心拍数増加は需給バランスを大きく崩すことになる．しかし，一回拍出量に制限がある場合，心拍出量は心拍数に依存するため，過度な徐脈も有害な場合があることには留意しなければならない．

実際の麻酔管理では，心拍出量を測定することは少なく，通常は，血圧などから推測している．心拍出量は平均血圧と末梢血管抵抗の積であるから，その維持には平均血圧を一定以上に維持することが重要である．最近のメタアナリシスや大規模調査では，麻酔中の平均血圧低下が術後急性腎障害，心血管イベント，脳血管障害イベントの要因であることを示すものがある[21,22]．しかし，術中の低血圧と術後急性腎障害，術後死亡率，滞在期間に関連はないとする報告[23]もあり，現段階で下限を厳密に規定するのはむずかしいが，臓器血流に関する生理学的な知見も含めると，平均血圧60～65 mmHg以上を維持することが管理目標といえる．

血圧管理で特に注意が必要なのは，肩関節手術や脳神経外科手術などで頭部が心臓よりも高くなる症例である．10 cmの血液柱の圧は7～8 mmHgに相当するため，半坐位の手術で頭部が心臓よりも25 cm高くなると，脳の平均動脈圧は大動脈弁とほぼ同じ高さの上腕で測定した平均動脈圧値より約20 mmHg低下する．これに十分留意して血圧管理をしなくてはいけない．観血的動脈圧測定を行う場合，トランスデューサーは脳底動脈と同じ高さ（耳眼平面の高さ）としたほうがよい．

8) 麻酔中に用いる昇圧薬

麻酔中は，交感神経系の抑制や薬剤による血管拡張によって血圧が低下しやすい．高齢者では，全身麻酔導入後から手術開始までの侵害刺激が少ない状況や，脊髄くも膜下麻酔の実施直後，オピオイド鎮痛薬や局所麻酔薬を投与した直後に，過度に血圧が低下

することが多い.

　麻酔中に用いる昇圧薬のなかで, エフェドリンは α, β 両方の作用が期待できる. 心拍数が上昇しうるので, 虚血性心疾患や大動脈弁狭窄で心拍数増加を避けたい場合は用いないことが多い. 高齢者では β 刺激への反応性が乏しい場合があるため, 繰り返し投与しても昇圧が不十分なときは, フェニレフリンに切り替えるとよい.

　フェニレフリンは α 作用による末梢血管の収縮で昇圧する. 抵抗血管である末梢動脈が収縮し, 末梢血管抵抗が上昇する機序と, 容量血管である静脈が収縮し, 静脈還流量が増加して前負荷が上昇し, 心拍出量が増加する 2 つの機序がある. このとき圧受容体反射で心拍数が低下することがある. β 作用がなく, 心拍数が増加しないため虚血性心疾患や大動脈弁狭窄症には適しているといえる. 持続的な昇圧を期待して持続投与することもある.

　ドパミンは持続投与で用いる. ノルアドレナリンの前駆体で, ドパミン受容体, β 受容体, α 受容体に対し用量依存性に作用する.

9) 輸液・輸血の基本

　高齢者は脱水傾向であるが, 予備能が限られているため, 低血圧への対処として輸液に頼りすぎると, 全身浮腫, 心不全, 肺水腫を招く. 出血によって Hb 値と心拍出量の両方が低下すると, 酸素供給量が大きく低下する. 輸液による循環血液量維持は心拍出量を保つために重要である. 循環血液量の 15～20% の出血は, 細胞外液補充液を出血量の 2～4 倍投与し, 20～50% に及ぶ場合は, 投与後数時間は血管内にほぼ全量が留まる人工膠質輸液製剤を用いるのが目安である. 膠質輸液製剤では, 希釈性凝固障害, 腎機能低下, 短時間の大量投与による心不全に留意する. そして, Hb 値が低下する場合は赤血球輸血が必要になる.

　赤血球輸血は, Hb 値低下の唯一の治療であり, 厚生労働省の手引きでは, 「周術期貧血のトリガー値を Hb 値 7～8 g/dL とすることを強く推奨する」, 「貧血状態の代償機転における心肺機能の重要性に鑑みた場合, 冠動脈疾患などの心疾患あるいは肺機能障害や脳循環障害のある患者では Hb 値を 10 g/dL 程度に維持することを推奨する」, 「心疾患, 特に虚血性心疾患を有する患者の非心臓手術ではトリガー値を 8～10 g/dL とする」とある[24]. これらを上記の酸素供給の式に照らしていえば, 心予備能が低い症例, 脳循環低下が危惧される症例では, 酸素供給の観点からトリガー値を高める必要がある, といえる.

　循環血液量や輸液量の過不足を評価することはむずかしい. 侵襲の大きな手術, 出血量の多い手術では, 動的な輸液指標である SVV を用いるとよい. 出血の多い手術や長時間手術での術中大量輸液はやむをえない. しかし, 大量輸液やそれによる術後体重増加は, 術後合併症の頻度を増やす. 術後体重増加は術後第 2 病日頃がピークであることから, 術中の輸液量だけでなく, 周術期全体で輸液量の多寡を評価して, 術後合併症を回避すべきである.

10) 全身麻酔における呼吸管理

　肺への過剰な加圧を避けて換気する. 一回換気量は 7～10 mL/kg を目安とし, 4～5 cmH$_2$O 程度の呼気終末陽圧 (positive end-expiratory pressure : PEEP) を付加して呼気時の肺胞虚脱を防ぎ, 効率よい酸素化を図ることが多い. 換気回数は呼気終末二酸化炭素分圧を監視しながら, 動脈血二酸化炭素分圧が適正になるよう設定する. 過換気による動脈血二酸化炭素分圧低下は, 脳血流や冠血流が減少するので避ける.

　換気様式として, 量制御と圧制御は一長一短といえる. 量制御では分時換気量が保証

されるが，胸郭・肺コンプライアンスや末梢気道の状態によって気道内圧が上昇しうる．圧制御では気道内圧が設定値以下となり，圧外傷を防ぐ点では有用であるが，気道の状態によっては一回換気量が想定を大きく下回る．例えば，腹腔手術で換気の設定を変えずに気腹して頭低位にすると，量制御では分時換気量は維持されるものの気道内圧が上昇し，圧制御では一回換気量が減少し，分時換気量が減少する．これに気腹による炭酸ガスの負荷が加わると，圧制御では高炭酸ガス血症となりやすい．

11）手術体位

高齢者でしばしばみられる，皮膚の脆弱化，皮下組織の減少，関節可動域の狭小化は，手術体位に関連した皮膚・神経障害のリスクである．各患者の状態を評価し，除圧するとともに，関節可動域を考慮した体位をとる．関節可動域制限と骨粗鬆症は，体位変換時の骨折のリスクにもなる．

12）体温管理

体温調節能低下や骨格筋減少に伴う熱産生能低下により，高齢者は低体温になりやすい．周術期の低体温は，シバリングに伴う頻脈や高血圧による心筋酸素需要増加の結果，心筋虚血を誘発しうるほか，不整脈，感染，創傷治癒遅延の原因となる．

麻酔開始後の再分布性低体温を完全に予防することはむずかしいが，開始前から温風式加温装置を用いて末梢と中枢の温度較差を小さくすることは，予防の第一歩である．輸液・輸血量が多い手術，長時間手術では，術中に体温が低下しやすいため，加温装置を積極的に用いるほうがよい．

13）区域麻酔—脊髄くも膜下麻酔，硬膜外麻酔，伝達麻酔（末梢神経ブロック）

区域麻酔では，脳に作用する薬剤を用いないため，術後せん妄や認知機能障害のリスクが少ないことと，気道への処置がなく，筋弛緩薬を投与しないため，呼吸関連合併症のリスクが減ることが期待できる．反面，問題点もある．手術部位や時間によって，区域麻酔だけでは困難な手術は多い．意識がある状態で区域麻酔による手術に耐えられる時間の目安は2〜3時間程度である．せん妄，認知機能低下患者のなかには，周術期の環境や状況の変化への適応がむずかしい者もある．軽度の鎮静は，このようなときに有用であるが，意識低下による上気道の変容，誤嚥のリスクには注意が必要である．区域麻酔の遮断範囲が広いと血圧低下，局所麻酔薬の使用量が多いと局所麻酔薬中毒のリスクがある．

脊髄くも膜下麻酔は，下腹部や下肢の手術に用いられる．少量の局所麻酔薬で比較的速く，広い範囲に神経遮断が生じることは利点であるが，そのために血圧が低下しやすい．脱水や循環血液量の減少では，その程度が強まるため，ショックや高度大動脈弁狭窄症のように循環予備能の少ない状態は禁忌もしくは相対的禁忌である．麻酔後の血圧低下の予防・治療目的の大量輸液は，うっ血性心不全を招く恐れがあるため高齢者への適用は慎重であるべきである．

硬膜外麻酔は多くの場合，局所麻酔薬やオピオイドを用いて，全身麻酔の腹部手術中や胸部手術中の鎮痛や術後鎮痛に活用する．全身麻酔中に局所麻酔薬をボーラス投与すると血圧低下の程度が強いことがある．これに輸液量の増加で対処すると，組織浮腫や術後のうっ血性心不全，術後離床の遅延の原因となる．予防策には，循環変動のないオピオイドの硬膜外投与，局所麻酔薬を少量投与後，反応をみて必要なら繰り返し投与するタイトレーション，持続硬膜外投与がある．

硬膜外麻酔だけで手術麻酔を行う機会は少ないが，神経遮断が比較的緩徐であるため，交感神経遮断に対する代償が起こりやすく，急激な低血圧は起こりにくい．そのた

め，呼吸・循環の予備能が限られている患者に選択することがある．脊髄くも膜下麻酔と比較すると，投与する局所麻酔薬量は多いので，局所麻酔薬中毒のリスクは高い．

　加齢に伴う脊柱の変形によって，高齢者では脊髄くも膜下麻酔や硬膜外麻酔の穿刺がむずかしいことがある．その場合，固執せずにほかの麻酔法を切り替えることを考慮する．

　脊髄くも膜下麻酔と硬膜外麻酔の重大な合併症に，脊髄硬膜外血腫による非可逆的な神経障害がある．止血・凝固異常があると，このリスクは大きく高まる．高齢者では，抗凝固薬や抗血小板薬を服用している場合が多い．このような患者では適切な休薬期間を設けることや，麻酔方法の検討を行う．脊髄硬膜外血腫が高齢者に多いこと，女性の膝関節手術患者では突出して多いことは，麻酔計画を立てるうえで念頭におくべき疫学的事実である[25]．近年，末梢神経ブロックや持続創部浸潤麻酔が普及し，硬膜外麻酔の術後早期回復への有用性はないとする大規模研究結果も出ている[26,27]．このような事実をあわせて，硬膜外麻酔の適否は検討されるべきである．

　伝達麻酔（神経ブロック）は，超音波機器の普及に伴い，急速に普及している．胸腹部の手術では，全身麻酔中の鎮痛や術中の鎮痛から術後鎮痛への移行鎮痛に用いられる．四肢の手術は，伝達麻酔単独で実施されることもある．このとき，比較的大量の局所麻酔薬を用いるため，局所麻酔薬中毒のリスクが大きい．出血性合併症，神経損傷は，すべての伝達麻酔での注意点である．斜角筋間アプローチによる腕神経叢ブロックでは，横隔神経がブロックされて呼吸運動が低下するので，できるだけほかのアプローチを選択するほうがよい．胸部のブロックでは，気胸にも注意が必要である．

2 疼痛管理（術後）

Question	・術後痛の評価方法は？
	・multimodal analgesia による術後鎮痛とは？

　強い術後痛は，苦痛であるだけでなく，術後離床を遅らせることや術後せん妄の引き金となり，術後回復を遅らせる要因である．そこで，評価して治療することが重要である．

ⓐ 術後痛の評価

　痛みの評価には，数値を用いた評価（図 1）や程度を示す言葉を用いる方法がある[28]．痛みの程度を 0（全く痛くない）～10（これ以上耐えられないほどひどい / 考えられるなかで最悪の痛み / 想像できる最大の痛み）の 11 段階の数字を使って口頭で伝える numerical rating scale（NRS）は，日常の臨床で用いることが多い．100 mm（10 cm）の直線の左端を「全く痛くない」，右端を「これ以上耐えられないほどひどい / 考えられるなかで最悪の痛み / 想像できる最大の痛み」とし，患者が痛みの程度を直線上に指し示す視覚的なスケールである visual analogue scale（VAS）は，同様に数値で評価する方法であるが，筆記用具を必要とする．

　NRS や VAS のように数値で痛みの程度を評価する方法は，患者にとっては非日常的な表現であり，要領をつかめない患者もある．この場合はこれらに固執せず，言葉による表現（わずか，弱い，中くらい，強い，最悪）を用い，この言葉が 1 段階変化したときは「意味のある変化」と捉えるとよい．

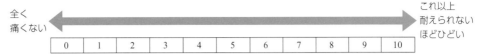

a 数値評価スケール：NRS（numeric rating scale）

全く
痛くない

これ以上
耐えられない
ほどひどい

| 0 | 1 | 2 | 3 | 4 | 5 | 6 | 7 | 8 | 9 | 10 |

b 視覚的評価スケール：VAS（visual analogue scale）

全く
痛くない

想像できる
最悪の痛み

図1 痛みの評価スケール

a：数値評価スケール：NRS（numeric rating scale）
痛みの程度を0（全く痛くない）から10（これ以上耐えられないほどひどい / 考えられる中で最悪の痛み / 想像できる最大の痛み）の11段階の数字を使って評価する方法．実際の臨床では，口頭で説明して口頭で回答したもらってよいので，このような図表や筆記用具は不必要な評価法である．
b：視覚的評価スケール：VAS（visual analogue scale）
100 mm（10 cm）の直線の左端を「全く痛くない」，右端を「これ以上耐えられないほどひどい / 考えられる中で最悪の痛み / 想像できる最大の痛み」とし，これを患者に示し，痛みがどの程度かを直線上に指し示す視覚的なスケール．筆記用具を必要とする．
〔慢性の痛み情報センター：痛みの教育コンテンツデータ．医学教育用（公開日：2013年11月25日）．（https://itami-net.or.jp/download）より改変〕

ⓑ 術後鎮痛の基本的な方法

　術後鎮痛の基本は，複数の鎮痛薬，鎮痛法を組み合わせる multimodal analgesia である．これは，痛みの経路を複数個所で遮断することで，一つの鎮痛薬，特にオピオイド鎮痛薬の投与量が減り，その有害事象が減らせるからである．手術侵襲の程度や患者の状態によって詳細は異なるが，重要なことは，手術中の鎮痛から術後の鎮痛へシームレスに移行していくこと，全身麻酔からの覚醒時に患者が強い痛みを感じることがないようにすることである．そして，予想される創部痛の程度を考慮して鎮痛計画を立てる（表5）．

1) 自己調節鎮痛

　自己調節鎮痛（patient-controlled analgesia：PCA）とは，専用の機器（PCAポンプ）を用い，患者自身が痛みを感じたときに，医師が設定した投与量（ボーラス投与量）と投与許可間隔（ロックアウト時間）で鎮痛薬を自己投与できる鎮痛法である．静脈を投与経路とするものを経静脈的患者自己調節鎮痛（intravenous patient-controlled analgesia：IV-

コツ②

疼痛管理（術後）

　周術期の鎮痛薬の投与法の第一のコツは，手術後の痛みの程度を念頭におき，複数の機序の異なる鎮痛薬を用いる multimodal analgesia を行うことである．そして，手術中の鎮痛から術後の鎮痛にシームレスに移行できるようにすること，手術後の疼痛管理の目標は，痛みの程度を緩和するだけでなく，早期回復の第一歩として早期離床を可能にすることであることを念頭におき，それに向けて鎮痛法の種類や鎮痛薬の投与量を調節することが，第二，第三のコツである．

表 5　multimodal analgesia による術後鎮痛の例

	硬膜外麻酔を実施していない場合	硬膜外麻酔を実施している場合 （開胸手術，上腹部開腹手術など）
術中の鎮痛から術後鎮痛への移行	＜術中または手術終了後，全身麻酔からの麻酔覚醒前＞ 非オピオイド（アセトアミノフェン，NSAIDs）投与 区域麻酔（創部浸潤麻酔，神経ブロック） オピオイド鎮痛薬静脈内投与	非オピオイド（アセトアミノフェン，NSAIDs）投与 局所麻酔薬±オピオイド鎮痛薬の硬膜外投与 オピオイド鎮痛薬は静脈内投与してもよい
麻酔覚醒直後の強い痛みへの対応	上記の移行鎮痛の一部を行っていない場合，それを追加 少量のオピオイド（モルヒネ 1 mg またはフェンタニル 25 mcg 程度）を痛みが軽減するまで 5～10 分間隔で繰り返し投与（タイトレーション）	局所麻酔薬の硬膜外投与 上記の移行鎮痛の一部を行っていない場合，それを追加
術後鎮痛	・術後に中等度以上の痛みが出現することが少ない手術[*1] 疼痛出現時に非オピオイド（アセトミノフェンまたは NSAIDs）投与． 投与出現時に投与した非オピオイドの投与許可間隔以内に痛みが緩和されない場合，異なる非オピオイド（前回投与がアセトアミノフェンであれば NSAIDs）投与，またはオピオイド鎮痛薬投与 ・術後鎮痛を行わなかった場合，半数程度の患者が中等度以上の痛みを訴える手術[*2] アセトアミノフェンの定時投与 これらで痛みが緩和されない場合，オピオイド鎮痛薬投与 ・術後鎮痛を行わなかった場合，多くの患者が中等度～強い痛みを訴える手術[*3] 可能であれば，持続末梢神経ブロックまたは持続創部浸潤麻酔 アセトアミノフェンまたは NSAIDs の定時投与 オピオイドの intravenous patient-controlled analgesia 以上で不十分な場合，定時投与に使用していない非オピオイド鎮痛薬投与，またはオピオイド鎮痛薬投与	アセトアミノフェンの定時投与 硬膜外持続投与（局所麻酔薬±オピオイド鎮痛薬） 疼痛時に NSAIDs 投与 これらで痛みが緩和されない場合，オピオイド鎮痛薬静脈内投与

[*1]：眼科手術，体表面手術（乳房温存手術，甲状腺手術，鼠径ヘルニア手術など），経尿道的手術など．
[*2]：創が比較的小さい整形外科手術，乳房切除術，腹腔鏡下婦人科手術，腹腔鏡下胆嚢摘出術，ロボット支援前立腺全摘術など．
[*3]：開腹手術，開胸手術，腹腔鏡下消化管手術，胸腔鏡下呼吸器手術，創が大きな整形外科手術など．
※表の鎮痛法および，上記 * 1～3 の術式は例であり，各施設の状況や患者の状態によって異なってよいものである．

PCA），硬膜外腔を投与経路とするものを硬膜外自己調節鎮痛（patient-controlled epidural analgesia：PCEA）や硬膜外 PCA とよぶ．ポイントは少量の鎮痛薬を短い投与許可間隔で投与することであり，痛みの個人差や，時間経過による変化に最も柔軟に対応できる．IV-PCA，PCEA いずれも，中等度以上の痛みが持続することが予想される場合に用いる．使用方法が理解できれば，高齢者でも十分に活用できる．

2) IV-PCA

　国内ではフェンタニル，世界的にはモルヒネが多い．作用持続時間が比較的短いフェンタニルでは鎮痛を維持するために 20～50 μg/ 時程度の持続静脈内投与を用い，ボーラス投与量 20～25 μg，ロックアウト時間 10～15 分とすることが多い．持続投与は，痛みの感覚に関係なく投与される結果，過量投与となる心配があるため，痛みの程度に応じて量を調節することが理想的である．

　モルヒネの IV-PCA では，原則として持続投与を行わず，ボーラス投与 1 mg，ロックアウト時間 10 分とすることが多い．持続投与がないため，痛みがなければ投与されないので，過量投与の危険性は低い．モルヒネが生体内で代謝されると，薬理活性のある代謝産物であるモルヒネ-6-グルクロニドが産生され，腎機能低下患者では効果が遷

延する恐れがある.

　高齢者はオピオイド鎮痛薬による鎮静効果や呼吸抑制にはより注意が必要であり，いずれの方法でも，実施中は患者の意識状態と呼吸数に特に注目する．このような副作用への懸念から，若年者よりも投与量を控えたほうがよいと考えるのは間違いではない．しかし，手術直後の痛みを緩和させるために要したモルヒネ投与量は，高齢者と若年者では差がみられないという事実[29]や，オピオイド鎮痛薬を使用しているときに痛みを感じた際の血中オピオイド濃度の個人差が非常に大きく，モルヒネ[30]，フェンタニル[31,32]ともに約5倍あるという事実，痛みが術後せん妄の原因になること，そして，痛みによる離床の遅れは術後回復に悪影響を及ぼしうることから，高齢者であるというだけで一律に鎮痛薬投与量を少なくすることは適切ではなく，各患者の痛みの強さに応じて調節し，反応を細かく観察するべきである．

3) 硬膜外鎮痛

　術後硬膜外鎮痛では，低濃度の局所麻酔薬を用い，強い痛みが予想される症例ではオピオイドとしてフェンタニルを併用することが多い．局所麻酔薬の最大の利点は，体動時の鎮痛効果が高いことであり，術後の体位変換，肺理学療法，離床時に増強する痛みに対する有効性は高い．反面，局所麻酔薬が腰髄レベルに効果を発揮すると下肢のしびれを生じ，離床が遅れること，神経遮断範囲が広い場合や脱水患者で血圧が低下しやすいこと，それに対して輸液で対処するために全身の浮腫を生じること，膀胱留置カテーテルの使用期間が長いことは欠点である．まれではあるが非可逆的な神経障害を遺す硬膜外血腫は，硬膜外穿刺時だけでなく，カテーテル抜去時にも生じる．硬膜外鎮痛を実施中やカテーテル抜去後に，増悪する背部痛や進行する知覚・運動神経麻痺を認める場合にはこれを疑い，すぐに画像検査や整形外科医の診察を依頼する．

3 悪心嘔吐対策（術後）

Question	・PONV のリスクファクターは？
	・PONV の予防と治療に用いる薬剤と，高齢者での注意点は？

ⓐ 術後悪心嘔吐と，そのリスクファクター

　術後悪心嘔吐（postoperative nausea and vomiting：PONV）は手術後患者にとって痛みと並んで不快な症状であるだけでなく，嘔吐は誤嚥の原因となる．嚥下機能は加齢とともに低下するので，高齢者は嘔吐時の誤嚥の危険性が高いため，予防が重要である．危険因子をオッズ比が高い順にあげると，①女性，②リスクの高い手術（胆嚢摘出術，腹腔鏡手術，婦人科手術），③吸入麻酔薬，④ PONV または乗り物酔いの既往，⑤非喫煙

コツ③

疼痛管理（術後）

　高齢であることは術後悪心嘔吐のリスクではないが，他の因子が重なると，高齢者でもリスクは高まる．リスクに応じて異なる機序の制吐薬を組み合わせることが，予防のコツである．

者，⑥手術時間，⑦年齢が若いこと，⑧術後オピオイド投与，であり，高齢自体はリスクではない[33]．しかし，ほかの因子が重なれば高齢者でもリスクは高まる．

ⓑ PONV の予防と治療

予防・治療薬として，国内ではメトクロプラミドとドロペリドールが頻用されている．これらはドパミン受容体拮抗作用で制吐作用を発揮するため，薬剤性 Parkinson 症候群，静止不能症を招く恐れがある．5-HT$_3$ 受容体拮抗薬（オンダンセトロン，グラニセトロン）は，世界的には標準的な予防・治療薬である．国内でも使用が可能となり，今後活用されていくことが期待される．

デキサメタゾンは，作用機序は十分に解明されていないが，有用な予防薬である．手術中の単回投与は，血糖コントロールや易感染性には影響しない．抗炎症作用による鎮痛効果も期待でき，最近は，術後鎮痛の目的でも推奨するガイドラインがある．

抗ヒスタミン薬やスコポラミンにも制吐作用があるが，鎮静作用があり，せん妄を起こす恐れがあるため，高齢者には用いないほうがよい．

◆文　献
1）森　眞由美：高齢者の貧血をどう診るか．日本老年医学会雑誌 2008；45：594-596
2）宮腰重三郎：貧血・赤血球増加症．日本老年医学会雑誌 2014；51：510-516
3）秋下雅弘，他：高齢者高血圧診療ガイドライン 2017（2019 年一部改訂）．日本老年医学会雑誌 2019；56：343-347
4）日本循環器学会，他：虚血性心疾患の一次予防ガイドライン（2012 年改訂版）．2015
　　https://www.j-circ.or.jp/cms/wp-content/uploads/2020/02/JCS2012_shimamoto_h.pdf
5）日本糖尿病学会，他（編著）：高齢者糖尿病治療ガイド 2021．文光堂，2021
6）日本麻酔科学会：安全な麻酔のためのモニター指針．2019
　　https://anesth.or.jp/files/pdf/monitor3_20190509.pdf
7）Schonberger RB, et al.: Variation in propofol induction doses administered to surgical patients over age 65. J Am Geriatr Soc 2021;69:2195-2209
8）Schnider TW, et al.: The influence of method of administration and covariates on the pharmacokinetics of propofol in adult volunteers. Anesthesiology 1998;88:1170-1182
9）Schnider TW, et al.: The influence of age on propofol pharmacodynamics. Anesthesiology 1999;90:1502-1516
10）ムンディファーマ株式会社：医薬品インタビューフォーム：全身麻酔剤アネレム® 静注用 50 mg．2020
　　https://www.info.pmda.go.jp/go/interview/1/770098_1119403F1024_1_1F.pdf
11）Scott JC, et al.: Decreased fentanyl and alfentanil dose requirements with age. A simultaneous pharmacokinetic and pharmacodynamic evaluation. J Pharmacol Exp Ther 1987;240:159-166
12）Minto CF, et al.: Influence of age and gender on the pharmacokinetics and pharmacodynamics of remifentanil. I. Model development. Anesthesiology 1997;86:10-23
13）Nickalls RWD, et al.: Age-related iso-MAC charts for isoflurane, sevoflurane and desflurane in man. Br J Anaesth 2003;91:170-174
14）上山博史：デスフルラン麻酔時のモニタリング―デスフルラン麻酔時の生態情報の特徴：脳波と SEP/MEP―．日本臨床麻酔学会誌 2016；36：450-455
15）Miller D, et al.: Intravenous versus inhalational maintenance of anaesthesia for postoperative cognitive outcomes in elderly people undergoing non-cardiac surgery. Cochrane Database Syst Rev 2018;8:CD012317
16）Fritz BA, et al.: Intraoperative Electroencephalogram Suppression Predicts Postoperative Delirium. Anesth Analg 2016;122:234-242
17）Fritz BA, et al.: Intraoperative electroencephalogram suppression at lower volatile anaesthetic concentrations predicts postoperative delirium occurring in the intensive care unit. Br J Anaesth 2018;121:241-248
18）Wildes TS, et al.: Effect of Electroencephalography-Guided Anesthetic Administration on Postoperative Delirium Among Older Adults Undergoing Major Surgery: The ENGAGES Randomized Clinical Trial. JAMA 2019;321:473-483
19）Kheterpal S, et al.: Incidence, predictors, and outcome of difficult mask ventilation combined with difficult laryngoscopy: a report from the multicenter perioperative outcomes group. Anesthesiology 2013;119:1360-1369
20）日本麻酔科学会：日本麻酔科学会気道管理ガイドライン 2014（日本語訳）―より安全な麻酔導入のために．2015
　　https://anesth.or.jp/files/pdf/20150427-2guidelin.pdf
21）Wesselink EM, et al.: Intraoperative hypotension and the risk of postoperative adverse outcomes: a systematic review. Br

J Anaesth 2018;121:706-721

22）Hallqvist L, et al.: Intraoperative Hypotension and Myocardial Infarction Development Among High-Risk Patients Undergoing Noncardiac Surgery: A Nested Case-Control Study. Anesth Analg 2021;133:6-15

23）Kluger MT, et al.: The effect of intra-operative hypotension on acute kidney injury, postoperative mortality and length of stay following emergency hip fracture surgery. Anaesthesia 2022;77:164-174

24）厚生労働省医薬・生活衛生局血液対策課：血液製剤の使用指針．平成 17 年 9 月（平成 28 年 6 月一部改正）．
https://www.mhlw.go.jp/file/06-Seisakujouhou-11120000-Iyakushokuhinkyoku/0000127995.pdf

25）Moen V, et al.: Severe neurological complications after central neuraxial blockades in Sweden 1990-1999. Anesthesiology 2004;101:950-959

26）Al-Mazrou AM, et al.: Epidural analgesia in the era of enhanced recovery: time to rethink its use? Surg Endosc 2019;33:2197-2205

27）Kone LB, et al.: Epidural Analgesia Is Associated with Prolonged Length of Stay After Open HPB Surgery in Over 27,000 Patients. J Gastrointest Surg 2021;25:1716-1726

28）慢性の痛み情報センター：痛みの教育コンテンツデータ．医学教育用（公開日：2013 年 11 月 25 日）．
https://itami-net.or.jp/download

29）Aubrun F, et al.: Postoperative morphine consumption in the elderly patient. Anesthesiology 2003;99:160-165

30）Dahlström B, et al.: Multiple and single-dose kinetics of morphine in patients with postoperative pain. Acta Anaesthesiol Scand Suppl 1982;74:44-46

31）Gourlay GK, et al.: Fentanyl blood concentration-analgesic response relationship in the treatment of postoperative pain. Anesth Analg 1988;67:329-337

32）Woodhouse A, et al.: The minimum effective concentration of opioids: a revisitation with patient controlled analgesia fentanyl. Reg Anesth Pain Med 2000;25:259-267

33）Gan TJ, et al.: Fourth Consensus Guidelines for the Management of Postoperative Nausea and Vomiting. Anesth Analg 2020;131:411-448

（井上莊一郎）

第 5 章 各領域・職種における周術期の管理と支援

G ソーシャルワーカー
周術期患者への支援

POINT ⌄

●高齢者の生活課題の解決は，点の支援ではなく，線や面の支援が重要である.
●患者・家族の意思決定は，結果だけではなくプロセスを重視したサポートが必要である.

Question	・高齢者の人生のなかで，周術期はどんな意味をもっている？ ・転院・退院支援に必要な考え方とは？

　周術期は，その人の人生にとって一瞬の出来事である．高齢者にとって入院とは，それまでの人生やそれ以降の人生を決定づける，大きな意味合いをもつ期間となることがある．また，入院という大きなライフイベントにより，生活課題が明らかになることが多い．そのため高齢者や家族は，今後の治療を選択するうえで，自らの人生観や価値観と向き合うことが求められる．どんな時代を暮らして生きてきたのか，どのような役割を担ってきたのか，何に囲まれて生きてきたのか，今後どんな人生を歩みたいのか，人それぞれであるからだ．そのような患者・家族の**ナラティブ**[*1]を教えてもらい，**ストレングス**[*2]を見つけ，**エンパワメント**[*3]をし，社会資源に橋渡ししていくのが，ソーシャルワーカーの仕事である．丁寧に患者・家族の想いを傾聴したい一方で，平均在院日数の短縮を目指し，急性期病院の機能を維持しなければならないことに，日々葛藤もしている．このように医療機関と患者のニーズが一致しないとき，ソーシャルワーカー

 ＊1　ナラティブ

　ナラティブとは「物語」を意味する名詞であり，物語を作った援助法のことをナラティブ・アプローチという．クライエントは自身の障害や病気などを物語として語ることで，それを意味づけ，受け入れることができる．援助者はクライエントの語りを助け，その物語に耳を傾けることで，クライエントにとっての主観的意味を理解することができ，さらに新たな意味を見出してもらうこともできる．「現実は社会的に構成される」「言葉が現実をつくり出す」という社会構成主義の考えを，基礎としている[1)].

 ＊2　ストレングス

　その人および環境がもっている「力」に視点を当てること．人は，潜在能力（強さ）をもっているが，何らかの障壁で「強さ」が発揮できないことがある．支援者はクライエントの「強さ，希望，願望，可能性，活力，知恵，発言等」に視点を当て，アセスメントを行い，具体的な支援計画においてその力を引き出し，協働的な関係の中でクライエントが自らの力で自己選択・自己決定をできるようにしていく視点をいう．「ワーカビリティ（クライエントの問題解決能力）」やクライエントに内在化された能力である「コンピテンス（生活問題解決への潜在的能力や社会生活への遂行能力）」という考えの流れを受けている[2)].

＊3　エンパワメント

　個人，集団等が問題に対処していく能力（パワー）を自覚的にとらえ，それらを発揮することができるよう援助を行うこと．対象となる個人や集団等の人権や社会正義が脅かされている状況において，心理的・社会的な支援を行い，クライエントの自立（自律）に向けて，その潜在的な能力や可能性，さらに人としての尊厳を取り戻していくところに特徴がある[3)].

はどのように患者・家族を捉えて支援しているのか，支援過程を説明する．

1 ソーシャルワーカーの役割

　　ソーシャルワーカーは医療機関において，社会福祉の立場から，患者やその家族が抱える心理的，社会的，経済的問題の解決，調整を援助し，社会復帰の促進を図っている[4]．ソーシャルワーカーは，どちらかというと患者側の立場から医療をみている職種だと考えている．本書籍の執筆メンバーのなかでは唯一の社会福祉の視点として述べていきたい．

　　転院・退院業務に注目される急性期病院のソーシャルワーカーだが，幅広い業務の背景には，患者の生命（命）のみならず，生活（暮らし）や人生（生涯）へつないで行くことを大事にし，価値を置いている．この life という考え方（図1）[5]は，ソーシャルワーカーの役割・視点を示しており，支援するときの軸になると考えている．

2 周術期患者への支援内容

　　高齢者は心理・社会・経済的な重層的な生活課題を抱えており，病気の重症度に関係なく多種多様である．病院は単に病気を治療する場ではなく，家庭内や地域に埋もれた問題が顕在化する場であると言っても過言ではない．そして，病院はこのような患者への対応を迫られている現実がある．さらに医療機関の分化が進み，患者は一つの病院に留まれず，病院間を移動することを余儀なくされている．この移動を伴う医療システムは患者・家族にとっては治療の分断と捉えるときがあり，自らの状況を把握できないまま次の療養場所へ移動することも少なくない．そのため，その場だけでの「点」の支援ではなく，入院前から退院後までを見据えた「線」や「面」の支援が大切となる．

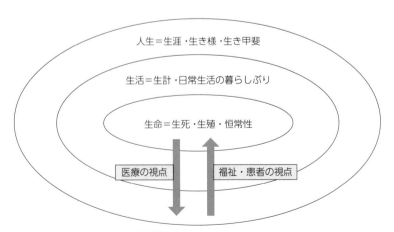

図1　life の3層の視点と相補性
医療機関では患者の生活の質（quality of life：QOL）の維持向上を目的としている．「life」を日本語として捉えると「生命」「生活」「人生」の3つの層をなす別々の意味をもっている．「生命」を核として，「生活」に発展し，その営みの連続がその人の「人生」を形成する．その3つの要素はお互いに関係し合いながら，別々の局面でその重要性を主張する．
〔田中千枝子：「保健医療福祉」とは何か．田中千枝子：保健医療ソーシャルワーク論．勁草書房，2008：13-17 より改変〕

ⓐ 心理的側面

　ある日突然の病名告知や手術日程の決定により，患者や家族は身体的にも心理的にも大きなダメージを受け，生活環境も一変することとなる．また危機的な状況にあるため，対処能力が一時的に低下していることもある．急性期の治療が終了し，ようやく一命を取り留めて安心したのも束の間，高度急性期病院では入院継続は難しいと言われてしまう．

　「まだ痛みもあるし，歩けないのに退院させられるなんて」と途方に暮れている患者・家族は少なくない．ソーシャルワーカーは，悲嘆の最中にある患者に，最初に必要な情報を提供しケアをしてゆく存在である．ショック期のサポート的面接や，緊急に整理をしなければならない生活課題へアプローチをしながら，患者・家族の想いを受け止めたうえで，転院・退院業務を行っている．さらには傷病とともに生きて行くための生活イメージを一緒につくり上げながら，障害の受容過程においてどのような位置にあるのかを認識しつつ，今後の療養場所を自己決定できるように支援して行くことが必要である．患者が自分自身や家族と向き合い，円滑な対話がなされてこそ，自己決定は成立する．

　しかし，社会情勢の変化や高齢化に伴い，独居患者も増えてきた．患者本人が意思疎通できない場合や，患者の意思を推定できる代理決定者がいない場合もある．そのため，常日頃から本人の意思を確認し，多職種からなる医療・ケアチームとともに，本人の価値観を共有しておくことが必要だ．最近では，もしもの時に備えて話し合いを繰り返す「人生会議」が話題になっている．厚生労働省が実施した「患者の意向を尊重した意思決定のための相談員研修会 E-FIELD」がある．筆者は，医師・看護師・ソーシャルワーカーからなるチームで参加した．この研修で学ぶ視点（図 2）[6]は，ソーシャルワーカーにとっては新たな視点ではなく既知の視点であったが，他職種には新鮮な視点であると感想が寄せられていた．なぜなら，ソーシャルワーカーは最終段階に限らず，退院するにしても転院するにしても，常に患者・家族の価値観を教えてもらう姿勢で傾聴し，支援をしているからだ．また日頃から，患者本人が「大切にしている人」を尋ねるようにしている．法律的な問題があるため，その人が血縁家族でない場合には，すべての対応を依頼することはできないが，「遠くの親戚より近くの友人」というように，友人や，行きつけの店の店員，会社の元同僚といった様々な人に患者のサポートを依頼することも少なくない．その人たちは，患者にとってもソーシャルワーカーにとっても大切な支援者である．

ⓑ 社会的側面

　医療法改正に伴い，病院病床の区分が行われ，医療機能の分化・連携が進められた．さらに地域包括ケアシステムとして，高齢者が重度な要介護状態となっても住み慣れた地域で自分らしい暮らしを人生の最後まで続けることができるよう，医療・介護・予防・住まい・生活支援が包括的に確保されるように構築[7]が求められている．

　そのため，患者は一つの病院で医療は完結せず，病院間を移動することを余儀なくされ，医療行為がなくなると介護施設や地域への移動が求められている．効率的かつ質の高い医療・介護を提供するには整った体制ではあるが，そこに患者・家族の想いがついていかないことで，スムースに療養の場の移行が行われないことがある．患者・家族のニーズに寄り添いつつ，医療機関としてのニーズとのすり合わせを行い，社会資源の選

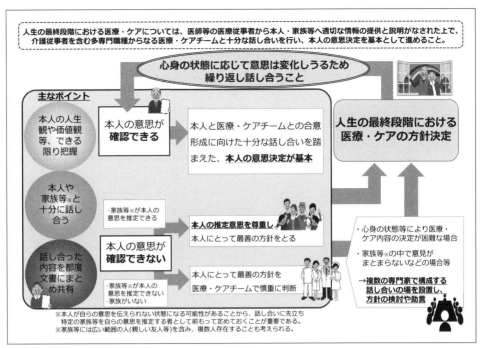

図2　「人生の最終段階における医療・ケアの決定プロセスに関するガイドライン」における意思決定支援や方針決定の流れ（イメージ図）

〔厚生労働省医政局地域医療計画課：地域包括ケアシステムにおける在宅医療への期待．日本在宅ケアアライアンス，他（主催）：平成30年度厚生労働省委託事業在宅医療関連講師人材養成事業研修会～高齢者を対象とした在宅医療分野～．在宅医療助成勇美記念財団，2019（https://www.mhlw.go.jp/content/10800000/000491014.pdf）〕

第5章　各領域・職種における周術期の管理と支援

択をサポートしている．

＜ソーシャルワーカー介入のひと場面＞

患者「ここの病院には3か月入院させてもらえるんですよね？」

患者「20年前はずっと入院させてくれたのに，追い出すんですか？」

　転院に関する面談をすると，よく聞く言葉である．地域住民や患者・家族には，医療の機能分化について，まだ浸透していない．病院と施設を混同していることもあり，丁寧に説明をする必要がある．著者の所属施設では，療養先選定の面談時に，病院・施設・地域の機能について1枚の紙に収めたエコマップ（図3）を使用し，患者・家族と一緒に書き込みながら説明をしている．まず，病院と施設は使用する保険が異なり，医療をする場と生活をする場という目的も異なる場所であることを理解していただくことからはじまる．その後，病院と施設はそれぞれ機能分化されていること，その役割について説明をしている．

ⓒ　経済的側面

　患者・家族が利用したい社会資源が見つかったとしても，現実には経済的な問題を抱えている患者・家族が多く，すべてを実現することは難しい．社会資源の決定因子は，経済的な実権をもっている者が患者本人なのか，それとも家族や兄弟なのかなど，その患者を含む家族の長い歴史のなかで，表面化されない問題や家族関係性などが複雑に絡

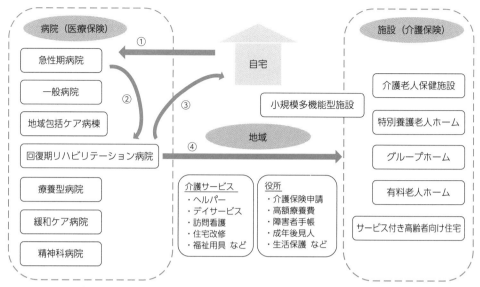

図 3　エコマップ

実際には矢印と数字は印字されておらず，説明しながら手書きで書き加えている．この事例は，①自宅で生活していた患者が治療のため急性期病院へ入院した．その後，②リハビリテーション目的で回復期リハビリテーション病院へ転院．数か月のリハビリテーションを経て，③自宅退院となるか，日常生活動作（activities of daily living：ADL）の低下や在宅サポートが受けられない場合は，④施設入所となる可能性があることを説明している．急性期病院の目標は，次の回復期リハビリテーション病院への転院である．しかし，患者・家族にとっての目標は元々の生活に戻ることであるため，ソーシャルワーカーの面談では，さらに先の目標に焦点を置く．回復期リハビリテーション病院はあくまでゴールまでの過程と捉えて支援をしている．

み合っていることが多い．どちらか一方に加担することのないソーシャルワーカーがこのような問題に直面した場合，両者の仲介者的役割を果たす場合が多い．お互いの意見やニーズを集約支持しつつも，最終的な決定の場面では，両者交えての合同面接を行い，話せる範囲での本音や想いを素直に伝え合っていくようにサポートをする[8]．

　また高齢者の場合，新たな収入源が増えることは少ない．そのため資産がないことを理由に，今後の療養費用が支払えないから「治療を諦める」「生きていてもしようがない」という考えに至る人もいる．このようなときソーシャルワーカーは，生きていくための権利として生活保護があると情報提供をするが，生活保護にはネガティブなイメージが多く，申請してみようと一歩を踏み出せない患者も多い．実際には生活保護受給に至らなくても，生活困窮者自立支援制度や無料低額診療事業など，様々な制度がある．しかし，お金の話はセンシティブな問題で，なかなか相談できずに抱え込んでいる患者が多いと感じる．「困っている」「助けてほしい」と声を上げることは勇気がいることであるが，ソーシャルワーカーは声を上げられない患者の声を丁寧に傾聴し，代弁する役割もある．患者が何のひけめも感じずに，安心して声を上げられるような環境をつくることもソーシャルワーカーの役目である．

3　ソーシャルワーカーが大切にすべきこと

　大腿骨頸部骨折術後患者とのエピソードが印象に残っている．

＜ソーシャルワーカー介入のひと場面＞

医師
> 術後にリハビリ転院したら，歩ける見込みがあるのに，
> 患者が自宅退院したいって言っているんだ．話を聞いてみてくれないか．

　医師から連絡があったとき，筆者自身も「リハビリテーションをすることで歩ける見込みがあるのに，歩けないまま帰るなんてもったいない」と感じたが，患者・家族に理由を聞いてみると，そこに答えがあった．患者は第一声に「歩けなくてもいいんです．住み慣れた家に帰らせてください」と語った．さらに尋ねると「人生の残り時間は少ないと思うんだ．入院して認知機能が落ちてしまうより，好きな家族とペットに囲まれて，趣味をして過ごしたい」と言われ，家族も「車いすで動けるならサポートできますので，帰ってきてもらいたいです．家にいてくれるだけで家の中が明るくなるんです．いつも家族のことを笑わせてくれる面白い人なんです」と語られた．

　このように，患者という個だけに集中するのではなく，家族や友人や社会と視点を広げることで，理由がみえてくる．ソーシャルワーカーはそれらを一つのシステムとして捉え，患者はその大きなシステムのなかの一員であることを意識している．よくも悪くも，周りの人に影響を受けながら生活しているからこそ，療養先選定は患者一人の理由で決めることはできない．また「その患者にとって何がベストなのか」という視点で考えることが大切で，誰もが求める一番よいものを目指すのではない．

　ソーシャルワーカーは問題を解決してあげるのではなく，患者・家族のナラティブを傾聴し，ストレングスを見つけ，それをエンパワメントし，あくまでも患者・家族自身が意思決定し，解決できるまでの過程をサポートするだけである．ソーシャルワーク支援は結果だけでなく，その支援プロセスも重要視する．患者・家族が良質な話し合いができる土壌や環境を整えて行くことが，ソーシャルワーカーの業務であり，その話し合いができてこそ，両者の満足度の高い支援結果となるのである．

　さらに他職種が参加する回診やカンファレンスの場にて，ソーシャルワーカーはこの患者・家族のナラティブと支援プロセスを，端的にわかりやすくプレゼンテーションをし，他職種へ共有することが大切である．特に臨床倫理カンファレンスや，医療機関と患者・家族のニーズの不一致がある場合，このソーシャルワーカーがもっている情報を他職種へ提供することで，新しい視野が広がり，硬直していた話が前に進む場面を何度も経験している．

4 術後回復を促す考え方は

　このように，患者は入院をすることで生活課題が顕著化し，治療と同時並行で生活課題の解決をしなければならないため，医療機関と患者のニーズが一致しないことがある．それらを解決するためには，術前から患者にかかわり，ナラティブを教えてもらうことで，スムーズな治療・退院につながると考える．さらにこれらは，ソーシャルワーカーだけでなく，他職種にも実践可能だと考える．治療やケアに必要な医療情報の聞き取りにプラスして，少しだけでも患者自身のことを傾聴してみていただきたい．治療やケアの前後などのふとしたときに交わされる日常会話にこそ大切な情報が詰まっている．また，医療職だけではなく，地域の行政職や介護職，さらには患者の家族や友人・知り合いを巻き込んで，多職種で支えて行くことが必要だ．

ソーシャルワーカーが考える周術期とは，治療をして苦痛を取り除き，患者自身の life と笑顔を取り戻す過程である．患者にとって退院とは，ゴールではなく明るい未来へのスタートである．

（寺島理沙子）

◆文　献
1）荘村明彦：六訂社会福祉用語辞典．中央法規出版，2012：452
2）田中千津子：第 3 版　21 世紀の現代社会福祉用語辞典．学文社，2022：277-278
3）田中千津子：第 3 版　21 世紀の現代社会福祉用語辞典．学文社，2022：49
4）厚生労働省：厚生労働省健康局長通知　平成 14 年 11 月 29 日健康発第 1129001 号，医療ソーシャルワーカー業務指針．2002
5）田中千枝子：「保健医療福祉」とは何か．田中千枝子：保健医療ソーシャルワーク論．勁草書房，2008：13-17
6）厚生労働省医政局地域医療計画課：地域包括ケアシステムにおける在宅医療への期待．日本在宅ケアアライアンス，他（主催）：平成 30 年度厚生労働省委託事業在宅医療関連講師人材養成事業研修会～高齢者を対象とした在宅医療分野～．在宅医療助成勇美記念財団，2019
https://www.mhlw.go.jp/content/10800000/000491014.pdf
7）厚生労働省：地域包括ケアシステム．https://www.mhlw.go.jp/stf/seisakunitsuite/bunya/hukushi_kaigo/kaigo_koureisha/chiiki-houkatsu/index.html
8）榊原次郎：高齢者医療とソーシャルワーク．日本社会福祉士会，他（編）：保健医療ソーシャルワーク実践．中央法規出版，2004：212-218

◆参考文献
・村上須賀子，他（編）：医療ソーシャルワーカーの力　患者と歩む専門職．医学書院，2012
・久保紘章，他（編著）：ソーシャルワークの実践モデル：心理社会的アプローチからナラティブまで．川島書店，2005

索 引

欧　文

・ JCOPY 〈出版者著作権管理機構 委託出版物〉
本書の無断複写は著作権法上での例外を除き禁じられています．
複写される場合は，そのつど事前に，出版者著作権管理機構
（電話 03-5244-5088，FAX03-5244-5089，e-mail：info@jcopy.or.jp）
の許諾を得てください．

・ 本書を無断で複製（複写・スキャン・デジタルデータ化を含み
ます）する行為は，著作権法上での限られた例外（「私的使用の
ための複製」など）を除き禁じられています．大学・病院・企
業などにおいて内部的に業務上使用する目的で上記行為を行う
ことも，私的使用には該当せず違法です．また，私的使用のた
めであっても，代行業者等の第三者に依頼して上記行為を行う
ことは違法です．

よくわかる高齢者術後回復支援ガイド
―術後回復を支援するベストプラクティス―

ISBN978-4-7878-2585-8

2022 年 9 月 30 日　初版第 1 刷発行

編　　　集	谷口英喜	
発 行 者	藤実彰一	
発 行 所	株式会社　診断と治療社	

〒 100-0014　東京都千代田区永田町 2-14-2　山王グランドビル 4 階

TEL：03-3580-2750（編集）　03-3580-2770（営業）

FAX：03-3580-2776

E-mail：hen@shindan.co.jp（編集）

eigyobu@shindan.co.jp（営業）

URL：http://www.shindan.co.jp/

表紙デザイン	松永えりか
本文イラスト	松永えりか
印刷・製本	日本ハイコム株式会社

© 株式会社 診断と治療社, 2022. Printed in Japan.　　　　　　　［検印省略］
乱丁・落丁の場合はお取り替えいたします．